O MÉDICO QUÂNTICO

Dr. Amit Goswami

O MÉDICO QUÂNTICO
Orientações de um Físico para a Saúde e a Cura

Tradução
EUCLIDES LUIZ CALLONI
CLEUSA MARGÔ WOSGRAU

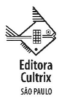

Editora Cultrix
SÃO PAULO

Título original: *The Quantum Doctor.*

Copyright © 2004, 2011 Amit Goswami, Ph.D.

Copyright da edição brasileira © 2006 Editora Pensamento-Cultrix Ltda.

1ª edição 2006.

12ª reimpressão 2023.

Publicado mediante acordo com Hampton Roads Publishing Co., Inc. Charlottesville, Virginia, USA.

Todos os direitos reservados. Nenhuma parte deste livro pode ser reproduzida ou usada de qualquer forma ou por qualquer meio, eletrônico ou mecânico, inclusive fotocópias, gravações ou sistema de armazenamento em banco de dados, sem permissão por escrito, exceto nos casos de trechos curtos citados em resenhas críticas ou artigos de revistas.

A Editora Cultrix não se responsabiliza por eventuais mudanças ocorridas nos endereços convencionais ou eletrônicos citados neste livro.

Dados Internacionais de Catalogação na Publicação (CIP)
(Câmara Brasileira do Livro, SP, Brasil)

Goswami, Amit
    O médico quântico : orientações de um físico para a saúde e a cura / Amit Goswami ; tradução Euclides Luiz Calloni, Cleusa Margô Wosgrau. — São Paulo, Cultrix, 2006.

Título original : The quantum doctor.
Bibliografia.
ISBN 978-85-316-0941-1

1. Medicina - Filosofia 2. Medicina holística 3. Teoria quântica I. Título

06-3837

CDD-610

Índices para catálogo sistemático:
1. Medicina holística 610

Direitos de tradução para o Brasil adquiridos com exclusividade pela
EDITORA PENSAMENTO-CULTRIX LTDA, que se reserva a
propriedade literária desta tradução.
Rua Dr. Mário Vicente, 368 – 04270-000 – São Paulo, SP – Fone: (11) 2066-9000
http://www.editoracultrix.com.br
E-mail: atendimento@editoracultrix.com.br
Foi feito o depósito legal.

Impresso por : Graphium gráfica e editora

*Este livro é dedicado
à cura do planeta Terra*

Sumário

Prefácio 9

Parte 1. Apresentação do Médico Quântico

1. Não Tenha Medo, o Médico Quântico Chegou 15
2. A Minha História: Como um Físico Quântico Passou a
   Interessar-se pela Saúde e pela Cura 25
3. Integração das Filosofias 36
4. Níveis de Doença e Níveis de Cura 48
5. Novo Paradigma de Pensamento de Alguns Praticantes de
   Medicina Contemporâneos 65
6. Mais Física Quântica e suas Contribuições à Medicina 71
7. O Lugar da Alopatia na Medicina Integral 90

Parte 2. Medicina do Corpo Vital

8. O Corpo Vital 105
9. O Ayurveda e o Tratamento de Desequilíbrios da Energia Vital 115
10. A Medicina Chinesa Tradicional e o Tratamento de
    Desequilíbrios da Energia Vital 136
11. A Medicina dos Chakras 150
12. A Homeopatia Tem Consistência? 162

Parte 3. Medicina Mente-Corpo

13. Mente Quântica, Significado e Medicina 177
14. A Mente como Assassina 186
15. Explicação Quântica das Técnicas da Medicina Mente-Corpo 211

Parte 4. O Caminho da Cura para a Inteligência Supramental

16. Cura Quântica 225
17. A Doença e a Cura como Oportunidades para Despertar para a Inteligência Supramental 240
18. Orientações de um Físico Quântico para a Saúde e a Cura 260

Epílogo: Um Corpo Sem Idade — Mito ou Ciência? 277
Bibliografia 284

Prefácio

Antes mesmo de começar, admito que escrevo este livro como teórico, como um físico quântico que vê a medicina como um campo adequado e propício para aplicação do novo paradigma da ciência baseado no primado da consciência. Como o leitor provavelmente já sabe, essa nova ciência tem uma capacidade extraordinária de integrar muitas diferentes áreas da atividade humana, inclusive a ciência e a espiritualidade.

Se existe um campo em que a integração é imprescindível, esse campo é a medicina. Se existe uma área em que se faz necessário um paradigma integrativo que possa fazer sentido mais do que todos os diferentes modelos de cura, essa área é a medicina. As deficiências da medicina convencional vêm se revelando há bastante tempo. Os seus procedimentos são demasiado invasivos e profusos em efeitos colaterais perniciosos. Além disso, ela não dispõe de um modelo para tratamento das doenças crônicas e degenerativas em geral (a teoria do germe e a predisposição genética não são explicações adequadas para a maioria das enfermidades incluídas nessas categorias). Por último, mas não menos importante, a medicina convencional é dispendiosa.

Em contraste, existem múltiplos modelos de medicina alternativa baseados nas mais diversas filosofias! Mencionarei três. A medicina mente-corpo vê a mente como algoz e como agente de cura. A medicina chinesa considera a doença e a cura como problema e solução, respectivamente, do movimento de uma energia misteriosa chamada *chi*. Para a medicina hindu, o Ayurveda, a doença resulta de desequilíbrios dos misteriosos atributos que compõem o ser humano — os *doshas* — e a cura está na correção desses desequilíbrios.

Que critérios adotamos para escolher uma dessas diferentes formas de medicina? Pelo menos a medicina convencional se baseia numa filosofia — o realismo materialista (tudo se baseia na matéria, a realidade única) — e assim os seus praticantes podem comunicar-se sem precisar decifrar enigmas filosóficos. A medicina alternativa não dispõe dessa facilidade.

Alguns estão tentando definir uma "metafísica holística" como base da medicina alternativa; essa tentativa parte da idéia de que o todo é maior do que a soma de suas partes. Mas essa filosofia sofre de um preconceito materialista fundamental segundo o qual a mente e o *chi*, embora não redutíveis a partes, são todavia, essencialmente, de origem material; mente e *chi* são concebidos como propriedades causais emergentes de matéria não redutível aos componentes. Por causa desse preconceito materialista, esse tipo de holismo não se popularizou nem teve sucesso.

E no entanto, caso se queira compreender a medicina alternativa com os conceitos da metafísica materialista, o que se obtém são paradoxos. Além disso, existem muitos dados anômalos, sendo os mais famosos os que dizem respeito à cura espontânea; a cura súbita do câncer, sem o uso de remédios, é um exemplo de cura espontânea. Esse também é um fenômeno que o paradigma materialista da medicina não consegue explicar. Uma mudança de paradigma é necessária.

Felizmente, o socorro vem chegando de uma direção inesperada. Há algum tempo, um novo paradigma da física, a física quântica, vem expondo as lacunas conceituais do realismo materialista — a metafísica adotada pela medicina convencional. O médico Andrew Weil deu a um capítulo de um dos seus livros o título *O Que os Médicos Podem Aprender dos Físicos*. Weil refere-se à grande mudança de paradigma que vem ocorrendo na física há bastante tempo. Recentemente, essa mudança tomou uma nova direção, e está ficando evidente que a nova física não só é importante para a física e a química tradicionais, mas ainda que a sua mensagem deve ser integrada também às ciências biológicas.

Essa constatação leva à pergunta: A nova física tem condições de integrar os diferentes modelos da medicina convencional e da medicina alternativa? Procuro mostrar neste livro que a resposta é afirmativa.

Pensando como físico quântico, desenvolvi nos meus livros anteriores uma maneira nova de fazer ciência que denomino *ciência dentro da consciência*. Trata-se de uma ciência baseada no primado da consciência; a consciência é tomada como fundamento do ser; e quando formulamos a física quântica nos termos dessa metafísica, todos os paradoxos quânticos de que ouvimos falar se resolvem. Paralelamente, outros pesquisadores se ocuparam em demonstrar a necessidade de esferas de experiência extrafísicas. Roger Penrose mostrou que os computadores não conseguem simular a única característica que define a mente — o significado. Por isso a mente deve ser extrafísica, deve ser independente do cérebro. Rupert Sheldrake postulou campos morfogenéticos para explicar a morfogenia na biologia. Eu mesmo comprovei que um estudo apropriado de dados sobre criatividade revela claramente a existência de outro corpo extrafísico, chamado intelecto supramental. Para o psicólogo Carl Jung, este seria o domínio da nossa intuição.

Neste livro eu mostro que quando a medicina se baseia no primado da consciência, levando em conta todos esses "corpos" de consciência (campos morfogenéticos, mente e corpo supramental, além do físico), tanto a medicina convencional como a alternativa podem ser formuladas em sua esfera apropriada, e mais. Quando a física quântica se torna a base da nossa concepção de medicina, o velho argumento de "dualismo" perde a sua razão de ser, um argumento que a medicina convencional apresenta contra a validade de se postular corpos mentais não-físicos e outros em nossas teorias.

O novo paradigma da medicina, que denomino Medicina Integral, mostra claramente como se processa a cura da mente e do corpo, como funcionam os sistemas médicos da China e da Índia e como a homeopatia trabalha. A Medicina Integral também nos dá indicações gerais de como usar essas práticas de cura juntas, conforme seja necessário, sem excluir a medicina convencional.

Como a Medicina Integral aqui desenvolvida se diferencia da medicina integrativa estudada por outros autores? Podemos considerar a Medicina Integral como medicina integrativa porque o objetivo de ambas é o mesmo. Entretanto, modelos existentes de medicina integrativa adotam o que conhecemos como "teoria dos sistemas" para agrupar modelos diferentes. A Medicina Integral reúne esses modelos com base numa integração da metafísica implícita de todos os modelos de medicina, inclusive a alopatia convencional. Essa é uma abordagem nova e uma conquista muito recente. Ela pode servir de fundamento legítimo para uma mudança de paradigma na medicina.

No próprio campo da medicina, alguns médicos, destacando-se Andrew Weil, Deepak Chopra (que nos presenteou com a bela expressão "cura quântica") e Larry Dossey, estão estudando aspectos quânticos da cura. Este livro inclui algumas conclusões a que esses pesquisadores já chegaram.

Eu analiso teoria, eu analiso novos dados, eu explico conceitos, métodos e técnicas de medicina alternativa e explico a cura espontânea. Discuto inclusive o componente espiritual da cura. Discuto o problema da morte e do ato de morrer a partir dessa nova perspectiva, e analiso a imortalidade, ou o que chamo de corpo sem idade. Mas, acima de tudo, ofereço ao leitor uma idéia do que doença *significa*, do que cura significa, e de como ser inteligente com relação à doença e à cura. Antes de mais nada, este livro tem o objetivo de ajudar você, o leitor, a compreender a diversificada literatura da medicina — convencional e alternativa — e a encontrar o caminho para a saúde.

Agradeço a Uma, minha mulher, por ser a inspiração para este livro e por contribuir com ele de muitas maneiras perceptíveis e imperceptíveis. Agradeço ao meu editor, Richard Leviton, por pedir-me que escrevesse o livro e por ajudar-me com orientações muito úteis, e à equipe da Hampton Roads por fazer um excelente trabalho de produção. Por fim, agradeço a todos os profissionais da área da saúde que sempre foram uma fonte constante de incentivo e inspiração para mim.

PARTE 1

Apresentação do Médico Quântico

1

Não Tenha Medo, o Médico Quântico Chegou

O que é um médico quântico? Um médico quântico é um praticante de medicina que conhece as falácias da visão de mundo determinística newtoniana clássica, baseada na física, e nela já rejeitada muitas décadas atrás. Um médico quântico fundamenta-se na visão de mundo da nova física, também chamada de física quântica. E mais: o médico quântico vivifica a mensagem da física quântica em sua prática médica.

Você talvez se pergunte: Que diferença faz uma visão de mundo na prática da medicina? Diferentemente da concepção da física clássica, que vê o mundo como um mecanismo determinado, nós só conseguiremos entender a física quântica se a firmarmos sobre a base do primado da consciência: A consciência vem em primeiro lugar; ela é o fundamento de todo ser. Tudo o mais, inclusive a matéria, é uma possibilidade da consciência. E a consciência escolhe dentre essas possibilidades todos os eventos que vivemos.

Agora você *vê*? Os médicos da velha estirpe de seguidores da física clássica praticam a *medicina de máquina*, feita para máquinas (que é como a cosmovisão clássica vê o paciente) e por máquinas (os médicos que são máquinas autoconfessas). E não se engane, o remédio que o paciente recebe, o remédio alopático, também é de natureza mecânica, com drogas químicas, cirurgia mecânica ou transplante de órgãos, e radiação de energia. Um médico quântico, por outro lado, pratica uma medicina consciente voltada para pessoas, não para máquinas. O que a medicina consciente prescreve inclui o mecânico, mas vai além para abranger também as esferas da vitalidade, da significação e do próprio amor. E um aspecto de suma importância: como praticantes da medicina consciente, os médicos quânticos levam a consciência para a sua prática.

Devo admitir que, por enquanto, o *médico quântico* é apenas uma idéia desenvolvida neste livro, uma idéia sobre a qual você provavelmente está lendo pela primeira vez. Mas se a idéia está aqui e, como comprovarei, é uma idéia com grande poder de integração, poderá a sua manifestação estar muito distante? Na verdade, ela já está parcialmente manifesta desde tempos muito antigos e continua até os dias atuais.

Estou me referindo ao que hoje conhecemos como medicina alternativa ou complementar, nela incluídos os antiqüíssimos sistemas da acupuntura e da medicina chinesa tradicional, o Ayurveda (desenvolvido na Índia), a cura espiritual, a homeopatia, mais recente, e a novíssima medicina mente-corpo. Os praticantes de medicina alternativa estão na trilha dos médicos quânticos. Seus sistemas médicos orientam-se para seres conscientes e comportam mais dimensões do que os sistemas mecânicos. Infelizmente, os praticantes de medicina alternativa têm a sua visão de mundo envolta em muita confusão (aspecto que será analisado mais adiante).

Embora a nossa cultura promova constantemente os "grandes" avanços da medicina de máquina, muitas pessoas estão desiludidas com ela. Em parte, isso acontece porque todos sentimos falta do toque humano consciente que esperamos de um agente de cura. E em parte porque, malgrado os seus "milagres", a medicina alopática é ineficaz para a maioria dos problemas de saúde comuns — os males crônicos, por exemplo. E finalmente porque a medicina de máquina e os procedimentos mecânicos são muito caros.

Assim, embora os adeptos da medicina de máquina desdenhem abertamente as práticas alternativas, a medicina alternativa está se tornando cada vez mais popular. Infelizmente, isso só agrava a reação dos praticantes da alopatia convencional. Até esse momento, eles não precisavam se preocupar, mas agora que o seu "pão de cada dia" está ameaçado, muitos declaram uma verdadeira guerra total contra a medicina alternativa. Medicina alternativa é vodu, dizem eles.

Se o mundo é máquina, se a mente é máquina e se a própria alma é máquina, como afirmam alguns observadores, como outra coisa senão a medicina de máquina pode ser válida?

Mas os praticantes da medicina alternativa contra-atacam. Vejamos duas críticas que levantam. As drogas alopáticas têm efeitos colaterais nocivos, afirmam eles. Por que deveríamos envenenar desnecessariamente o corpo? Os procedimentos alopáticos, como as vacinas que nos aplicam quando somos pequenos, enfraquecem muito o sistema imunológico, deixando-nos mais vulneráveis a doenças com o passar do tempo. Por que deveríamos aceitar esses procedimentos sem questioná-los?

Todos nos importamos com a saúde e a cura, com o nosso bem-estar físico. Todos procuramos recuperar a saúde quando a perdemos. Mas com a divisão da medicina em dois campos — convencional e alternativo — está cada vez mais difícil escolher o método de cura apropriado quando dele necessitamos. Que critérios devemos usar para essa escolha? Uma combinação de técnicas de cura será mais eficaz do que uma técnica em particular? O que devemos fazer para manter a saúde, para prevenir a doença, em primeiro lugar? Podemos curar a nós mesmos sem recorrer a instrumentos físicos ou químicos de cura?

A resposta a essas perguntas depende da pessoa a quem são feitas. Pelo menos algumas das histórias de cura espontânea são verdadeiras? Alguns especialistas dizem que sim. Mas a cura espontânea é acessível a todos? Praticantes de algumas tradições médicas respondem afirmativamente, ao passo que outros são categóricos no seu "não". Quando chegamos à meia-idade ou à velhice, devemos considerar-nos felizes se sofrermos de umas poucas doenças crônicas apenas, sem nenhuma enfermidade mais grave que possa levar à morte? Devemos aceitar o *stress* e a falta de vitalidade como preço a ser pago pelo modo de vida moderno? Talvez sim, dizem alguns especialistas. Por que a economia é um elemento tão importante para a saúde e a cura? Sentimos muito, reagem os especialistas. A medicina é apenas uma questão de patologia? Não podemos nos empenhar por uma saúde que tenha como objetivo primeiro e fundamental a vitalidade e o bem-estar? Não sabemos, respondem os especialistas.

A verdade é que não podemos começar a responder a perguntas como essas com credibilidade sem antes desenvolver um paradigma integral que englobe todos os sistemas médicos que dispõem de dados clínicos adequados para sustentar sua eficácia. Precisamos pôr um fim à confusão atual de paradigmas que impregna a medicina.

Não tenha medo, o médico quântico chegou. O médico quântico, como a cosmovisão que o inspira, é integrador. Este livro mostra que quando a medicina é formulada no contexto da metafísica integral do primado da consciência, a medicina convencional (alopática) e a medicina alternativa (incluindo as já mencionadas) podem trabalhar juntas. E mais, as suas diferentes áreas de aplicação e as suas próprias inter-relações tornam-se claramente compreensíveis.

Um certo esforço orientado para essa integração já começou (Ballentine 1999; Grossinger 2000), mas sem o amparo de uma filosofia integral, os resultados não são convincentes. A medicina no contexto da cosmovisão quântica do primado da consciência, que oferece respostas satisfatórias para todas as questões levantadas nos parágrafos anteriores, pode declarar o fim dos conflitos de paradigmas na medicina porque ela define um paradigma novo e coerente para toda medicina no contexto de uma filosofia integral.

Será essa notícia auspiciosa demais para ser verdadeira? A medicina no contexto da consciência quântica é uma ramificação de uma grande mudança geral, uma verdadeira mudança de paradigma, de amplitude muito maior do que a própria revolução copernicana, que está se processando atualmente em todas as ciências, inclusive na física, na química, na biologia e na psicologia.

Definições

São oportunas neste ponto algumas definições mais detalhadas, embora provavelmente o leitor já esteja um tanto familiarizado com elas.

A *medicina convencional* ou *alopatia* se baseia na premissa de que a doença é causada ou por agentes tóxicos externos, como germes (bactérias e vírus), ou por disfunção mecânica de um órgão interno do corpo físico. Na alopatia, a cura se dá principalmente tratando os sintomas da doença, até desaparecerem, por meio da ingestão de remédios, de cirurgia e (no caso do câncer) de radiação de energia. Novas técnicas exóticas, como terapia do gene ou nanotecnologia, cujo objetivo é corrigir o distúrbio mecânico no nível molecular, continuam apenas como ficção científica.

Em contraste, a *medicina mente-corpo* tem como premissa que a doença se deve a um problema mental, por exemplo, *stress* mental. A cura consiste em corrigir o problema com a mente para que esta então restabeleça a fisiologia.

Na visão da *acupuntura*, a doença surge devido a desequilíbrios nos padrões do fluxo de energia (*chi*) no corpo. A cura consiste em corrigir esses desequilíbrios perfurando a pele com diminutas agulhas em pontos específicos do corpo. A energia com que a acupuntura trabalha é a "energia sutil", que não deve ser confundida com as manifestações habituais de energia, que são "grosseiras".

A acupuntura é a modalidade mais conhecida da *medicina chinesa tradicional*, um sistema que, além da acupuntura, utiliza ervas especiais para corrigir os desequilíbrios nos movimentos da energia sutil.

A *homeopatia* gira em torno da idéia "semelhante cura semelhante" em oposição à cura por "outro" (a droga encontrada por tentativa e erro) da alopatia. A mesma substância que produz sintomas clínicos preocupantes numa pessoa saudável alivia os mesmos sintomas numa pessoa enferma quando aplicada numa concentração bem mais diluída e potencializada, motivo que leva a homeopatia a afirmar que "semelhante cura semelhante". Mas a cura fica envolta em mistério com a aplicação freqüente (e bem-sucedida) do agente medicinal em diluições como uma parte em 10^{30} ou até mais.

O *Ayurveda* é a medicina indiana tradicional. Graças às obras de expoentes como o médico Deepak Chopra (2000), conceitos ayurvédicos como os *doshas* chegaram até a se tornar objeto de entretenimento, como quando alguém pergunta: Você é uma pessoa *vata*, *pitta* ou *kapha*? *Vata*, *pitta* e *kapha* são os nomes sânscritos dos três *doshas*, desequilíbrios da estrutura e do movimento do corpo que todos temos em maior ou menor grau. A predominância de um *dosha* ou outro ou às vezes uma combinação de *doshas* caracteriza cada indivíduo. Na verdade, todos temos uma certa quantidade básica de cada um dos *doshas*. Permanecemos saudáveis quando os nossos *doshas* se mantêm perto das quantidades do nosso nível de base individual. A doença se manifesta quando ocorrem desvios que afastam o corpo dos níveis básicos. Reconduzindo o corpo ao nível de base dos *doshas*, com o uso de ervas, massagens e técnicas de limpeza, recuperamos a saúde.

A *cura espiritual* consiste em invocar o poder "superior" do Espírito, por meio da oração e de rituais semelhantes, para fins de cura (Holmes 1938). Incluem-se nesta categoria a cura xamânica, a cura pela oração, a Ciência Cristã, a cura pela fé e a cura intuitiva.

Você pode perceber a dificuldade que muitos praticantes de medicina convencional têm diante das várias práticas de medicina alternativa, de acordo com as definições aqui dadas. A medicina mente-corpo parece afirmar que um pensamento mental, supostamente um fenômeno cerebral que envolve uma pequena quantidade de energia, pode causar a doença ou a cura, o que para a medicina convencional exige a emissão de substâncias neuroquímicas e outros processos fisiológicos que implicam grandes quantidades de energia. "Absurdo!" pode ser a reação do praticante alopático. A medicina chinesa lida com energia sutil, mas o que é essa energia sutil? Por que não conseguimos encontrar no corpo essa energia ou os canais (chamados meridianos) pelos quais ela flui? Simplesmente porque não existem, responde irritado o praticante de medicina convencional.

De modo semelhante, se você tem uma predisposição científica e quer compreender a relação entre a medicina convencional e a medicina *dosha*, você se decepcionará ao entrar em contato com a literatura ayurvédica atual. Dada a falta de compreensão em termos médicos (fisiológicos) convencionais do lugar de origem dos *doshas*, o alopata se mantém cético.

Quanto à homeopatia, o praticante convencional a desdenha. Em algumas diluições medicinais prescritas pelos homeopatas, nem uma molécula sequer está presente seja da planta seja de outra substância de que o remédio procede. Do ponto de vista convencional, a medicina homeopática tem então de ser considerada como puro "placebo" — a ingestão de pílulas de açúcar com aparência de remédio — e a cura como totalmente casual.

Do mesmo modo, encontra também resistência a cura espiritual, a idéia de que o autor da recuperação é o Espírito. Para o alopata, Espírito é um conceito dúbio, e portanto contar com ele equivale a contar com os processos naturais do corpo, que muitas vezes são inadequados para a cura. Adotar essa atitude quando todas as drogas eficazes da alopatia estão à disposição parece ao alopata uma decisão despropositada.

Também no âmbito da medicina alternativa muitos praticantes escarnecem da prática alopática. Drogas alopáticas são principalmente venenos para o corpo e produzem efeitos colaterais maléficos, dizem eles, e assim por que deveríamos envenenar o corpo quando podemos recorrer a procedimentos menos danosos? Para doenças crônicas e degenerativas, a alopatia é ineficaz, de todo modo. Por fim, a medicina alopática não oferece nenhuma vantagem em termos da relação custo/benefício. Como o leitor sem dúvida sabe, é o aspecto econômico da medicina alopática que está levando as pessoas a procurarem alternativas no cuidado da saúde.

Como podemos superar essas profundas divisões entre os praticantes dos dois campos e adotar uma Medicina Integral aceitável para ambos os lados? A resposta é esta: Precisamos descer às raízes filosóficas de todas as práticas médicas e descobrir a filosofia que serve de ponte unificadora.

As Diferentes Filosofias que Sustentam as Práticas Convencionais e Alternativas

A nossa tendência natural é ver as coisas como diferentes, e a tarefa do cientista é descobrir o fio que une, que entretece as muitas flores numa grinalda única e harmoniosa.

As diversas práticas da medicina alternativa se mostram mais misteriosas do que realmente são. Isso acontece porque os seus praticantes aceitaram tacitamente a validade universal da metafísica materialista. Segundo essa metafísica, tudo é feito de matéria e de seus correlatos, a energia e os campos de força. Todos os fenômenos (inclusive o que chamamos de energia mental e sutil, e mesmo o que chamamos de Espírito) são devidos a partículas elementares e às suas interações num nível submicroscópico.

Nesse modelo, a causação é sempre ascendente, sempre elevando-se a partir do nível de base de processos de partículas elementares (Figura 1). Partículas elementares formam átomos, átomos formam moléculas, moléculas formam células (algumas das quais são neurônios) e neurônios formam o cérebro. As células formam todas as energias do corpo que devem incluir as energias sutis de práticas alternativas se essas energias existem. O cérebro forma os processos que chamamos mentais ou espirituais.

Nessa visão, a atribuição de eficácia causal a um nível superior da hierarquia onde existe matéria é paradoxal. Como a mente, um aspecto do cérebro, pode ter eficácia causal própria para induzir o cérebro a produzir uma cura? Seria como se o cérebro atuasse sobre o cérebro sem uma causa — um paradoxo.

Na mesma linha de raciocínio, para o materialista, as energias sutis da medicina chinesa tradicional devem ser produtos da química inerente às células do corpo. Mas então, como um subproduto das células ou dos seus conglomerados, os órgãos, pode produzir cura daquilo que causa esse subproduto? Paradoxo novamente.

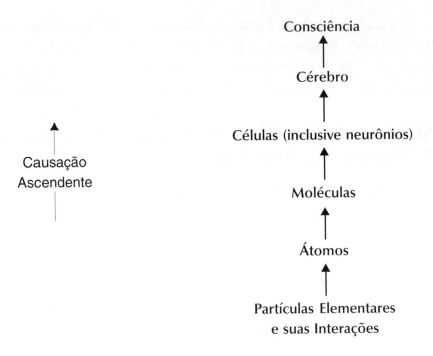

Fig. 1. O modelo de causação ascendente. Como a causação ascendente se processa: Partículas elementares formam átomos, átomos formam moléculas, moléculas formam células (neurônios), neurônios formam o cérebro e o cérebro forma a consciência. A causação começa no nível de base das partículas elementares e segue para cima. Somente as partículas elementares, e nada além delas, têm eficácia causal.

Como a mera fé (porque um "médico" disse!) pode fazer com que pílulas de açúcar produzam efeitos curativos, como na homeopatia? Paradoxo, mais uma vez.

Mas se você consultar a história da literatura da medicina alternativa, você perceberá rapidamente que existem nela vários paradigmas em ação. Praticamente toda a literatura de cura no Ocidente é materialista — baseada no materialismo, que é o fundamento conceitual da medicina convencional.

No paradigma da medicina alternativa, são três as correntes principais: Uma se baseia na idéia da "mente acima do corpo", para a qual a mente causa a doença e a mente cura, daí a cura mente-corpo. Mente acima do corpo é possível porque a mente causalmente eficaz é não-física. Mente não é cérebro. A idéia freudiana da doença como pensamento emocional reprimido e da cura como consciência da repressão (Sarno 1998) pertence à mesma categoria — psique acima do soma, mente acima do corpo.

A segunda corrente se baseia na idéia de que uma "força vital" não-física, chamada energia sutil, *prana* ou *chi*, é o agente causal da cura. A energia sutil não é um subproduto da química material, mas sim o movimento de um mundo vital. Por isso, uma palavra mais apropriada para energia sutil é energia "vital". Os modelos orientais de cura, tanto chineses como indianos, pertencem a essa categoria.

Uma terceira corrente é a idéia de um Espírito (ou Deus) não-físico que é o agente de cura em todos os casos de cura espiritual. A cura espiritual é a "graça de Deus". Aqui se faz uma distinção entre "cura de si mesmo" (cura em que só a pessoa está envolvida, ninguém mais) e "cura do outro" (cura com a ajuda de outra pessoa, um agente de cura). Em qualquer dos casos, porém, a eficácia causal última é atribuída a uma entidade não-física chamada Deus (ou Espírito).

Para o materialista, para os praticantes da medicina convencional, uma mente não-física causalmente eficaz, a energia sutil não-física ou um Deus não-físico, ou seja, as três correntes da medicina alternativa, são implicitamente dualismo. E o dualismo é cientificamente insustentável. Essa é uma discussão que vem desde o tempo de Descartes, que tentou introduzir o dualismo mente-matéria. Se mente (ou energia sutil ou Deus) e matéria são substâncias distintas, não tendo nada em comum, como as duas podem interagir sem um mediador? Talvez você tenha lido o livro *Homens são de Marte, Mulheres são de Vênus*, de John Gray. O livro trata da dificuldade que homens e mulheres têm de comunicar-se porque não têm muita coisa em comum. Felizmente para eles, o sociólogo ou um conselheiro pode atuar como mediador. Mas onde está o mediador para intermediar a interação de mente e matéria, da energia sutil e do corpo, de Deus e do mundo?

E ainda, se você acredita que mente e matéria interagem de um modo ou de outro, os experimentos parecem excluir essa possibilidade. Essas interações exigiriam intercâmbio de energia entre as esferas física e mental. Mas é um fato experimental que a energia total da esfera física nunca se altera!

No entanto, existe um dualismo implícito mesmo no pensamento materialista. Esse dualismo fica evidente quando refletimos sobre questões como, O que causa a consciência da divisão sujeito-objeto que experimentamos? Como o filósofo David Chalmers sustentou convincentemente, essa difícil questão não pode ser respondida no contexto do dogma materialista. Coisas materiais são objetos; a interação de objetos sempre produz outros objetos, nunca um sujeito que experimenta um objeto separado dele mesmo. Assim o sujeito mantém-se implicitamente uma entidade dual (não-material) mesmo no pensamento materialista.

Outra característica irritante (mas verdadeira) de todos os sistemas de cura mencionados é que cada um, convencional ou alternativo, é visto por seus praticantes como exclusivo — só ele consegue explicar a cura. Por exemplo, muitos que acreditam na cura espiritual pensam como Mark Twain, que disse, "Deus cura e o médico manda a conta".

Mas se você quer construir um paradigma inclusivo, como reunir filosofias contraditórias? Você precisa de uma filosofia inclusiva. Essa filosofia inclusiva — uma metafísica baseada no primado da consciência nesta era científica — é a dádiva da física quântica e é a filosofia do médico quântico. Na física quântica, o que normalmente percebemos como "coisas" não é visto como coisas, mas como *possibilidades à disposição da escolha da consciência*. Essa idéia por si só tem a força de integrar todas as diferentes filosofias que dão sustentação às diversas correntes de medicina. E mais. Ela tem a potencialidade de validar a sua busca pessoal de cura e de indicar-lhe o modo de encontrá-la.

2

A Minha História: Como um Físico Quântico Passou a Interessar-se pela Saúde e pela Cura

Nem sempre fui adepto de um paradigma integrativo. Em meados da década de 1970, depois de ler *O Tao da Física*, de Fritjof Capra, um livro que analisa as semelhanças e as diferenças entre ciência e espiritualidade, comecei a procurar um novo paradigma de ciência que integrasse essas duas esferas. A mera existência de paralelos era insuficiente. Além disso, não fazia sentido haver uma cosmovisão para a ciência e outra para a espiritualidade. Por volta de 1985, uma forte intuição mostrou-me a importância de uma das idéias do matemático John von Neumann (1955) sobre a medição quântica. Segundo von Neumann, quando medimos um objeto quântico, a consciência transforma as ondas de possibilidade quânticas do objeto num evento real de experiência. Achei que essa podia ser a base para o novo paradigma integrativo da ciência.

Infelizmente, eu ainda estava convencido de que tudo é feito de partículas elementares, e a idéia de von Neumann não era compatível com o meu preconceito materialista. Se a consciência em si é feita de matéria, é um mero epifenômeno, um fenômeno secundário, da matéria, como ela poderia atuar causalmente sobre a matéria?

Existe, naturalmente, uma alternativa ao realismo materialista (essa é a denominação formal do sistema filosófico que considera a matéria como a realidade fundamental, separada, independente e objetiva; nas páginas pre-

25

cedentes, abreviamos essa definição com o termo materialismo): o dualismo mente-matéria. Mas como mencionei anteriormente, o dualismo é fundamentalmente não-científico.

Assim, como muitos outros, eu estava confinado na Terra do Nunca do materialismo e do dualismo quando o raio caiu com estrondo. Na época, eu estava em contato com místicos, esperando intimamente conseguir alguma nova idéia para a minha pesquisa sobre práticas espirituais. Certa ocasião, hospedei-me na casa de um amigo em Ventura, Califórnia, com o objetivo de participar de uma palestra de Krishnamurti na vizinha Ojai. Depois da palestra, sentamo-nos na sala do meu amigo com um místico chamado Joel Morwood. Empolgamo-nos rapidamente com a conversa. Exibi uma certa prepotência ao expor a Joel as tendências mais recentes na ciência nova-era — o paradoxo de que a consciência, sem dúvida um fenômeno emergente do cérebro, produzisse apesar disso o colapso das ondas de possibilidade quânticas de todos os objetos que vemos, inclusive os presentes no cérebro.

Joel pôs a grande questão, "Será a consciência anterior ao cérebro ou será o cérebro anterior à consciência?"

Nessa época, eu já tinha um certo conhecimento da ontologia mística: Os místicos põem a consciência antes de qualquer outra coisa. Assim, percebi a cilada e disse, "Estou falando da consciência como sujeito de experiências".

"A consciência é anterior à experiência; ela não tem objeto e não tem sujeito", disse Joel.

Alguns meses antes, eu havia lido um livro escrito pelo filósofo místico Franklin Merrell-Wolff intitulado *The Philosophy of Consciousness without an Object* [A Filosofia da Consciência sem Objeto]. Então eu disse, "Certo, isso é misticismo autêntico e venerando, mas na minha opinião você está falando sobre o aspecto não-local da consciência".

Foi então que Joel me fez uma preleção emocionante sobre os meus antolhos científicos, terminando com uma afirmação sufi, "Nada, senão Deus, existe".

Veja, eu havia lido ou ouvido as mesmas palavras muitas vezes até esse momento, mas nessa enésima vez a compreensão despontou e um véu se ergueu. Compreendi subitamente que os místicos estão certos, que a consciência *é* o fundamento de todo ser, inclusive da matéria e do cérebro, e que a ciência precisa ser construída sobre esta metafísica e não sobre a metafísica materialista tradicional.

Passei os poucos anos seguintes estruturando essa nova ciência de maneira despreocupada. Na verdade, ainda estou trabalhando nela. Neste livro, apresento-lhe alguns achados animadores do potencial integrador desta nova *ciência dentro da consciência* no campo da saúde e da cura.

Como passei a me interessar particularmente pela saúde e pela cura? No verão de 1993, fui convidado a dar uma palestra num congresso de biologia, um evento informal organizada pelo biólogo Richard Strohman, da Universidade da Califórnia em Berkeley. Durante um jantar, um jovem biólogo me perguntou qual era o argumento irrefutável a favor do novo paradigma científico baseado no primado da consciência que eu estava propondo. "Bem", respondi, "o paradigma integra física com psicologia e espiritualidade. A ciência convencional é uma ciência de objetos; ela desenvolve teorias de objetos em termos de outros objetos mais fundamentais. Assim, ela não explica a consciência porque a consciência consiste em sujeitos e objetos. O novo paradigma trata sujeitos e objetos, espírito e matéria, nas mesmas condições."

"Isso é muito esotérico", contestou o meu jovem amigo. "A pessoa comum de hoje não está interessada na integração da física e da psicologia, e mesmo da espiritualidade. O que mais o senhor propõe?"

"A velha ciência trata somente do comportamento condicionado do mundo; o novo paradigma aborda também com os aspectos criativos do mundo. Assim, ele nos possibilita explorar novas vertentes para a nossa criatividade. Certamente, todo mundo está interessado em criatividade", eu disse.

"Talvez", concordou duvidoso o jovem biólogo. "O que mais?"

Compreendi de repente aonde ele queria chegar. "Você quer saber se existe uma aplicação do novo paradigma que seja tão espetacular a ponto de fascinar as pessoas? Existe. A nova forma de fazer ciência pode não só resolver alguns problemas intrincados da evolução biológica [a ênfase da minha palestra no congresso]. Estou chegando à conclusão de que ela também pode ter condições de integrar as diferentes idéias das medicinas convencional e alternativa", disse eu, um pouco ofegante por causa da idéia repentina que me ocorrera.

"É isso; essa é a sua linha de comunicação com o público", disse o meu novo amigo, aprovando com entusiasmo.

Bem, de lá para cá, até dividir com você os frutos da minha tentativa de integração, a jornada foi longa. Felizmente, não precisei começar do nada.

Eu havia me interessado pela saúde e pela cura muito antes. Durante a minha adolescência, na Índia, ouvi e li muitas histórias sobre iogues com poderes excepcionais sobre as funções do corpo. Também ouvi muitos relatos sobre poderes de cura extraordinários. Na verdade, tive oportunidade de testemunhar uma demonstração desse poder.

Pouco depois que completei 20 anos, o meu irmão mais jovem desenvolveu uma úlcera gástrica severa. Qualquer coisa temperada que ele comesse, por mínimo que fosse o condimento, provocava-lhe espasmos. Nós participávamos de uma espécie de clube de jovens, e um *sadhu* (renunciante andarilho vestido com túnica laranja, comum de se ver na Índia) começou a freqüentar as nossas reuniões para falar sobre espiritualidade. As suas palestras constituíam uma interrupção oportuna das longas discussões sobre política e economia. Mas, naturalmente, éramos todos materialistas, e o *sadhu* passou por momentos difíceis conosco, causados principalmente pelo meu irmão.

Um dia, ele provocou o *sadhu* dizendo-lhe que só deveria continuar a falar se fosse capaz de fazer uma demonstração de poder espiritual para nós. O *sadhu* se recolheu por alguns momentos e em seguida perguntou calmamente ao meu irmão, "Ouvi dizer que você tem uma úlcera; é verdade?" O meu irmão assentiu com a cabeça, e todos fizeram um silêncio profundo. O *sadhu* então colocou suavemente a mão sobre o estômago do meu irmão durante alguns segundos, e depois disse, "A sua úlcera está curada". É claro que o meu irmão não levou essas palavras a sério. Para testar, ele tomou uma refeição fortemente condimentada logo em seguida, e não sentiu nada. Ele fora realmente curado.

Esse incidente despertou em mim o interesse pela questão da saúde e da cura, um interesse que continuou ao longo dos anos. Outra impressão duradoura foi criada pela homeopatia. Como você provavelmente sabe, a homeopatia foi descoberta no Ocidente, mas é praticada na Índia mais do que em qualquer outra parte do mundo. Quando eu era criança, a minha família tinha o costume de comer muito peixe. De tempos em tempos, invariavelmente, eu acabava com uma espinha entalada na garganta. Quando isso acontecia, minha mãe sempre me dava uma dose de um remédio homeopático, Enxofre-30. Em poucas horas, a espinha descia e eu voltava a me sentir bem. A minha mente infantil ficava impressionada com esse e outros remédios homeopáticos.

Por ter crescido na Índia, eu estava naturalmente bastante familiarizado com o Ayurveda. Passados tantos anos, não me lembro de nenhum remédio ayurvédico em particular que eu possa ter usado na infância, mas conservo a lembrança de um detalhe significativo. Em Bengala (um Estado da Índia onde morei quando criança), um médico ayurvédico era chamado de *kaviraj*, que significa "rei dos poetas". Chamava-me a atenção que a cura pudesse ser vista como composição poética!

Voltando agora à noite em que tive aquela conversa com o jovem biólogo. Durante a volta para o hotel, surgiu em minha memória, atravessando várias décadas, a lembrança de um médico ayurvédico sendo chamado de rei dos poetas. Surpreendi-me perguntando-me, cura é poesia? Pelo modo como ela é praticada na tradição alopática em que imperam o materialismo e o reducionismo, a cura é absolutamente prosaica, sem dúvida. Você vai a um consultório médico, máquinas medem os seus vários indicadores de saúde, o médico analisa os dados fornecidos por essas máquinas, e só então ele está pronto a ajudá-lo. Não há nenhuma poesia nisso. A ajuda que você recebe também é mecânica. Exatamente como a física clássica, tudo é rotina, tudo é determinismo.

Em contraste, as tradições de medicina alternativa são fundamentalmente um tanto sutis, um tanto vagas. Os corpos vital e mental sobre os quais os médicos falam são sutis, mas eles não se preocupam com isso. O que eles fazem não é em geral quantificável, mas isso também não os preocupa. Para diagnosticar, eles normalmente usam a intuição, não máquinas. E se sentem à vontade agindo assim. A linguagem com que se expressam e comunicam é vaga, mas alcançam os seus objetivos. O que fazem é muito parecido com poesia. Compreendi que tudo enfim gira em torno daquela antiga luta entre arte e ciência (determinística).

E você quer saber? Vou lhe contar o segredo fundamental da física quântica, o motivo por que os materialistas têm tanta dificuldade em compreendê-la. A física quântica também se assemelha muito à poesia. Em vez de determinismo, a física quântica fala de incerteza. Em vez de partículas *ou* ondas, desta *ou* daquela visão da física clássica, a física quântica introduz complementaridade, onda *e* partícula, isto *e* aquilo. E mais importante de tudo, a física quântica leva consciência à física: *quem* observa o que acontece com o que está sendo observado. Você pode imaginar que alguém fale sobre poesia sem falar sobre o poeta?

Não obstante, a física quântica explica muitos dados experimentais prosaicos. Assim, ela tem o potencial de harmonizar a arte com a ciência determinística, a criatividade com a fixidez. Creio que a física quântica é o instrumento apropriado para integrar a "poesia" da medicina alternativa e a "prosa" da alopatia.

Eu estava exultante, pronto a aplicar a nova ciência dentro da consciência para integrar a medicina convencional e a medicina alternativa. Mas foram necessários dez anos para sair de um ponto e chegar ao outro.

Os Bloqueios Conceituais

Na verdade, a base conceitual para a mudança de paradigma que desenvolvo neste livro já é conhecida há algum tempo. Mas ela implica uma alteração radical da nossa visão de mundo, especialmente da visão corrente no Ocidente, e isso tem sido um grande obstáculo.

Por exemplo, o que falta no campo da medicina mente-corpo é uma compreensão clara da maneira como mente e corpo podem interagir evitando o dualismo e de onde está a eficácia causal dessa interação. Em outras palavras, precisamos procurar um entendimento do que o psicólogo Donald Campbell chama de *causação descendente*, em geral conhecida como "mente acima da matéria", mas sem dualismo. A falta desse entendimento está claramente dificultando o progresso futuro neste campo. A maioria dos pesquisadores não tem consciência de que sua orientação exclusiva para a física clássica os impede de ver a solução aqui. Observo grande inércia, enorme relutância em passar da cosmovisão clássica para a cosmovisão quântica, e essa resistência encontra-se em praticantes de ambos os campos da medicina.

Numa cosmovisão clássica, a causação descendente ou é um paradoxo ou leva ao dualismo (Stapp 1995). Na cosmovisão quântica, a causação descendente é um *fait accompli*. Para tornar a cosmovisão quântica coerente e filosoficamente perspicaz, precisamos introduzir a causação descendente com a consciência como seu agente. A física quântica vê as coisas e os seus movimentos como possibilidades. *Quem* escolhe dentre essas possibilidades? Depois de mais de sete décadas de pesquisas, a única resposta logicamente coerente que se impôs é esta: é a consciência que escolhe. E nisso está o seu poder de causação descendente.

Consideremos o outro principal sustentáculo da medicina alternativa: A medicina oriental como é praticada na China, na Índia e em outros países asiáticos. Em suas práticas de cura, os orientais usam conceitos como fluxo do *chi* na medicina chinesa ou *prana* no Ayurveda. Os tratados antigos deixam claro o que é o *chi* ou o *prana* — algum tipo de energia, mas sempre energia não-física. Mas as explanações mais modernas desses conceitos, especialmente no Ocidente, não têm clareza sobre o que o *chi* ou o *prana* significa, e assim não se sabe com precisão se o *chi* ou o *prana* é uma entidade física ou não-física. Essa pelo menos tem sido a minha experiência.

Deve estar claro para você que, em sua maioria, os autores modernos são cautelosos com relação ao significado desses conceitos porque não conseguem explicá-los em termos aceitáveis à cosmovisão científica moderna.

A bem da verdade, existe no Ocidente um conceito correspondente, denominado energia vital, mas essa expressão evoca a imagem do vitalismo dualista, uma filosofia que os biólogos rejeitaram algum tempo atrás. Assim, de maneira geral, os pesquisadores e cientistas ocidentais, mesmo os entusiasmados com a medicina alternativa, relutam em usar o termo "energia vital." Em vez dele, eles optam por "energia sutil" e quase todos mantêm suas crenças materialistas sobre o que constitui essa energia sutil.

Para alguns, a energia sutil é um fenômeno emergente das células e órgãos vivos do corpo. Outros a vêem como uma energia de freqüência mais elevada do que a energia grosseira. Pesquisadores mais independentes recorrem à idéia de um "corpo eletromagnético" revestindo o corpo "bioquímico" normal para explicar a complexidade da energia sutil.

Mas não é preciso ir além da homeopatia para nos convencermos de que devem existir agentes não-físicos em ação na cura, pelo menos em alguns casos de cura. Na homeopatia, uma substância medicinal é aplicada (oralmente) numa proporção tão diluída que os cálculos científicos mostram sem nenhuma dúvida que, na maioria das potências, nenhuma molécula da substância original consegue chegar ao foco da doença. E todavia o sucesso da homeopatia parece sustentar-se, mesmo em testes clínicos duplo-cego. E, claro: esses ensaios provam que a homeopatia não é um placebo (pílulas de açúcar). Assim, se a eficácia da homeopatia é verdadeira, devem então existir agentes de cura que são não-físicos! Precisamos entender-nos com essa idéia de agentes não-físicos na cura.

Samuel Hahnemann, o descobridor alemão da homeopatia, sugeriu no início do século XIX que existem energias vitais não-físicas em ação na cura homeopática. Ele usou o termo *dynamis* para denotar a energia vital.

Desse modo, depois de iniciar a minha pesquisa, percebi rapidamente que práticas de cura alternativas continuam sendo um mistério (e portanto controversas) para a maioria das pessoas que pensam de modo convencional, porque os seus proponentes padecem de cinco defeitos filosóficos:

1. Eles não fazem distinção entre mente e consciência. Há muito tempo, Descartes reuniu os dois conceitos, mente e consciência, no único conceito de mente, e esse erro continua assombrando a medicina.

2. A função causal da consciência como origem da causação descendente inexiste ou está envolta em ambigüidades. Por alguma razão, as lições da física quântica não penetraram a armadura da física clássica nem mesmo dos praticantes da medicina alternativa.

3. O papel característico da mente em contraposição ao cérebro não foi elucidado. O avanço científico neste campo, que já vem ocorrendo há uma década, não é levado em conta.

4. O papel distintivo do corpo vital em comparação com o corpo físico também é negligenciado. Este é outro ponto em que os avanços científicos recentes não são considerados.

5. Nenhum deles — a consciência, a mente e o corpo vital — é reconhecido como não-físico. Precisamos resolver o problema do dualismo, mas quem diz que não há maneira de contornar o dualismo, que ele é um problema intransponível?

Foi resolvendo esses problemas complexos de filosofia que cheguei a uma ciência dentro da consciência para a medicina, ou ao que chamo de Medicina Integral. Esse paradigma aceita e inclui a redescoberta da causação descendente pela consciência na física quântica. Ele também aproveita a redescoberta da mente e do corpo vital na ciência. E então adota o pensamento quântico como modo de introduzir os corpos mental e vital como distintos do físico e sem cair no dualismo.

A aplicação do paradigma para de fato explicar como os vários sistemas de medicina alternativa funcionam foi para mim uma atividade divertida e muitas vezes inspiradora. Em inúmeras ocasiões, a constatação de que eu sabia tão pouco sobre tantas coisas nessa área me pôs no caminho da humildade. Mesmo hoje sinto que mal rocei a superfície do enorme potencial elucidativo que o novo paradigma traz à luz.

Plano do Livro

A Parte 1 descreve o modelo da Medicina Integral; o restante do livro é a aplicação desse modelo. Os Capítulos 3 a 7 analisam as questões filosóficas, oferecem-lhe uma dose adequada de física quântica (suficiente para entretê-lo e sem dúvida não em excesso para não confundi-lo) e expõem a estrutura paradigmática básica. Depois de ler a parte 1, você estará equipado com a filosofia apropriada e com as sutilezas do pensamento quântico e preparado para apreciar aplicações a todos os diferentes sistemas de medicina.

A Parte 2 trata da medicina do corpo vital — Ayurveda, medicina chinesa tradicional (inclusive acupuntura), medicina dos chakras e homeopatia. Onde os *doshas* ayurvédicos se originam? Por que pegamos um resfriado nas mudanças de estação? O que é energia vital? Como podemos aprender a tirar proveito da energia vital? Por que não encontramos essa energia ou os seus canais no corpo físico? Por que o acupunturista coloca agulhas no braço para tratar o pulmão? Os conceitos orientais dos chakras são confiáveis? Se a homeopatia não é um placebo, como ela funciona? Essas são algumas questões que abordamos na parte 2.

Outros aspectos incluídos aqui sobre o corpo vital e sua natureza quântica lhe serão úteis para admirar a poesia do Ayurveda e da medicina chinesa tradicional, dos chakras e das sutilezas da homeopatia, embora os detalhes se assemelhem mais à prosa. Essa parte termina com a homeopatia — o máximo da sutileza em que menos é mais.

Na parte 3, abordo as sutilezas da mente quântica, explico como a mente cria a doença e analiso algumas técnicas atuais da cura mente-corpo. A ênfase aqui recai sobre a compreensão das emoções, sobre o modo como a mente se impõe aos sentimentos, como isso produz a doença e sobre como podemos controlar a mente, prevenir a doença mente-corpo, lidar com ela e mesmo curar-nos adotando as técnicas da medicina mente-corpo.

A parte 4 analisa principalmente os suportes espirituais da cura, vendo a cura como uma oportunidade para o crescimento espiritual. A minha expectativa é que você estará devidamente estimulado a aceitar um novo tipo de inteligência como parte da sua jornada de cura. Podemos curar a nós mesmos? Sim, desde que compreendamos a cura criativamente como arte. Os mistérios da cura espontânea também são minuciosamente explicados. A nova ciência da mente conforme é desenvolvida aqui resolve os paradoxos da cura mente-corpo, como: Quem cura quem? Por que, adotando as mesmas técnicas, algumas pessoas se curam e outras não? O que podemos fazer para manter a saúde em todos os níveis do nosso ser? Podemos passar da atual preocupação com a doença para uma preocupação com saúde?

Termino o livro com um capítulo especulativo sobre o corpo sem idade.

O livro como um todo ensina-o a analisar a saúde e a cura num universo quântico, o nosso universo. Assim, ele consiste numa série de facilitadores pautados do seguinte modo:

- O pensamento quântico e do primado da consciência facilita-lhe compreender a sua saúde de um modo integral, realmente holístico, com uma filosofia integral como guia (capítulos 3, 4 e 6).

- O livro facilita-lhe pensar na doença e na cura em termos de uma classificação nova e proveitosa. Essa classificação lhe dá condições de saber quando aplicar qual modalidade de medicina — convencional ou alternativa; e se alternativa, que forma específica dela (capítulo 4).

- Esse novo enfoque da medicina facilita-lhe ver claramente que você tem o poder de escolher entre a doença e a saúde (capítulo 6).

- O pensamento quântico também deixa claro o papel da medicina alopática com relação à saúde e à cura (capítulo 7).

- O pensamento quântico e do primado da consciência clarifica e explica muitos mistérios da medicina oriental, da homeopatia e da medicina mente-corpo (partes 2 e 3).

- De modo particular, a teoria aqui desenvolvida facilita-lhe compreender a natureza da dor e adotar estratégias para lidar com ela (capítulos 14 e 15).

- O livro facilita-lhe entender o significado e o contexto da doença e da enfermidade e pode inspirá-lo a pensar em empreender a jornada da cura de si mesmo em caso de necessidade. E se você resolve empreender essa jornada, a teoria aqui exposta oferece-lhe todas as orientações necessárias (capítulos 16 e 17).

- O pensamento da física quântica põe à sua disposição orientações claras sobre a relação médico-paciente (capítulos 6 e 16).

- Mais importante, o objetivo do livro é facilitar-lhe a compreensão de que a doença e a cura são aspectos constitutivos do estudo de si mesmo, da sua busca pessoal da plenitude, e capacitá-lo a escolher a saúde, e não a doença, a unidade, e não a divisão.

Terei alcançado o meu objetivo? Seja você o juiz.

3

Integração das Filosofias

Em sua maioria, os profissionais da medicina acreditam na física clássica, a física determinista do século XVII inaugurada por Isaac Newton. Segundo essa concepção, todos os movimentos são materiais e determinados por leis físicas e pelos valores iniciais da posição e da velocidade dos objetos materiais envolvidos.

Na década de 1920, porém, a física passou por uma mudança colossal que a levou da sua antiga condição determinística clássica a uma nova física. Nessa nova física, chamada de física quântica, os objetos são descritos como ondas de possibilidade que podem estar em dois (ou mais) lugares ao mesmo tempo. No entanto, nenhuma lei física e nenhum algoritmo consegue determinar em que lugar um objeto se manifestará numa dada medição.

Como se essa indeterminação não bastasse, existem outras diferenças palpáveis entre a física clássica e a física quântica. Na física clássica, todas as interações são locais, advindo das proximidades por meio de sinais que viajam pelo espaço durante um certo período de tempo. Na física quântica, as coisas não acontecem desse modo. Aqui, além das conexões locais, existem conexões não-locais que estabelecem comunicação instantânea sem a ajuda de sinais. Na física clássica, todo movimento é contínuo e conseqüentemente determinável por cálculos matemáticos e algoritmos que exigem continuidade. Na nova física, além do movimento contínuo, são possíveis "saltos quânticos" descontínuos.

Assim, os seguidores da física clássica muitas vezes consideram a física quântica como mágica e misteriosa, podendo-se confiar nela apenas como instrumento para explicar dados e prever resultados verificáveis experimentalmente. Os que vêem a física quântica desse modo são materialistas estritos (a matéria é a realidade única) por convicção e reducionistas (tudo pode ser reduzido a partículas elementares de matéria e às suas interações) em sua metodologia. Mas se você é adepto de uma abordagem integral em busca de um novo princípio organizador (consciência), então você se debruça sobre a "magia" da física quântica e se pergunta como ela é possível. Você questiona a validade da visão de mundo materialista que o norteou durante muito tempo.

Você encontrará na "magia" quântica uma explicação lógica para a consciência e para a causação descendente fora da jurisdição da causação ascendente dos materialistas. A consciência atuando causalmente sobre a matéria, a consciência acima da matéria (causação descendente), torna-se agora uma idéia potente porque você intui a importância que ela tem na biologia, na psicologia e especialmente na medicina.

A física clássica nos obriga a ver os objetos como "coisas" cujos movimentos são totalmente determinados pelas leis da física e por algumas condições iniciais (posição e velocidade iniciais). Em contraste, na física quântica, os objetos são calculados como ondas de possibilidade, não como movimentos determinados. É a observação feita por alguém que *precipita* um dado evento dentre as várias possibilidades. Abre-se assim a janela visionária: as possibilidades são possibilidades da consciência de escolher; quando a consciência escolhe, precipita-se um evento real que consiste em um sujeito observando um objeto. Isso é o que o físico quântico chama de evento de "colapso".

Não se deixe confundir pela palavra "colapso". Colapso significa simplesmente a passagem de uma condição de possibilidade para um estado de ser. Devido às interações das partículas elementares, a causação ascendente nos oferece possibilidades; é necessária uma consciência não-material para causar colapso, para escolher uma realidade dentre possibilidades. Para evitar confusões, sempre que necessário, usarei a expressão "colapso quântico" em vez de apenas "colapso". Esse colapso é o poder causal da consciência que estamos procurando; ele é causação descendente (Goswami 1989, 1993).

Esse processo também soa a dualismo, até que você realize uma mudança radical com relação ao conceito de consciência. A consciência não pode ser constituída de partículas elementares; ela não pode ser um produto do cérebro. Mas também não pode ser um objeto dual separado. É necessário que se considere um terceiro modo de entender a consciência. A consciência é o fundamento do ser. Compreenda que as possibilidades materiais são possibilidades da consciência em si de escolher; elas não são consciência externa, separadas da consciência.

Você continua confuso? Observe a imagem gestáltica da figura 2, um desenho com duas representações feitas pelo mesmo conjunto de linhas, uma mulher velha e uma jovem. O artista deu ao desenho o título de "Minha Mulher e Minha Sogra". Inicialmente, você vê uma das duas, a velha ou a jovem. Mas mudando o ângulo de visão, você logo vê a outra. O que está acontecendo? Você não está fazendo nada com relação à imagem! Ao alterar o seu ângulo de visão, você *escolhe*. Colapso ou causação descendente é algo parecido com isso.

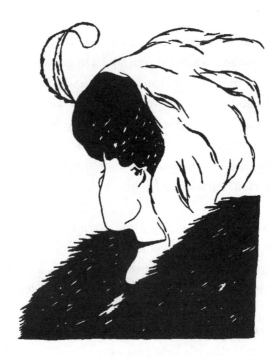

Fig. 2. "Minha Mulher e Minha Sogra" (baseado no desenho original de W. E. Hill).

Assim, o que os materialistas consideram como um epifenômeno é a coisa real com eficácia causal. Desse modo, ver a saúde e a cura mediante a visão de mundo da física quântica confere imediatamente ao agente de cura e ao paciente o poder da causação descendente, o poder potencial de escolher a saúde e não a doença. O que resta então é aprender as sutilezas do exercício dessa escolha. E quando você faz esse aprendizado (capítulo 6), você descobre por que essa cura de si mesmo é tradicionalmente chamada de cura por meio de um poder superior, Espírito ou Deus: porque ela o leva do seu casulo de existência separada comum para um nível de ser não-local, holístico.

Muito bem, então cura material é cura por meio da causação ascendente e cura espiritual é cura por meio da causação descendente. Como incorporamos a cura mente-corpo ou a cura pela energia vital em nosso paradigma integrativo?

Quando entramos em contato com objetos materiais, fazemos isso por meio da sensação. Será a sensação a única forma de experiência de que dispomos?

O psicólogo Carl Jung codificou a resposta a essa pergunta num esquema muito simples (ver figura 3). Em suas pesquisas sobre os tipos de personalidade, Jung descobriu que cada um de nós adota predominantemente um de quatro modos de contato com o mundo: sensação, pensamento, sentimento e intuição.

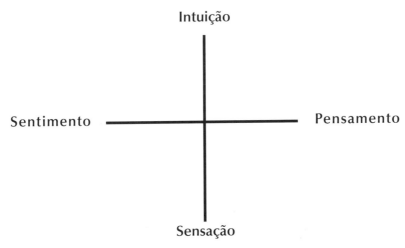

Fig. 3. Tipologia de Carl Jung. Os diferentes modos de contato com a realidade.

Quando a consciência produz o colapso de uma onda de possibilidade material, nós manifestamos a experiência de sentir como parte da nossa experiência do corpo material. Então, como surge a nossa experiência do pensar? O pensar deve ser resultado do colapso de uma onda de possibilidade da mente — o nosso corpo mental. Do mesmo modo, o colapso de uma onda de possibilidade da energia sutil ou vital, um movimento do corpo vital, nos dá a experiência do sentimento. E a intuição é o modo como experimentamos uma quarta categoria de possibilidades da consciência — vamos chamá-la de domínio supramental.

Mas os materialistas podem objetar. Sabemos que o pensar normalmente inclui lembranças que estão armazenadas — onde mais? — no cérebro. Assim, como sabemos que o pensar não é um fenômeno cerebral?

Na mesma linha de raciocínio, como sabemos que as possibilidades cujo colapso nos dá a experiência do sentimento não pertencem ao corpo físico em si? Não está o sentimento associado ao sistema nervoso e ao cérebro? Precisamos realmente postular o corpo vital?

A Redescoberta da Mente

Quando a ciência da computação estava sendo desenvolvida nos anos finais da década de 1950 e iniciais da década de 1960, uma das primeiras idéias que chamou a atenção do mundo científico foi a da inteligência artificial — a construção de um computador dotado da faculdade de pensar. Ao longo das décadas de 1970 e 1980, os cientistas da computação continuaram criando programas de pensamento que simulavam tão bem o modo de pensar humano que podiam enganar muitas pessoas. Nos anos de 1980, podia-se discar um número no Canadá e falar com um computador alimentado com um programa que imitava um psicoterapeuta nova-era da Califórnia. Era muito difícil dizer que não se estava falando com um conselheiro desse tipo, tão bem equipado estava o programa com todo o jargão da psicoterapia da Nova Era.

Então os computadores podem pensar? Se eles podem manter uma conversa conosco, humanos pensantes, como podemos negar a essas máquinas a capacidade de pensar? E então, visto que o cérebro é um computador, por que duvidaríamos que o pensamento tem origem no próprio cérebro? Uma mente não-física é desnecessária.

Calma, advertiu o filósofo John Searle, da Universidade da Califórnia em Berkeley, que na década de 1980 apresentou argumentos contra a possibilidade de um computador pensante (Searle 1987). Os computadores são máquinas processadoras de símbolos, disse ele. Eles não conseguem processar significados. Pensar implica processar significados. Portanto, computadores não pensam! Pensar exige um corpo mental separado. Nós temos esse corpo, e é por isso que podemos pensar. Searle (1994) escreveu mais tarde um livro pioneiro, apropriadamente intitulado *The Rediscovery of the Mind* [A Redescoberta da Mente].

Os cientistas da computação não levaram as idéias de Searle muito a sério, mas então o físico-matemático Roger Penrose (1989) escreveu um livro com o evocativo título de *The Emperor's New Mind* [A Mente Nova do Imperador]. Com a ajuda da matemática de grande potência, Penrose provou que os computadores realmente não conseguem processar significado, exatamente como Searle imaginava. Como as roupas novas do imperador eram falsas, assim é a presumida "mente" do computador.

Nesse caso, as possibilidades mentais são claramente não-materiais. Elas são possibilidades de significado. Quando a consciência causa o colapso dessas possibilidades de significado em conjunto com possibilidades do cérebro, a manifestação do cérebro que sofreu colapso faz uma representação do significado mental do pensamento que sofreu colapso.

Se movimentos materiais são possibilidades, faz sentido afirmar que movimentos mentais também são possibilidades — possibilidades de significado. Quando escolhemos dentre possibilidades de significado, temos um pensamento concreto. Em cada experiência, a consciência tem uma percepção física de um objeto físico, mas tem também uma percepção mental do significado do objeto.

Consciência não é mente; consciência é o fundamento de todo ser, o fundamento tanto da matéria como da mente. Matéria e mente são ambas possibilidades de consciência. Quando a consciência converte essas possibilidades num evento de colapso de experiência real, algumas possibilidades sofrem o colapso como físicas e algumas como mentais.

Desse modo, a consciência é claramente mediadora da interação entre mente e corpo, e não existe dualismo (Goswami 2000). Abre-se então espaço para a cura mente-corpo em que a consciência (o agente causal da causação descendente) e a mente (da qual procede o significado) recebem uma função apropriada com relação ao corpo físico e sua cura.

Estamos também enunciando um novo tipo de paralelismo psicofísico. O filósofo Gottfried Leibniz (1646-1716) propôs uma alternativa que, segundo ele, poderia evitar a armadilha dualista do interacionismo mente-matéria cartesiano. Mente e matéria nunca interagem, dizia ele, apenas trabalham em paralelo. Outros filósofos, porém, foram cautelosos com essa idéia, por causa deste enigma: O que mantém o paralelismo? Assim, também a filosofia de Leibniz dá sinais de dualismo.

Hoje, finalmente, depois de alguns séculos, com o pensamento quântico, vemos a solução das dificuldades inerentes às filosofias de Descartes e de Leibniz. O que faz a intermediação da interação mente-matéria? A consciência. O que mantém o funcionamento paralelo da mente e do cérebro? A consciência.

Assim, do ponto de vista quântico, não é difícil ver por que mente e significado são importantes na medicina. Normalmente, vivemos numa realidade separada, separada do todo da consciência. É o nosso condicionamento que engendra a nossa individualidade. Não existe correspondência biunívoca entre os objetos e o seu significado. É apenas o nosso condicionamento que nos faz pensar que essa correspondência existe. E não é de espantar que sejamos induzidos a acreditar em objetos separados independentes; dessa perspectiva de separação, participamos de ações que podem aumentar o nosso senso de separatividade (como quando atribuímos significado limitado à nossa experiência) ou diminuí-lo (como quando expandimos criativamente o significado). No primeiro caso temos o sofrimento, naturalmente, mas podemos não percebê-lo de imediato. A doença é um lembrete para mudar o nosso modo de ser e corrigir a direção da nossa jornada para a totalidade, o destino para onde a cura nos leva.

O que o Corpo Vital Faz que o Corpo Físico Não Pode Fazer?

A redescoberta do corpo vital se deu aproximadamente na mesma época em que a ciência moderna redescobria o corpo mental na década de 1980. Um passo decisivo foi dado com a obra do biólogo Rupert Sheldrake (1981).

Os biólogos haviam erradicado a filosofia do "vitalismo" — que propõe um corpo vital não-físico como origem da "força vital" — na década de 1950, com a descoberta da biologia molecular, que representou uma grande promessa para uma compreensão de tudo o que havia para se conhecer sobre a vida. Infelizmente, o entusiasmo durou pouco tempo, pois a biologia molecular não conseguiu explicar o fenômeno da morfogênese — como um embrião de uma única célula se desenvolve de modo a se transformar num corpo de órgãos biológicos diferenciados.

Um embrião se expande por divisão celular, criando uma réplica exata de si mesmo com o mesmo DNA, com os mesmos genes. Mas no corpo adulto, as células são diferenciadas quanto às suas funções. Por exemplo, a célula do fígado funciona de modo diferente da célula do cérebro. As proteínas produzidas por uma célula determinam a função celular; os genes têm o código para produzir as proteínas. Nas células do fígado, os genes são ativados para produzir um conjunto de proteínas inteiramente diferente daquele das células do cérebro, de modo que devem existir programas acionando as células. Mas a fonte dos programas não faz parte do DNA.

Assim, já pelo fim da década de 1950, biólogos como Conrad Waddington (1957) postulavam a idéia de campos morfogenéticos epigenéticos que, talvez residindo no citoplasma, fora do núcleo da célula, dirigiriam os programas da morfogênese. Mas ninguém nunca descobriu esses guias epigenéticos de morfogênese.

Sheldrake (1981) propôs uma explicação do até então inexplicado fenômeno da morfogênese em termos de campos morfogenéticos não-físicos e não-locais residindo fora do espaço e do tempo. Isso esclarece o papel do corpo vital que agora pode ser visto como domicílio dos campos morfogenéticos como distinto do físico: O corpo vital fornece as matrizes para as formas e programas da morfogênese. As matrizes em si destinam-se a funções vitais, manutenção, reprodução e assim por diante.

Já em 1910, o filósofo Rudolf Steiner via a morfogênese como função do corpo vital (que ele denominava corpo "etérico") e adotou esse conceito como parte da formulação da sua medicina antroposófica (para aprofundamento, ver Leviton 2000). A obra de Sheldrake confirmou a previsão de Steiner. No entanto, pode-se perguntar, não é verdade que a teoria de Sheldrake das matrizes vitais está longe de ser aceita pela corrente predominante da biologia? Não é verdade também que a maioria dos biólogos acredita que está próxima uma explicação materialista da morfogênese?

Assim, o que mais é novo? Explicações materialistas injustificadas continuam sendo um aborrecimento para os formuladores do novo paradigma. Preste atenção à coerência e à clareza conceituais das idéias do novo paradigma; por exemplo, considere o fato de não existirem paradoxos. Antes, os paradoxos de pensamento do antigo paradigma estão sendo resolvidos.

Quanto às pesquisas de Sheldrake, a questão que se põe não é se outros biólogos as aceitam, mas sim se elas são úteis. Para mim elas são muito úteis e já as utilizei para explicar a criatividade na evolução biológica (Goswami 1997, 2000). Aqui eu as adoto na integração da medicina do corpo vital e da medicina do corpo físico e mental, não menos. O conceito de campos morfogenéticos também nos ajuda a compreender o famoso conceito empírico dos chakras (ver análise a seguir e também capítulo 11). Em última análise, naturalmente, toda a questão gira em torno de dados experimentais. Será necessário algum tempo para verificar experimentalmente tudo o que se refere à teoria de Sheldrake.

Enquanto isso, observe a enorme abrangência do novo paradigma, ciência dentro da consciência, do qual a idéia de Sheldrake faz parte. Ele explica praticamente todos os dados que são anômalos do ponto de vista do modo de pensar do velho paradigma (Goswami 1993, 1999, 2000, 2001; Blood 2001).

Quando a consciência produz simultaneamente o colapso das ondas de possibilidade do corpo físico e do corpo vital, o corpo físico faz uma representação da matriz vital com o objetivo de executar a função vital do campo morfogenético relevante no mundo físico.

Assim os órgãos são representações de matrizes do corpo vital de vários campos morfogenéticos. Sabemos muito bem que existem no corpo físico locais onde tendemos a sentir a energia vital com mais facilidade. Esses locais são chamados de pontos de chakra. Muitos autores (Joy 1979; Motoyama 1981) observaram que os pontos de chakra estão perto de órgãos importantes do corpo físico. Agora entendemos por quê. É nesses pontos que são feitas representações do corpo vital no corpo físico. Uma vez feitas as representações (os órgãos), o colapso quântico das funções de um órgão é sempre associado a um colapso quântico da matriz vital correlata. A ativação da matriz vital equivale aos movimentos de energia vital. Esses movimentos são o que experimentamos como sentimentos.

Assim a redescoberta do corpo vital nos permite compreender outro fenômeno relevante – os chakras. Os chakras exercem uma função muito importante na Medicina Integral (capítulo 11).

O novo paralelismo vital-físico revela promessas de integração da medicina ocidental com a oriental. Certo, a química do corpo físico é importante, como é importante o *hardware* do computador. Assim a medicina convencional não está errada. Mas importantes são também os movimentos do corpo vital correlatos que, junto com as representações do corpo físico e suas funções, sofre o colapso produzido pela consciência.

Em geral, o bem-estar exige a homeostase não somente do funcionamento do corpo físico – o funcionamento das matrizes mapeadas do corpo vital — mas também dos movimentos do corpo vital. A medicina oriental se concentra mais na falta de equilíbrio e/ou de harmonia dos movimentos do corpo vital.

Qual é o significado dos desequilíbrios dos movimentos do corpo vital? Para a medicina chinesa tradicional, esses são desequilíbrios dos aspectos yin e yang da energia vital *chi*, os aspectos partícula e onda do *chi*, se você preferir. Isso é vago, sem dúvida, mas nos dá uma ótima indicação.

Nós operamos em dois modos diferentes de auto-identidade – o ego, ou modo clássico, e o *self* quântico, ou modo quântico (Goswami 1993). No modo clássico, somos localizados e determinados; podemos chamá-lo de modo partícula de identidade. No modo quântico, somos não-locais e livres; podemos identificá-lo como modo onda. Assim, equilibrar os modos de movimento do corpo vital significa equilibrar os modos clássico e quântico — os modos condicionado e criativo, se você quiser — da auto-identidade nas operações dos movimentos do corpo vital.

Em outras palavras, para a manutenção adequada da saúde, é necessário um equilíbrio dos movimentos condicionado (yin) e criativo (yang) do *chi*. Uma homeostase dinâmica se faz necessária onde ocorrem incursões criativas fora dos padrões condicionados do corpo vital.

Para as tradições de medicina orientais, as doenças (especialmente as crônicas) se devem ao desequilíbrio dos movimentos do corpo vital. No esquema dessas tradições, as pessoas podem nascer com certos desequilíbrios no modo como os movimentos vitais são empregados. A base do seu modo de pensar é a teoria da reencarnação – renascimento de uma parte da essência vital e mental da pessoa (popularmente chamado de carma) em outro corpo físico em outro tempo e lugar.

A prova do pudim consiste em comê-lo. A ciência pode provar a reencarnação? Nesse contexto, o próprio discurso sobre a sobrevivência dos nossos corpos mental e vital após a morte é científico? Essas são questões científicas porque a validade científica da sobrevivência após a morte e da reencarnação também valida a existência dos nossos corpos vital e mental.

A reencarnação era considerada um conceito oriental que o Ocidente, orientado por uma mente mais científica, não devia levar a sério. Graças à grande quantidade de novos dados em várias frentes, isso não acontece mais. Primeiro, o psiquiatra da Universidade da Virgínia, Ian Stevenson (1987), publicou um grande volume de dados sobre lembranças de outras encarnações conservadas por crianças orientais e ocidentais, por ele verificadas empiricamente. Segundo, vem tendo grande sucesso uma nova forma de psicoterapia, em que o terapeuta oferece alívio terapêutico trazendo à consciência do cliente lembranças inconscientes de reencarnação. Terceiro, a reencarnação oferece a explicação mais direta para os fenômenos de crianças-prodígio, de pequenos gênios e de pessoas em busca do sentido da vida.

Existem também dados em quantidade considerável sobre experiências de quase-morte (ver, por exemplo, Sabom 1982) que corroboram independentemente o fenômeno da sobrevivência após a morte. Pessoas com morte cerebral clínica (cujos registros EEG são contínuos), quando reanimadas, relatam experiências fora do corpo e de atravessar túneis e encontrar parentes falecidos há muito tempo, de ver seres de luz, de recapitular a vida como num filme, e assim por diante.

A ciência pode provar os fenômenos de sobrevivência e de reencarnação? Os dados empíricos indicam que sim. Além disso, houve um grande avanço na construção de uma teoria apropriada para o modo como os aspectos vital e mental sobreviventes de um indivíduo são capazes de levar a assinatura individual (carma) de uma encarnação para outra (Goswami 2001).

Para começar, se os movimentos do corpo vital são empregados de um modo desequilibrado (devido ao carma do corpo vital), com mais yin ou mais yang, eles produzirão um funcionamento defeituoso no corpo físico vivo. Se o desequilíbrio do corpo vital aumenta nesta vida porque a causaraiz da doença não é tratada, haverá ainda mais falta de sincronia entre os estados vital e físico correlatos e as funções que eles executam.

Quando você tem um distúrbio físico, como uma dor de cabeça, o médico ocidental receita um analgésico que aliviará o sintoma, a dor. O acupunturista oriental, por outro lado, tentará encontrar um modo de corrigir o desequilíbrio específico entre o funcionamento de yin e yang do corpo vital que é a causa-raiz da dor. Assim o acupunturista descobre empiricamente o ponto do corpo físico que dever ser tratado com a agulha para influenciar os movimentos condicionados defeituosos do corpo vital. O tratamento da acupuntura tem o objetivo de disparar o mecanismo de correção do desequilíbrio vital.

Se você sofre de fadiga ou de vitalidade baixa, os praticantes ocidentais procurarão uma causa, como anemia ou hipoglicemia, e tratarão os sintomas depois de chegar a um diagnóstico preciso. Mas se você consultar um médico da tradição ayurvédica, ele o tratará com ervas medicinais específicas para corrigir o seu desequilíbrio *prânico*. Com pesquisa empírica e experiência, o médico ayurvédico conhece a erva ou a combinação de ervas que com maior probabilidade ajuda a restabelecer o equilíbrio dos movimentos *prânicos* necessário para a cura da sua doença específica.

Em resumo, a medicina oriental se concentrou em uma metade da maçã, o corpo vital onde estão as matrizes da forma; a medicina ocidental se concentrou na outra metade, o corpo físico, a forma em si. Temos assim dois sistemas de medicina, ambos muito bons no que fazem, mas individualmente nenhum deles é a maçã perfeita da saúde holística que detém a chave da cura. Por isso, precisamos integrá-las. Essa é a tarefa da ciência dentro da consciência e, dessa perspectiva, a Medicina Integral é a medicina verdadeiramente holística.

4

Níveis de Doença e Níveis de Cura

Pensadores, ouvi, dizei-me o que sabeis daquilo que não está
na alma
Tomai um jarro cheio de água e mergulhai-o na água —
agora ele tem água dentro e fora.
Não devemos dar-lhe um nome,
para que os tolos não comecem a falar de novo sobre o
corpo e a alma.

— Kabir, poeta místico (Bly 1977)

O que Kabir quer dizer com este poema? Que tudo é consciência, tanto o corpo como a alma. A diferença entre a água que está dentro e a água que está fora surge com os limites de vidro do jarro. A diferença entre corpo e alma aparece com os diferentes modos como os experimentamos: experimentamos o mundo físico do corpo como externo a nós, mas experimentamos também um mundo interior de consciência, que chamamos de alma.

Numa análise mais minuciosa (como vimos no capítulo anterior), descobrimos que a alma (ou corpo sutil ou psique) consiste em três corpos: o corpo de energia vital, a mente e o supramental (a que também chamamos de intelecto supramental). Acrescentando o corpo físico e o todo ilimitado (o fundamento do ser, também chamado de corpo de beatitude), temos ao todo cinco corpos que correspondem a cinco mundos de consciência.

É interessante voltar à história dos Upanixades (Nikhilananda 1964) que menciona cinco compartimentos de realidade, cada um mais sutil que o outro. O filho de um sábio, estimulado pelo pai, reflete sobre a natureza da realidade. Meditando, ele descobre que sem alimento, a realidade não pode existir, e nós morremos. Ele relata ao pai o que descobriu: o alimento (físico) é a realidade. (É isso exatamente o que o cientista materialista atual descobre.) O pai lhe diz, "É isso mesmo, mas investigue um pouco mais". (Infelizmente, não há ninguém para orientar os materialistas de hoje.)

O filho volta a meditar e se aprofunda. Ele descobre as matrizes vitais que estão além do corpo físico. Ele experimenta os sentimentos do movimento dessas matrizes, as energias vitais que são as sensações do estar vivo. Então diz ao pai, "A realidade é a vitalidade, a energia vital". O pai responde como antes, "Sim, mas vá ainda mais fundo". (O materialista atual nega naturalmente a realidade da energia vital, porque acredita que a conceituação dessa energia tem de ser "dualista".)

O filho medita durante alguns anos e descobre que sem uma mente que dê sentido aos sentimentos da energia vital e ao universo físico, a realidade não tem sentido. Então ele diz ao pai, "A realidade é a mente". O sábio pai recomenda, "Sim. Mas investigue ainda mais". (O materialista dos nossos dias fica bloqueado porque acha que a mente é o cérebro, pois o que mais poderia ser? E, se a mente não é o cérebro, o que faz a intermediação entre a mente e o cérebro?)

O filho se esforça ainda mais e se aprofunda o máximo possível em sua psique. Lá ele descobre o corpo supramental de contextos, o corpo das leis dos movimentos mental, vital e físico que regem todas as mudanças de tudo o que constitui a realidade. Assim ele declara, "A realidade é o intelecto supramental que governa todos os outros mundos". O pai comenta, "Sim, está certo. Mas aprofunde ainda mais". (Os materialistas quase sempre se admiram ao constatar que leis matemáticas regem o movimento de objetos físicos; de onde vêm essas leis? Alguns atribuem a origem das leis matemáticas da física ao movimento aleatório do substrato material. Em vez disso, se prestassem atenção à filosofia platônica dos arquétipos, eles descobririam o supramental.)

Finalmente, o filho medita e descobre a totalidade da consciência, o aspecto ilimitado que experimentamos como beatitude. Então, ele diz para si mesmo: "Realidade é beatitude". Agora ele não se dirige mais ao pai. Ele conhece e compreende tudo. (Os cientistas materialistas de hoje sacodem a cabeça e dizem que a meditação deve estar provocando nesse meditador alucinações de felicidade. Como tudo é movimento da matéria e a matéria existe tanto na ordem quanto na desordem, como a realidade última pode ser somente ordem, somente bem-aventurança?)

Evidências e argumentos a favor dos cinco mundos de consciência estão se acumulando (alguns já foram analisados no capítulo 3). Rupert Sheldrake (1981) mostrou como campos morfogenéticos não-locais e não-físicos são essenciais para compreender a estruturação da forma biológica a partir do embrião unicelular. As instruções da estruturação da forma, da diferenciação celular (todas as células contêm os mesmos genes, mas os genes das células dos dedos dos pés são ativados de modo muito diferente do dos genes das células do cérebro), não se encontram em nenhum lugar no corpo físico, e isso inclui os genes (que até certo ponto são instruções para a formação das proteínas). O corpo vital seria o reservatório dos campos morfogenéticos?

A acupuntura chinesa, a medicina natural chinesa, a medicina indiana do Ayurveda e a homeopatia usam todas o conceito de energia vital (ou *chi* ou *prana*) como o agente que está envolvido na cura do corpo físico. Seria possível que essas modalidades de medicina estivessem se referindo aos modos de movimento dos campos morfogenéticos do corpo vital? A resposta é afirmativa (ver capítulo 3, onde mostro que essas energias vitais são o que sentimos diretamente quando usamos o termo "sentimento").

O que deu validade à mente? Um passo enorme é a mudança do modo de pensar de alguns cientistas da computação sobre a capacidade do computador de processar sentido (capítulo 3). Primeiro, no final da década de 1980, foi o filósofo John Searle, um crítico da inteligência artificial, que começou a alardear a incapacidade do computador de processar sentido. O argumento de Searle era basicamente que os computadores são máquinas de processamento de símbolos. Se reservamos alguns símbolos para processar significado, precisamos reservar mais símbolos para processar o significado do significado dos símbolos, e então ainda mais símbolos para processar o significado do significado do significado dos símbolos, *ad infinitum*. Assim, nunca haverá símbolos suficientes para que o computador consiga processar o significado.

Como *nós* processamos significado? Nós usamos a mente. O matemático Roger Penrose apresentou uma prova rigorosa da idéia de Searle aplicando o teorema da incompletude de Goedel. E hoje até pesquisadores da inteligência artificial (Banerji 1994) seguem os passos de Penrose. Assim, finalmente, o conceito de necessidade da mente como um mundo não-material separado para processar significado faz sentido.

Quais são as evidências de um corpo separado de intelecto supramental, além da nossa perplexidade frente à origem das relações da matemática com as leis da física? Quando aprofundamos o estudo da criatividade (Goswami 1999), percebemos que, no nível inferior, a criatividade consiste em descobrir um significado novo, em produzir uma mudança de significado mental de um significado condicionado velho para um significado inventivo novo. A esse processo damos o nome de *criatividade situacional*.

Mas no nível mais elevado, a criatividade consiste em saltos descontínuos no contexto do ato de pensar em si. Essa é a *criatividade fundamental* e ela consiste na descoberta, porque aqui descobrimos as leis fundamentais do movimento dos diferentes mundos — já presentes no compartimento da consciência chamado intelecto supramental, que esquecemos e a que podemos ter acesso somente pela intuição. Em contraste, a criatividade situacional é invenção, acessível, pelo menos em princípio, à razão. A invenção depende das descobertas da criatividade fundamental, mas não vice-versa. Assim, a existência da criatividade fundamental remete-nos à existência do mundo do intelecto supramental. Observe, porém, que o mundo supramental é o reservatório não somente dos contextos do significado mental, mas também das funções vitais e das leis físicas.

Existe alguma nova evidência de beatitude fora da meditação? Existe. Pessoas descobriram estados de beatitude de *samadhi* sob a influência de drogas psicodélicas, respiração holotrópica (Grof 1992), e mesmo em experiências de quase-morte (Moody 1976). Essas experiências estão legitimando a antiga descrição (indiana) da consciência como existência/consciência/beatitude. Desse trio, a existência é a mais imediatamente óbvia. Quase ninguém nega a consciência (exceto, talvez, o filósofo Daniel Dennett, que acha que somos zumbis!), mas altos níveis de beatitude eram de algum modo removidos da experiência diária, o que não acontece mais.

Para resumir, a consciência tem cinco compartimentos ou corpos:

- O físico, que é o *hardware* e o lugar onde são feitas as representações dos corpos mais sutis.

- O vital, que contém as matrizes das funções biológicas que então são representadas no físico como diferentes órgãos. O mental, que dá sentido ao vital e ao físico e do qual o cérebro faz representações.

- O intelecto supramental, que fornece contextos para o significado mental e para as funções vitais e os sentimentos a elas associadas, e ainda as leis do movimento físico.

- O corpo de beatitude, que é o fundamento ilimitado do ser. Nesse fundamento do ser com possibilidades ilimitadas, os outros quatro compartimentos têm limitações progressivas.

Resposta ao Dualismo

Mas e a questão do dualismo? Já discuti esse tópico no capítulo anterior, mas dada a importância do tema, torno a abordá-lo aqui.

O dualismo é acima de tudo um problema de comunicação entre substâncias que não têm nada em comum. A mente é a antítese da matéria. A mente atua não-localmente, não tem extensão no espaço-tempo e não pode ser quantificada. A matéria atua localmente, tem extensão no espaço-tempo e pode ser quantificada. Assim, o cerne do problema é óbvio, pois infere-se que essas duas substâncias não podem ter um modo de se comunicar uma com a outra. No entanto, a nossa experiência mostra continuamente que elas podem comunicar-se e se comunicam — vemos um objeto e o sentido mental desse objeto surge simultaneamente na consciência. Como isso é possível?

Para que uma coisa seja, antes é preciso que ela seja *possível* de ser. Se a possibilidade não existe, é impossível existir a manifestação. A possibilidade é uma condição necessária. Isso é lógica básica, cristalina. Ao se observar esse mundo de possibilidades, vê-se que ele é mais como a mente: ele não tem extensão no espaço ou no tempo; ele não pode ser quantificado. Ele também faz parte do fundamento de todo ser. Podemos então equiparar esse reino de possibilidades ao corpo de beatitude da consciência descrito anteriormente.

Quando ocorre o colapso quântico, o resultado na manifestação da nossa experiência é o de diferentes compartimentos (físico, vital, mental, supramental), que aparentemente não se relacionam uns aos outros em termos de sua "substância". Você percebe o físico como externo à sua consciência e todos os demais compartimentos como internos. Entre os internos, o compartimento mental de significado é o mais fácil de se perceber. Mas podemos aprender a sentir movimentos da energia vital, não só os nossos próprios, mas também os de outras pessoas. E podemos perceber o intelecto supramental quando damos um salto criativo de descoberta ou simplesmente pensando conceitos por extrapolação. (O que são conceitos senão contextos de significado condicionados?)

O dualismo não constitui mais um problema porque todos os corpos são possibilidades na consciência (no seu corpo de beatitude) antes do colapso. Quando o colapso quântico ocorre, ele ocorre nos quatro níveis e assim é aplicável a cada compartimento específico ou corpo de possibilidades. Do mesmo modo que é incorreto dizer que o azul cria o amarelo ou que o vermelho procede do verde, assim não é uma metáfora aplicável dizer que a mente cria o corpo ou que a mente vem do corpo. Os dois são *resultados correlatos* de uma única causa de possibilidade que produz colapso na consciência.

Essa é uma nova forma de paralelismo psicofísico (ver figura 4). Na forma antiga, o dualismo da interação era evitado com a postulação do funcionamento paralelo dos mundos físico e não-físico, mas não se conseguia

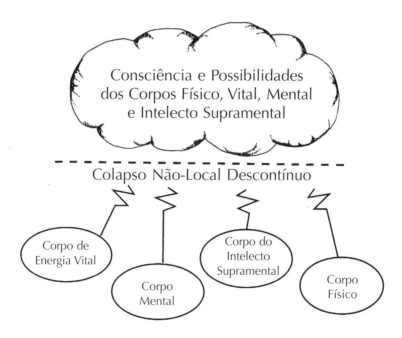

Fig. 4. Paralelismo psicofísico. A consciência contém quatro compartimentos de possibilidades. Com o colapso quântico, as possibilidades se manifestam como corpo material, corpo vital, mente e intelecto supramental.

responder à pergunta: O que mantém o paralelismo de todos os corpos que correm em paralelo? Agora podemos dizer que a consciência é que faz isso. Similarmente, encontramos o mediador da interação entre o corpo sutil e o físico, caso você insista no modo de pensar interativo cartesiano. O mediador é a consciência.

Doença e Enfermidade*

Mais recentemente, pesquisadores na área da medicina consideram proveitoso distinguir entre doença e enfermidade. Doença é um distúrbio objetivo do organismo que pode ser diagnosticado por máquinas, por exames adequados, sobre a qual especialistas podem formar um consenso. Em contraste, a enfermidade é subjetiva, a sensação subjetiva do distúrbio. O paradigma materialista procura explicar a doença mas falta-lhe amplitude para explicar a causa da sensação interna ou enfermidade.

A dinâmica quântica de todos os corpos explica por que uma parte da nossa consciência (o físico) é experimentada externamente e outra parte (o corpo sutil) é experimentada na esfera interna. A explicação está no famoso princípio da incerteza quântica.

De acordo com o princípio da incerteza, solidamente corroborado por experimentos relacionados com o movimento de objetos materiais, não podemos determinar simultaneamente a posição e o *momentum* (massa vezes velocidade) de um objeto quântico com precisão absoluta. Um modo de ver a validade do princípio da incerteza é observar o seguinte. No mundo submicroscópico, diferentemente do que acontece no macromundo habitual, ao fazermos uma observação que exija alguns sinais diminutos, como luz, por exemplo, incidentes sobre o que estamos tentando observar, a pró-

---

* *Disease* e *illness*, respectivamente. Como o francês, o português dispõe de apenas uma palavra para traduzir as palavras inglesas *disease*, *illness* e *sickness* — doença —, que, todavia, têm denotações específicas. Apesar da etimologia, os termos *doença* e *enfermidade* são equivalentes nos meios médicos e nos léxicos portugueses, não havendo consenso quanto ao seu uso. Assim, por praticidade e na esteira de Laplantine e de Kleinman, traduzimos *disease* por *doença* e *illness* por *enfermidade*. Para Laplantine, "*disease* é a doença como é apreendida pelo conhecimento médico e *illness* é a doença como é experimentada pelo doente". Para Kleinman, "doença (patologia) significa mau funcionamento ou má adaptação de processos biológicos e psicológicos no indivíduo; enfermidade representa as reações pessoais, interpessoais, culturais perante a doença e desconforto". Temos assim doença-*disease* e enfermidade-*illness*. (N.T.)

pria incidência em si introduz minúsculos distúrbios incontroláveis, daí a incerteza. Em outras palavras, a nossa observação afeta os objetos quânticos.

No mundo físico, porém, o mundo dos corpos extensos — *res extensa*, na linguagem de Descartes — microcorpos compõem os macrocorpos que então passam a ter massas cada vez mais pesadas. No caso de grandes massas, a dinâmica quântica da matéria é tal, que os objetos se expandem como ondas de possibilidade muito lentamente, tão lentamente que mal se consegue perceber o efeito do princípio da incerteza. Assim, quando o seu amigo observa uma cadeira numa certa posição, e em seguida você observa a mesma cadeira, a observação do amigo afeta de modo tão insignificante a posição do objeto que você praticamente vê a mesma cadeira no mesmo lugar.

Assim, vocês dois podem comparar os dados observados e concluir que, como ambos vêem o mesmo objeto, o objeto deve ser independente da observação que vocês fazem, deve estar fora da consciência de ambos. Isto é, os dados consensuais nos induzem a concluir que o macromundo da matéria é externo a nós. (Mas experimentos com *laser* mostram que objetos como cadeiras movem-se alguns 10^{-16} imperceptíveis centímetros entre duas observações.)

Considere agora o corpo sutil. Não existem aqui corpos extensos nem a divisão micro-macro. Temos indivisivelmente uma extensão de mundos, oceanos infinitos cujas ondas são experimentadas como eventos individuais. Mas agora o princípio da incerteza quântica se estende a todas essas ondas; portanto, a observação de alguém sempre afeta o objeto no corpo sutil, de modo que um segundo observador não verá o mesmo objeto. Por causa da falta de consenso, neste caso não cometemos o erro de dizer que os objetos estão fora de nós. Nós os experimentamos como próprios, e por isso concluímos facilmente que devem ser internos.

Assim a doença pertence ao mundo físico; ela é externa. A enfermidade é interna — ela exprime o distúrbio do corpo sutil correlato experimentado simultaneamente. Se houvesse correspondência biunívoca entre doença e enfermidade, não haveria problema; o tratamento da doença produziria seus efeitos automaticamente sobre a enfermidade e vice-versa. Empiricamente, porém, não existe correspondência biunívoca: Podemos ter uma doença (primeiros estágios de câncer), mas não nos sentirmos enfermos. Ou podemos sentir-nos enfermos (a assim chamada dor psicossomática), mas não constatar a presença de doença física que seja a causa dessa sensação. Você compreende agora por que precisamos de uma medicina integrada?

55

Elaboração da Representação

O que acontece quando a consciência produz o colapso simultâneo do cérebro e da mente ou do corpo vital e do corpo físico? Primeiro, o cérebro elabora um mapa ou representação do significado mental (ver figura 5a). Ou, no caso do corpo físico-vital, o físico faz representações dos campos morfogenéticos vitais, os quais correspondem a funções vitais específicas; essas representações são os vários órgãos do nosso corpo físico que cumprem a função vital específica associada à matriz vital (ver figura 5b).

Em outras palavras, o corpo físico atua como o *hardware* de um computador, fazendo representações de *software* dos campos morfogenéticos vitais que se tornam diferenciados no processo chamado morfogênese — criação da forma. De modo semelhante, o cérebro atua como *hardware* e faz *software* do significado mental.

O que torna o corpo físico tão apropriado como *hardware*? A mesma propriedade de fixidez macroscópica que torna externa a percepção da matéria em nossa experiência. Quando você escreve num quadro-negro fazendo representações dos seus pensamentos, se as marcas de giz se dissipassem

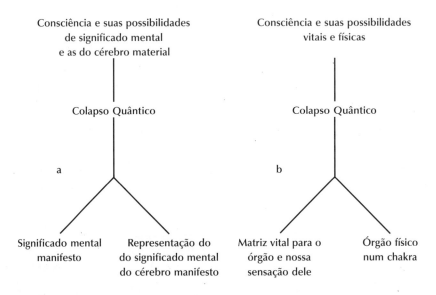

Fig. 5. (a) Com o colapso correlato simultâneo da mente e do cérebro, o cérebro faz uma representação do significado mental que é experimentado. (b) Com o colapso correlato da matriz vital de um órgão e do corpo físico, este faz uma representação (o órgão) daquela num chakra.

devido à incerteza quântica, isso não seria conveniente, seria? Assim a fixidez do mundo físico é muito apropriada para criar representações do sutil.

Os Níveis de Doença e de Cura

Dando um passo adiante, existe um conceito da matemática que nos é muito útil. Refiro-me à idéia de categorias ou tipos lógicos. Um conjunto constitui um tipo lógico superior aos elementos individuais desse conjunto. Por exemplo, imagine os números primos tomados individualmente, e em seguida imagine-os tomados em sua totalidade. O todo é o conjunto, e cada número primo é um elemento desse conjunto. Esse modo de pensar é limitado na matemática porque não podemos definir um tipo lógico superior a um conjunto. Se imaginarmos um conjunto de todos os conjuntos estaremos criando um paradoxo — o paradoxo de Russell. Não é necessário entrar em mais detalhes matemáticos aqui, mas podemos usar a analogia com a matemática dos tipos lógicos para encontrar uma resposta para a unificação de paradigmas médicos.

Já mencionei que a física quântica nos oferece uma janela visionária. Se olhar por essa janela, você terá de virar a sua visão de mundo materialista de cabeça para baixo. Você vê através da camuflagem da materialidade da realidade; você vê todos os componentes da sua realidade experimentada — sensações físicas, sentimento vital, pensamento mental, intuição supramental e plenitude espiritual — como diferentes níveis pelos quais a consciência experimenta a si mesma (Goswami 2000). Esses níveis estão contidos um dentro do outro (figura 6).

O físico é o nível mais grosseiro, o vital é de uma categoria mais elevada, o mental é de uma categoria ainda mais elevada, e então chegamos ao supramental (que os curadores geralmente não invocam, categorizando-o com o espiritual). Na filosofia platônica, o supramental corresponde ao domínio do que Platão chamava de arquétipos. Na visão de Jung, temos acesso a esse domínio por meio da intuição. E por fim temos o espiritual, que é o todo — o fundamento do ser, que não podemos experimentar na consciência bipartida sujeito-objeto.

Esse esquema de cinco "corpos" de consciência é muito antigo. Ele foi descoberto na Índia, no contexto da literatura Vedanta (como na história narrada um pouco acima neste capítulo), e também na tradição judaica como

57

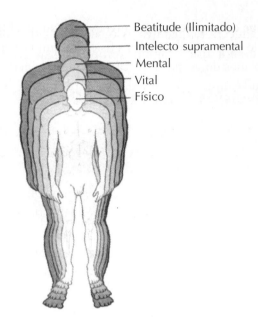

Fig. 6. Os cinco corpos de consciência.

parte da Cabala. Quando você vê toda a cosmologia — representação do mundo — nesses termos, um véu cai. Você percebe imediatamente que os diferentes paradigmas adotados por diferentes agentes de saúde não são mais do que um modo de falar sobre diferentes níveis de doença e de cura. E então você começa a ver um modo de integrar os diferentes modelos para obter o paradigma de saúde holístico definitivo, que é exatamente o grande tema da Medicina Integral.

Parece fácil abordar o nível físico da doença: é o distúrbio da física e da química normais do corpo. As causas podem ser externas e internas. Exemplos de uma causa externa no paradigma materialista são fatores como germes, vírus e lesões físicas.

As causas internas de uma doença física são mais sutis, mas uma causa evidente é um defeito genético. A deficiência de um gene ou de uma combinação de genes se traduz na incapacidade do corpo de elaborar proteínas específicas para o funcionamento adequado do órgão — daí a doença.

Mas uma análise assim da causa da doença nem sempre é possível. Veja o caso do câncer, por exemplo. Tanto a teoria do germe quanto a deficiência genética foram consideradas como causa, mas sem muito sucesso. Então a pergunta, "O que causa o câncer?" está aberta a teorias nos níveis vital e mental.

O que causa a doença no nível vital? No nível físico, temos as representações do corpo físico sujeitas à física e à química conhecidas; no nível vital, temos planos do corpo — os campos morfogenéticos. O corpo físico de um indivíduo é único por causa da sua estrutura. O corpo vital de um indivíduo também é único, mas por um motivo diferente — por causa do condicionamento. Algumas matrizes vitais são usadas mais do que outras, um grupo de predisposições que então se torna um padrão de personalidade funcional. Um corpo vital individual assim: (1) pode ter certos desequilíbrios embutidos nele (causa interna) e (2) pode passar a ter desequilíbrios devido a interações com o ambiente (a) físico, (b) vital e (c) mental (causa externa).

Esse ambiente pode consistir em alimento, natureza e animais, e outras pessoas. Observe que as interações do ambiente vital com o físico e o mental são indiretas. O ambiente físico afeta os órgãos do corpo físico, mas estes têm relação com as matrizes do corpo vital e assim o efeito se propaga. Naturalmente, a consciência estabelece a conexão final.

De modo semelhante, o ambiente mental afeta o cérebro correlato. O cérebro está ligado aos vários órgãos do corpo físico por meio do sistema nervoso e também por meio das recém-descobertas conexões psiconeuroimunológicas (ver capítulo 14). Finalmente, esses órgãos estão correlacionados com as matrizes do corpo vital no chakra apropriado. E a consciência novamente faz a conexão.

Esses desequilíbrios no uso das matrizes do corpo vital (os campos morfogenéticos) produzem então desequilíbrios também nas representações do órgão físico.

No nível mental, significado mental negativo pode ser atribuído à entrada externa que ocorre nos três níveis:

1. No nível físico. Por exemplo, uma lesão que causa angústia mental, "Por que isso sempre acontece comigo?"

2. No nível de sentimento vital (a visão de um tigre que produz medo e também medo imaginário).

3. No nível mental (palavras insultuosas).

O significado mental negativo afeta o corpo por meio sua representação no cérebro, e subseqüentemente por intermédio da conexão do cérebro com o corpo por meio do sistema nervoso e das moléculas psiconeuro-imunológicas. O significado mental afeta as matrizes do corpo vital diretamente no chakra da coroa (topo da cabeça) e indiretamente nos outros chakras por meio do corpo físico.

Além disso, a mente de um indivíduo pode também conter desequilíbrios internos. Desequilíbrios da mente, tanto de ordem interna quanto de ordem externa, podem produzir desequilíbrios vitais e também físicos.

Como o nível supramental arquetípico não está representado diretamente no físico, não existe doença a que possa ser atribuída uma origem supramental propriamente dita. Mas a falta de uma conexão contínua de nossa parte com os corpos supramental e de beatitude pode manifestar-se como ignorância, que é a causa-raiz de todo sofrimento. O sábio da Índia Oriental Patanjali (Taimmi 1961) disse que a ignorância gera o ego, o ego desenvolve gostos e aversões (um processo que eu chamo de mentalização do sentimento), e esses gostos e aversões causam a doença física e o medo da morte.

Assim a doença física pode ter origem em todos os níveis, em todos os cinco corpos. Para o materialismo estrito, toda doença é causada no nível físico, e esse é o erro mais grave da medicina convencional. Mas os profissionais de cura alternativa cometem o mesmo erro se atribuem a doença a qualquer um dos níveis, considerando-a como efeito de distúrbios em qualquer um dos corpos. Em muitos casos, é preciso averiguar a causa da doença em mais de um nível.

Tomemos o caso de uma lesão física. Para o materialismo, uma lesão é um problema no nível físico. Assim os cirurgiões realizam os procedimentos que acham que devem realizar, mas a ferida não sara. Esse é o momento de compreender que as matrizes vitais que promovem a regeneração do órgão afetado não estão operando de modo adequado. E esse é o momento de consultar um acupunturista.

O mesmo se aplica à cura que também precisa ser avaliada em mais de um nível. Uma doença aparece com certos sintomas no nível físico, certas sensações de enfermidade no nível vital, certos equívocos de significado no nível mental e certo senso de separação com relação aos níveis supramental e de beatitude. Uma cura completa é uma cura holística — devemos sempre tentar uma abordagem multidimensional, caso seja possível encontrar abordagens compatíveis para os diferentes níveis.

O processo é o seguinte. No nível mais baixo estão a medicina convencional e seus tratamentos materialistas (dos sintomas): remédios, cirurgia, radiação. Se a doença é totalmente física (o que raramente acontece), uma cura material resolve o problema.

No nível seguinte, o nível vital, a doença apresenta componentes vitais perceptíveis, além dos físicos evidentes. Se tratamos somente os componentes vitais da doença, como fazem os praticantes orientais do Ayurveda e da medicina chinesa tradicional ou como os homeopatas também tendem a fazer, temos um paradigma excludente. É verdade que o tratamento no nível vital é mais profundo e abrange o nível físico, mas é demorado. Também é verdade que em alguns casos de urgência recomenda-se vivamente o uso complementar de tratamento físico. A questão toda está em avaliar profundamente a compatibilidade dos dois tratamentos; então tudo seguirá na direção certa.

No nível seguinte, reconhece-se o papel da mente; trata-se agora de doença mente-corpo e de cura mente-corpo. Sim, pode-se dizer que, neste nível, a mente cria a doença, mas será necessário insistir em que só a mente cura, que é a mente que realiza a cura no nível mental e que desse nível ela passa para o físico? Em vez disso, por que não continuar o tratamento no nível mental compatível e também no nível físico?

Com efeito, um dos pontos mais importantes a que chamo a atenção neste livro é que a cura mente-corpo é uma denominação inadequada. Quando a mente cria a doença, às vezes a cura não está no nível mental. É preciso dar um salto quântico para o nível supramental para que a cura se realize. Naturalmente, a cura supramental não exclui a mente, como não exclui os níveis físico e vital. Um salto para o supramental conserta o equívoco do significado mental; o conserto do significado mental restaura o significado vital, denotando a cura dos programas morfogenéticos, de modo que estes podem restabelecer as funções biológicas dos órgãos no nível físico.

No nível seguinte da cura espiritual, cura é recuperação da plenitude, da totalidade (em inglês, etimologicamente, cura e totalidade —.*healing* e *whole* — derivam da mesma raiz) ou do que as tradições espirituais chamam de iluminação. Surge aqui uma certa confusão. Se a iluminação espiritual é também o nível mais elevado de cura, por que pessoas consideradas iluminadas morrem de doenças como o câncer (tanto assim que Andrew Weil, gracejando, diz que a iluminação é um convite ao câncer)? Por que essas pessoas iluminadas não conseguem curar a si mesmas?

É verdade que dois grandes místicos iluminados de tempos recentes, Ramakrishna e Ramana Maharshi, morreram de câncer. Mas a confusão se dissipa quando se aceita que a descoberta da plenitude cura a mente do ego-separação; a cura do ego dissolve os desequilíbrios vitais devidos a preferências emocionais, e a ausência de preferência emocional significa ausência de medo da morte no nível físico.

Assim, não há ninguém "lá" seja para sofrer ou para temer a morte por causa da doença. Quem, então, precisa curá-la? Em outras palavras, a perspectiva iluminada pode não fazer sentido para perspectivas consideradas a partir de qualquer um dos níveis inferiores!

A Medicina Integral é Ciência?

Os praticantes da medicina convencional podem ainda hesitar em aderir a uma Medicina Integral que integre medicina alternativa e medicina convencional. Se a medicina se generaliza para incluir domínios não-físicos de realidade (mesmo concedendo que eles existam), ela ainda seria uma ciência? A ciência depende de dados experimentais consensuais. Dado que, por definição, não podemos observar o não-físico com os nossos instrumentos físicos, como podemos construir uma ciência consensual?

A resposta a preocupações como essa não é difícil. Os nossos corpos não-físicos individualizados, o vital e o mental, não são suscetíveis a medições físicas diretas, é verdade, mas eles têm efeitos correlatos no físico que estão disponíveis à experimentação em laboratório. Além disso, nós, como seres conscientes, podemos sentir, pensar e intuir diretamente; essas são as nossas conexões diretas com o vital, com o mental e com o supramental, respectivamente. Se a doutrina da objetividade forte — ou seja, que a ciência deve ser independente dos sujeitos — é substituída por uma doutrina de objetividade fraca — isto é, que a ciência é invariável de sujeito para sujeito — então a medicina pode ser subjetiva e ainda assim científica.

O adepto da medicina convencional ainda pode hesitar: suponha que os assim chamados dados anômalos da medicina alternativa — cura mente-corpo, controle da dor por acupuntura, *doshas* ayurvédicos, tratamentos homeopáticos sem procedimentos físicos, cura espontânea, cura a distância pela oração — sejam todos reais, mas suas explicações não-físicas sejam defeituosas e desnecessárias. O que o faz pensar que num tempo futuro todos esses dados não encontrarão uma explicação perfeitamente material? Afinal, quase tivemos sucesso ao mostrar que a homeopatia é cura pelo efeito placebo (cura obtida com pílulas de açúcar acompanhadas do beneplácito do médico para aumentar a fé) e que a acupuntura trabalha com o auxílio do nosso sistema nervoso (detalhes mais adiante). O filósofo Karl Popper deu a essa atitude o nome de materialismo promissório. O materialismo promissório consiste em promessas vãs feitas pelos materialistas para resolver um problema paradoxal ou uma anomalia, num dia do futuro, com a ajuda de idéias materialistas que hão de surgir.

Durante décadas, materialistas promissórios se empenharam em substituir a mente por nada além do cérebro, mas ninguém conseguiu construir um computador que tenha a capacidade de processar significado. Nenhum biólogo conseguiu provar que a fonte dos programas de morfogênese está contida nos genes ou no citoplasma (Lewontin 2000). Ninguém pode explicar a criatividade sem pressupor saltos quânticos para o supramental (Goswami 1999). E também ninguém encontrou uma explicação materialista para a dicotomia sujeito-objeto da percepção consciente. Assim esses corpos de consciência não-físicos estão aqui para ficar e podemos também usá-los para resolver as anomalias da ciência e da medicina convencionais.

A situação do materialismo me lembra uma história. Uma mulher entra numa loja para comprar 45 metros de tecido para um vestido de casamento. Espantado, o vendedor lhe diz que não há necessidade de tanto pano. "O senhor não compreende", explica a mulher, "o meu noivo acredita no materialismo promissório. Ele gosta de procurar, não de encontrar."

Resumindo, o *modus operandi* da Medicina Integral compreende:

- A Medicina Integral se baseia num paradigma segundo o qual a maioria das doenças ocorre simultaneamente em mais de um dos cinco corpos de consciência — físico, vital, mental, supramental e espiritual. Entretanto, a doença pode ter origem em um dos níveis e espalhar-se para outros.

- O objetivo da Medicina Integral não é tratar a doença concentrando-se em apenas um nível (o material) como na alopatia, mas dirigindo-se, conforme seja necessário, a *todos* os movimentos de *todos* os cinco corpos de consciência como campo de cura.

- Especificamente, tanto a mente quanto as energias vitais são aceitas como lugares onde a doença pode originar-se e a cura pode processar-se. O tratamento num plano mais elevado de consciência cura os planos inferiores automaticamente, apesar de demandar mais tempo.

- Naturalmente, as técnicas rudes e invasivas da medicina do corpo físico cedem espaço, pelo menos em parte, a técnicas mais sutis.

- Enfermidade e doença são bem distintas uma da outra.

- A idéia de cura de si mesmo é aceita como parte da potência da causação descendente da consciência. A cura do outro é tomada como exemplo de não-localidade (ver adiante).

- O médico, portanto, repetindo, se torna co-curador com o paciente (ver capítulo 6).

Você pode ver que muitas dessas idéias já estão sendo praticadas em escolas de medicina alternativa, como na naturopatia. Novo aqui é o pensamento quântico, uma aplicação consciente de princípios quânticos para desenvolver um sistema completo e exeqüível de cura. Para crédito deles, muitos praticantes da área da saúde já intuíram a importância do pensamento quântico na medicina; eles já são médicos quânticos. Este é o tema do próximo capítulo.

5

Novo Paradigma de Pensamento de Alguns Praticantes de Medicina Contemporâneos

Um paradigma é um conjunto de premissas metafísicas, de suposições subjacentes complementares e de sistemas lógicos implícitos ou explícitos nos estudos regulares de um grupo de cientistas, num determinado campo da atividade humana. De acordo com essa definição, a medicina convencional dispõe de um paradigma operativo que tem como base a metafísica materialista, a física clássica, a bioquímica, a biologia molecular e o neo-darwinismo.

Por que precisamos de uma mudança de paradigma na medicina? Como observou o filósofo Thomas Kuhn, que formulou a idéia de paradigmas e de mudanças de paradigmas, um paradigma só é útil aos que o adotam até o momento em que começa a revelar paradoxos que não consegue resolver e dados anômalos que não consegue explicar. Por que é necessária uma mudança de paradigma na medicina? Porque ensaios clínicos estão demonstrando a validade de práticas da medicina alternativa, as quais constituem paradoxos para a medicina convencional (ver capítulo 1). Além disso, existem hoje dados definitivos para a cura espontânea, para a cura a distância pela oração e mesmo para a cura por placebo, instâncias essas que constituem dados anômalos para o paradigma predominante. Evidentemente, torna-se imperiosa uma mudança para um paradigma integrativo que sirva como guarda-chuva para as práticas das medicinas convencional e alternativa. Já esbocei esse paradigma integrativo — a Medicina Integral — nos dois capítulos precedentes.

Neste capítulo, quero entrar um pouco na história, tanto para dar os créditos a quem os merece quanto para expor outros paradoxos e dados anômalos com os quais a medicina convencional não consegue lidar, mas que o novo paradigma tem condições de tratar (tema do próximo capítulo).

As Dificuldades do Pensamento da Física Clássica

A verdade é que a maioria dos praticantes de medicina continua a pensar estritamente de acordo com a física clássica, mesmo cem anos depois do advento das novas idéias quânticas. A física clássica nos oferece alguns preconceitos inválidos, sendo o mais ofuscante o da existência, "lá fora", de uma realidade independente separada, que é também objetiva, isto é, independente da consciência. Na medicina, esse preconceito obriga os praticantes a ignorar o papel causal da consciência do curador e do paciente no ato da cura, a despeito das muitas evidências e mesmo do senso comum.

Mary Baker Eddy (1906), fundadora da Ciência Cristã, sofreu de uma doença crônica durante a maior parte da sua vida. Em 1866, ela teve uma lesão que quase a levou à morte. De algum modo, ela saiu dessa situação não somente curada, mas com a idéia que se tornou o ponto de referência da Ciência Cristã: a doença é irreal, é uma ilusão criada pela consciência, dizia ela. Do mesmo modo, a consciência pode curar a doença, desestruturando e reestruturando o sistema de crenças que lhe serve de base.

Outro preconceito que não ajuda é o materialismo estrito, a idéia de que tudo é feito de matéria e de seus correlatos, a energia e os campos de força. Nessa visão, mente e consciência são epifenômenos da matéria. As partículas elementares formam conglomerados chamados átomos, os átomos formam moléculas, as moléculas formam as células que constituem o corpo, inclusive o cérebro, e o cérebro forma a consciência e a mente. Ao aceitar essa visão — a doutrina da causação ascendente, assim chamada porque toda causa desdobra-se de baixo para cima a partir do nível das partículas elementares — você se vê obrigado a relegar a consciência a uma existência apenas decorativa, sem nenhuma eficácia causal. Uma vez mais, não há aqui espaço para a cura de si mesmo. Você também é forçado a equiparar a mente com o cérebro, o que não deixa lugar para o significado.

No entanto, muitos praticantes de medicina admitiriam, pelo menos reservadamente, que há um papel para o significado na cura, um significado que o paciente vê na doença (Dossey 1989). Mas de onde vem o significado? O cérebro, visto como um computador clássico, não pode processar significado (capítulo 3). Não, é a mente que processa o significado.

Se a matéria é a única base das coisas, também não há espaço para objetos extrafísicos como o *chi* ou o *prana*. Sob a influência do realismo materialista, mesmo praticantes da medicina oriental caíram na armadilha desse engodo materialista e se tornaram defensivos. Há um bom tempo, eles vêm procurando explicações materialistas para os seus conceitos, embora essa tendência esteja hoje se revertendo.

Com o pensamento clássico, ou você entende a consciência, a mente e o corpo vital como epifenômenos, ou os considera entidades separadas, duais, e então o dualismo — como objetos duais separados podem interagir? — o atormenta (Stapp 1995). Assim, praticantes de medicina adeptos do modo de pensar clássico são forçados a ignorar dados bem fundamentados da cura mente-corpo e o sucesso bem consolidado da medicina chinesa tradicional, da medicina indiana e da homeopatia, porque a alternativa é um equívoco filosófico que atribui ao cérebro e ao corpo físico a eficácia causal da consciência que trabalha em conjunto com a energia vital e a mente.

Existem dados que contradizem diretamente outros preconceitos clássicos de praticantes da medicina. Um desses preconceitos é a continuidade. Os praticantes da medicina convencional acreditam que o processo de cura é orientado para a causa e que essas causas atuam de modo contínuo. Assim, a cura produzida por essas causas também deve ser contínua, gradual. Assim o preconceito da continuidade se traduz como gradualismo para a remissão da doença. Mas existem atualmente muitos casos notórios de remissão espontânea, entre eles casos graves de câncer (Chopra 1989; Weil 1995; Schlitz e Lewis 1997), que não são graduais, mas repentinos!

Outro preconceito é a crença na localidade — segundo a qual todas as causas e efeitos devem ser locais e propagar-se pelo espaço por meio de sinais, num período de tempo finito. Essa idéia esbarra contra a hoje famosa comprovação de que a oração, mesmo a distância, mesmo sem um sinal físico deslocando-se até o paciente, tem o poder de curar (Byrd 1988; ver também Dossey 1989).

O Pensamento Quântico na Medicina

Em 1982, o médico Larry Dossey escreveu um livro intitulado *Espaço, Tempo e Medicina*. Lembro-me de ter examinado o livro; como eu poderia deixar de fazê-lo, sendo na época um ávido leitor de livros sobre a Nova Era? Nesse tempo, mesmo o hoje famoso experimento de Aspect, que demonstra definitivamente a não-localidade quântica, a comunicação sem sinal entre objetos quânticos correlatos, ainda não estava publicado. Mas Dossey já falava sobre não-localidade na cura; ele incentivava praticantes de medicina a abandonar a maneira clássica de pensar o espaço e o tempo, com localidade, e a prestar muita atenção à mensagem da não-localidade quântica, ou ação a distância.

Seis anos depois, o médico Randolph C. Byrd (1988) realizou o seu experimento duplo cego sobre cura a distância intermediada pela oração. Desenvolvido num hospital de San Francisco, esse experimento tinha como objetivo acompanhar um grupo de pacientes para avaliar o seu grau de cura; somente uma fração desses pacientes, escolhida aleatoriamente, recebeu preces a distância feitas por um grupo de oração; nem os médicos nem os pacientes sabiam quem fazia parte do grupo de selecionados. O resultado do experimento já é bem conhecido: os que receberam o benefício das orações demonstraram uma reação positiva maior do que aqueles que não tiveram esse benefício! A oração favorece a cura mesmo quando feita a distância. A não-localidade é importante no processo de cura! A física quântica pode realmente ser importante para a medicina? A não-localidade que se verifica na cura a distância intermediada pela oração será um exemplo de não-localidade quântica? (A resposta está no capítulo 6).

Na seqüência, em 1989, surgiu outro livro seminal sobre a possível aplicação da física quântica na medicina. O livro se intitula *Cura Quântica*, e o seu autor é o hoje famoso Deepak Chopra, ex-endocrinologista, atualmente praticante da medicina ayurvédica. Nele, Chopra recorria ao pensamento quântico para explicar alguns casos de cura mente-corpo que se assemelham à autocura, pacientes curando a si mesmos.

Os médicos convencionais se surpreendem não somente com a autocura, mas também com a cura mente-corpo em geral porque, em seu modo de pensar clássico, tanto o *self* quanto a mente são cérebro, ou são entidades duais, de modo que é o dualismo que os confirma como entidades válidas.

Chopra sugeria que talvez a mente interagisse com o corpo por meio de um corpo mecânico quântico e que quiçá a consciência auxiliasse a mediar a interação. Chopra estava sugerindo nada menos do que a causação descendente efetuada pela consciência, no estilo quântico. A inspiração para isso lhe ocorreu ao observar "saltos quânticos" descontínuos em situações de autocura.

A verdade é que um bom número de médicos parece ter superado os preconceitos clássicos décadas atrás. Mencionarei um outro — Andrew Weil. Mesmo antes de Chopra, em 1983, Weil já convidava seus colegas a buscarem na física quântica idéias sobre como poderiam reintroduzir a consciência na medicina (Weil 1983). Além disso, Weil sugeria que casos de cura espontânea podem muito bem ser resultado de um *flash of insight*, uma intuição súbita.

Weil descreveu o caso da paciente identificada pelas iniciais S.R., que recebeu um diagnóstico de doença de Hodgkin (um câncer do sistema linfático). Sabemos que a doença de Hodgkin avança em quatro estágios; S.R. já estava no terceiro. Ela estava grávida na época e não queria perder o bebê, por isso recusou tratamento convencional à base de radiação ou quimioterapia e consultou outro médico. Sob a supervisão deste, ela foi operada, recebeu tratamento radioativo, mas a doença se agravou.

Acontece que esse médico estava realizando pesquisas com a aplicação da terapia de LSD em pacientes cancerosos. Orientada por ele, a paciente aceitou fazer uma viagem assistida provocada pelo LSD; durante o procedimento, o médico a estimulou a mergulhar profundamente em si mesma e a comunicar-se com a vida que se desenvolvia em seu ventre. S.R. conseguiu estabelecer essa comunicação quando o médico lhe perguntou se ela tinha o direito de interromper a nova vida. Foi então que S.R. teve a intuição repentina de que *ela* podia *escolher* entre viver ou morrer. A cura não foi imediata, havendo necessidade de algum tempo de tratamento e de inúmeras mudanças no estilo de vida, sem dúvida, mas ela recuperou a saúde. Por fim, ela também deu à luz uma criança saudável.

Esse é um caso incontestável que demonstra que temos a capacidade de escolher a nossa própria realidade, mas para fazer essa escolha precisamos estar num estado de consciência não-ordinário, "iluminado".

O colapso quântico das ondas de possibilidade é fundamentalmente descontínuo. Embora o condicionamento obscureça essa descontinuidade ou liberdade de escolha (Mitchell and Goswami 1992) em nosso funcionamento normal, ela está disponível e sua eficácia se revela no que chamamos de evento criativo — a intuição repentina a que Weil se referiu no caso de S.R. Assim, na visão quântica, eventos espontâneos (e portanto descontínuos) de cura podem ser vistos como exemplos de criatividade no processo de cura.

O colapso quântico é também fundamentalmente não-local. Desse modo, a não-localidade da cura, como na cura intermediada pela oração, tem sua explicação no pensamento quântico.

No próximo capítulo, mergulhamos ainda mais profundamente na física quântica para compreender as contribuições que ela oferece à ciência da vida, à saúde, à cura e à morte — os temas com que a medicina normalmente se ocupa.

6

Mais Física Quântica e suas Contribuições à Medicina

Se o título deste capítulo o deixa ansioso, relaxe. O capítulo trata menos de física quântica do que de suas contribuições para o novo paradigma de pensamento na medicina. Pelo exposto nos capítulos precedentes, não deve haver dúvidas sobre três dessas contribuições: a causação descendente, a não-localidade e a descontinuidade. A reflexão sobre o modo como possibilidades quânticas se tornam eventos reais da nossa experiência revela uma quarta contribuição, a hierarquia entrelaçada, um conceito que deixarei envolto em certo mistério por mais algumas páginas.

Comecemos com uma pequena história. O que é um *quantum*? Etimologicamente, o termo *quantum* é uma palavra latina que significa quantidade, mas o físico Max Planck, que a introduziu na física por meio de uma obra seminal publicada em 1900, tinha em mente um sentido um pouco diferente. Para ele, e para a física quântica, a palavra *quantum* significa uma quantidade *discreta*. Por exemplo, um *quantum* de luz, chamado de fóton, é um pequeno feixe discreto de energia que não pode mais ser dividido.

Se o conceito continua obscuro, um exemplo da vida quotidiana pode ajudar: um centavo é uma quantidade discreta de dinheiro; não existe meio centavo.

Causação Descendente

Objetos quânticos são ondas de possibilidade. Quando não estamos olhando, eles se propagam como ondas de água ao se jogar uma pedra num lago. Uma onda quântica, porém, não se propaga no espaço-tempo, mas no reino da possibilidade, um reino que Heisenberg chamou de *potentia*. Quando olhamos, fazemos uma medição, a onda de possibilidade sofre um colapso; o que antes se espalhava (na possibilidade) agora se torna localizado na realidade concreta como um evento do espaço-tempo, o que era multifacetado em *potentia* assume uma única faceta manifesta (figura 7).

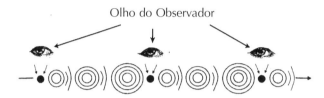

Fig. 7. Duas fases de desenvolvimento do tempo de um objeto quântico. Um objeto quântico se expande como uma onda de possibilidade enquanto ninguém olha. Esse movimento é contínuo e é calculado pela matemática quântica. Quando alguém olha, a onda de possibilidade sofre colapso descontinuamente. Esse movimento descontínuo é acausal e não é determinável pela matemática ou por algoritmos.

Veja um exemplo. Imagine que liberamos um elétron numa sala. Se não olhamos para a onda de possibilidade do elétron, ela se espalhará em *potentia*. Significa que o elétron tem possibilidade de estar em toda a sala em apenas alguns instantes. Cada possibilidade, cada posição possível do elétron, chega com uma probabilidade formando uma distribuição (figura 8). Quando olhamos, a onda sofre um colapso, o elétron se manifesta em um dos possíveis lugares onde ele pode estar; um detector de elétrons (um contador Geiger, por exemplo) colocado nesse local indicaria a posição emitindo um sinal.

No reino da possibilidade, o elétron não está separado de nós, da consciência. Ele é uma possibilidade da consciência em si, uma possibilidade material. Quando a consciência causa o colapso da onda de possibilidade ao escolher uma das possíveis facetas do elétron, essa faceta se torna ato, manifestação. Simultaneamente, a onda de possibilidade do detector de elétrons também sofre colapso, produzindo um sinal; e a mesma coisa acontece com a onda de possibilidade do cérebro do observador, que também registra o evento.

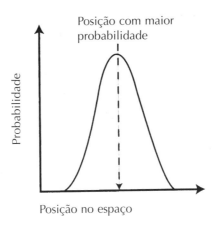

Fig. 8. Uma distribuição de probabilidade quântica.

O modo como a onda do elétron, a onda do detector ou a onda do cérebro se espalham na possibilidade — que facetas essas ondas assumem — é determinado pela causação ascendente, pela dinâmica das interações das partículas elementares. Essa parte pode ser calculada pela matemática quântica, pelo menos em tese. Os eventos de colapso das ondas de possibilidade são resultados da escolha consciente, da causação descendente. Para esta parte não existe matemática nem algoritmos. Essa escolha da causação descendente é livre, imprevisível.

Descontinuidade

Vejamos agora o conceito de descontinuidade. O físico dinamarquês Niels Bohr criou uma representação do movimento descontínuo que elucida perfeitamente o conceito. Todos sabem que os elétrons giram em torno do núcleo atômico em órbitas, à semelhança dos planetas que giram ao redor do sol. Esse é um movimento contínuo. Mas quando um elétron salta de uma órbita atômica para outra, dizia Niels Bohr, o salto é descontínuo; o elétron não passa pelo espaço que separa as duas órbitas. Ele desaparece de uma órbita e reaparece na outra. Acompanhando Niels Bohr, damos a esse movimento descontínuo o nome de salto quântico (figura 9).

O matemático John von Neumann (1955) elucidou um pouco mais o papel do movimento contínuo e descontínuo na física quântica. Objetos

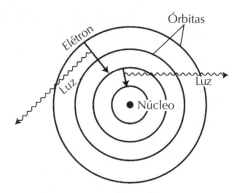

Fig. 9. Um salto quântico na visão de Niels Bohr. Segundo Bohr, quando elétrons saltam de uma órbita atômica para outra, eles não passam pelo espaço intermediário.

quânticos são descritos como superposições de possíveis facetas ou de ondas de possibilidade. Von Neumann observou que as ondas de possibilidade se desenvolvem no tempo de dois modos claramente delineados. Entre observações ou medições, o movimento das ondas é contínuo; elas se propagam como ondas no domínio da possibilidade, continuamente, em porções rastreáveis causalmente. Mas quando as observamos no processo de medição quântica, as ondas de possibilidade sofrem colapso descontinuamente, passando de onda em expansão a partícula localizada, de objeto multifacetado a objeto com uma única faceta, tudo num único passo espontâneo e acausal.

Não-Localidade

A não-localidade quântica foi introduzida por ninguém mais do que por Albert Einstein, que em 1935, com dois colaboradores, Boris Podolsky e Nathan Rosen, publicou um estudo realizado com o objetivo de desacreditar a física quântica. Einstein, Podolsky e Rosen (1935) mostraram que uma mera interação reúne dois objetos quânticos num todo não-local. O colapso quântico da onda de possibilidade de uma parte do sistema deve causar instantaneamente o colapso da onda de possibilidade de todo o restante do sistema. Isso é ação-a-distância instantânea. De acordo com a teoria da relatividade, porém, nada pode acontecer instantaneamente. Segundo essa teoria, todos os sinais que comunicam ação de um corpo para outro devem viajar dentro do limite da velocidade da luz (300.000 km por segundo). Mas os três não entenderam a mensagem da física quântica, em absoluto.

O colapso quântico pode ser não-local e no entanto não contradizer a teoria da relatividade, porque ele acontece fora do espaço-tempo. Não devemos imaginar o colapso quântico como o colapso de um guarda-chuva que fechamos para guardar. As ondas de possibilidade das duas partes correlacionadas de um sistema situam-se no reino da *potentia*, fora do espaço e do tempo, onde elas estão conectadas; com o colapso, os eventos correlacionados reais se manifestam descontinuamente no espaço-tempo. A conexão quântica não-local que confundiu Einstein e os seus colegas está fora do espaço e do tempo; essa conexão quântica leva a uma comunicação sem sinal, e assim não há nenhuma violação da teoria da relatividade.

A Contribuição da Causação Descendente

Então, como tudo isso tem relação com o modo como observamos a nós mesmos, especialmente no que diz respeito à nossa saúde e cura? Examinemos inicialmente a causação descendente.

Quando os físicos quânticos e os simpatizantes da física quântica tiveram os primeiros vislumbres do poder da causação descendente na década de 1970, muitos exultaram e se encheram de entusiasmo. O físico Fred Alan Wolf cunhou imediatamente a frase "escolhemos a nossa própria realidade", que se tornou um mantra da Nova Era. Muitas pessoas começaram a pôr em prática a causação descendente, procurando manifestar um Cadillac ou coisas parecidas. E quando os resultados esperados não vieram, elas passaram a manifestar espaços para estacionamento de seus carros, Cadillacs ou não. Mas isso também não correspondeu às expectativas.

Obviamente, existem sutilezas da causação descendente que os entusiastas dos anos 1970 não perceberam. Que sutilezas são essas?

Você já conhece uma delas: quem somos nós com relação ao mundo? Devemos aplicar a causação descendente a um mundo que é separado de nós, de modo que não precisamos ser responsáveis pelas nossas ações, ou o mundo é nós, e então precisamos aceitar a responsabilidade juntamente com a nossa liberdade de escolha? Para que a causação descendente tenha sentido como força potente na física quântica, somente a filosofia da segunda alternativa é aceitável — a consciência é o fundamento de todo ser. "Precisamos complementar a Estátua da Liberdade na Costa Leste com a Estátua da Responsabilidade na Costa Oeste", disse o filósofo Victor Frankl. Assim seja, diz o físico quântico.

Tudo isso está claro. Não podemos escolher levianamente a saúde em vez da doença; precisamos fazer essa escolha com responsabilidade, consolidando a nossa escolha com mudanças apropriadas do nosso estilo de vida. Mas podemos fazer isso com o que normalmente chamamos de escolha, ou seja, apenas desejando? Se não conseguimos manifestar o carro da nossa escolha por meio do desejo, que garantia temos de que o desejo de saúde manifestará saúde, mesmo que estejamos prontos a prometer que praticaremos ações responsáveis pertinentes?

A pergunta sobre quem realmente somos é sutil, dizem os místicos que vivem entre nós. Temos de fazer muito trabalho espiritual, chamado *yoga* em sânscrito (uma palavra que significa união ou integração), para encontrar a resposta, dizem eles. Felizmente, a física quântica — mais precisamente, considerações de medição quântica — está oferecendo respostas definitivas sobre a nossa natureza, a nossa consciência. Quando você compreende e integra as lições da teoria da medição quântica na sua vida, você pratica uma espécie de yoga, sem dúvida. Eu a chamo de yoga quântica — um caminho científico para descobrir quem somos.

Em síntese, uma reflexão sobre a medição quântica nos diz o seguinte sobre a natureza da nossa consciência:

- A consciência é o fundamento de todo ser.

- Matéria, energias vitais, significado mental e arquétipos supramentais são todos possibilidades de consciência quânticas.

- Nós escolhemos, não no estado de consciência ordinário que chamamos de ego, mas num estado de consciência não-ordinário conhecido por vários nomes, como consciência unitiva, não-local ou cósmica, um estado em que experimentamos a nós mesmos como uma coisa só com tudo o mais.

- Mesmo em um evento de colapso quântico, a consciência se divide no que experimentamos como consciência sujeito-objeto, o sujeito experimentando um objeto como separado de si.

- Experiências passadas encobrem a nossa natureza cósmica envolvendo-a numa individualidade aparente, o ego, mediante um processo que podemos chamar de condicionamento.

Você já conhece os dois primeiros aspectos e talvez já os tenha incorporado em seu ser. Você pode ver a importância do terceiro imediatamente: Nós não escolhemos com o nosso ego ordinário. Assim, o desejo positivo com relação à nossa saúde não necessariamente nos trará saúde.

Mas, então, como manifestamos o nosso potencial para a causação descendente? As páginas a seguir sobre a teoria da medição quântica oferecerão indicações fortes. Para tornar a análise mais interessante, incluirei algumas explicações sobre dados relativos à saúde e à cura. Você está pronto para um pouco de yoga quântica?

A Não-Localidade da Consciência

Considere um paradoxo levantado pelo laureado do Prêmio Nobel, o físico Eugene Wigner, relacionado à idéia de que o colapso quântico consiste na consciência escolhendo a manifestação dentre possibilidades quânticas. O fato de o colapso dever-se a uma escolha consciente de um observador cria um verdadeiro caos no caso de haver dois observadores e duas escolhas contraditórias. Para ser objetivo, imagine o seguinte cenário. Suponha que você e o seu amigo chegam ao semáforo vindos de duas direções perpendiculares. Digamos que o semáforo seja quântico e ofereça duas possibilidades: vermelho e verde. Sendo americanos sempre muito apressados, os dois escolherão o verde, naturalmente. Se ambos fizerem essa escolha, haverá uma confusão geral. Para evitar que isso aconteça, só um de vocês deve ter o poder de escolher. Mas qual será o critério para isso? Quem fará a escolha?

Wigner estava intrigado porque, para ele, a única resposta legítima parecia encontrar-se numa filosofia denominada solipsismo — só você é real, tudo o mais, o seu amigo inclusive, são impressões da sua imaginação. Então é você que escolhe, e o paradoxo deixa de existir.

Muitas pessoas realmente se relacionam com o mundo de um modo solipsista. Uma mulher de Hollywood encontra uma amiga que não vê há muito tempo, fica exultante, e a convida para "um cafezinho e um bate-papo". Mas no seu entusiasmo, ela fala e fala, e só então se dá conta. "Oh, veja, só falando de mim mesma. Vamos falar de você. O que você pensa de mim?"

E, no entanto, podemos entender o desconforto de Wigner porque todos se sentem solipsistas com relação a todos os outros entes. Felizmente, existe uma outra solução que Wigner não percebeu, descoberta independentemente por três pesquisadores (Bass 1971; Goswami 1989, 1993; Blood 1993, 2001): se por trás da nossa individualidade aparente sempre há uma consciência que escolhe, o paradoxo desaparece também. Uma consciência unitiva pode escolher objetivamente. Assim, em inúmeras situações semelhantes à descrita, você e o seu amigo farão cada um a sua escolha durante metade do tempo; aplica-se a antecipação probabilística. E todavia essa resolução deixa espaço para uma exceção criativa (como quando acontece uma emergência médica) em qualquer caso particular de observação.

Assim, a consciência é uma só e universal, ou como expressou Erwin Schrödinger, um dos co-descobridores da matemática quântica, a consciência é um singular para o qual não existe plural. Não existem duas "consciências"; a nossa individualidade é um epifenômeno ilusório da experiência (tema discutido mais adiante).

Podemos, então, escolher a saúde em vez da doença? Podemos curar a nós mesmos de uma doença com o poder da causação descendente? Sim, podemos, desde que desenvolvamos a capacidade de transcender o ego e de elevar-nos à consciência unitiva.

O falecido editor da *Saturday Review*, Norman Cousins (1989), curou-se de uma doença grave com a técnica do riso, provocado por filmes e livros cômicos. Apesar dos boatos de que ele recorria veladamente à medicina homeopática, não tenho dúvidas de que essa terapia do riso também contribuiu substancialmente para a cura. O riso surge quando você deixa de se levar a sério. Como o filósofo Gregory Bateson dizia, rir é meio caminho andado na direção da superação do ego (aprofundamos a questão da superação do ego mais adiante).

Não-Localidade Quântica e Cura a Distância

O físico Alain Aspect e seus colaboradores (1982) verificaram a não-localidade quântica num experimento de laboratório em que dois fótons correlacionados emitidos simultaneamente por um átomo, em direções opostas, sofriam colapso sempre no mesmo (polarização) estado de manifestação, apesar de não haver nenhum sinal entre eles. Sim, objetos quânticos correlacionados podem influenciar um ao outro a distância sem trocar sinais, fato que se deve à sua conexão quântica não-local.

Naturalmente, experimentos dessa natureza — e o de Aspect não é exceção — geralmente envolvem muitos átomos decaídos e muitos pares de fótons correlacionados. O experimento de Aspect revela não-localidade quântica, mas somente depois que comparamos e percebemos a correspondência dos estados (polarização) de um fóton num detector, num lugar, com o de um fóton correlacionado correspondente em outro detector e em outro lugar. Mas não há correlação nos dados coletados nos detectores. Esses dados são totalmente aleatórios. Isso é de se esperar. Objetos quânticos são calculados como ondas de possibilidade, e a matemática quântica nos permite calcular a probabilidade associada a cada possibilidade. Desse modo, a física quântica é probabilística, e para um grande número de eventos, a condição aleatória prevalece. Isto é, a escolha livre que existe para os eventos individuais é sempre exercida de modo a preservar a condição aleatória num grande número de eventos.

Assim, a não-localidade quântica que se revela no experimento de Aspect se assemelha a um evento do que Carl Jung chamou de sincronicidade — coincidências significativas atribuíveis a uma causa comum. Dois eventos acontecem em dois lugares diferentes. Mas você não veria sincronicidade — a existência de coincidência significativa — até comparar os dois eventos.

Sincronicidades não são inusitadas na literatura médica. Um médico se entusiasma com um novo remédio cujas amostras recebeu de um fabricante. Ele receita o remédio para os pacientes. O resultado é tão impressionante que ele se sente impelido a comparar o efeito desse remédio com o de um placebo (pílula de açúcar). Mas então o paciente não reage tão bem. Assim, quando o médico escreve para o fabricante pedindo mais amostras da droga, este se desculpa por lhe ter enviado equivocadamente um placebo na remessa anterior. A cura constatada é um caso claro de cura por placebo, mas o que levou o fabricante a cometer um erro desses? Uma boa explicação está na sincronicidade ou numa espécie de não-localidade quântica de Aspect.

Fiz menção no capítulo anterior aos dados de Randolph Byrd sobre a cura a distância, dados referentes a um grupo de oração que dirige suas preces para pacientes duplo cego a distância, aumentando seu índice de cura em comparação com o grupo de controle para o qual não são dirigidas orações. Pode a não-localidade quântica — estilo Aspect — ser uma explicação dessa espécie de dados? .

A resposta é não. Como eu disse anteriormente, visto que os dados de Aspect em qualquer dado lugar são aleatórios, e considerando que uma mensagem significativa deve envolver uma correlação entre dois eventos subseqüentes no mesmo lugar, não existe mensagem nos dados em nenhum ponto de localização do detector. Assim não é possível nenhuma transferência de mensagem por esse tipo de correlação quântica não-local entre objetos quânticos.

Em 1993, quando o meu primeiro livro sobre consciência quântica (Goswami 1993) estava no prelo, recebi um telefonema de um neurofisiologista da Universidade do México chamado Jacobo Grinberg-Zylberbaum. Jacobo estava realizando um experimento do tipo Aspect para demonstrar comunicação não-local entre cérebros humanos, mas um aspecto dos dados o estava intrigando, disse ele. A seu convite, fui imediatamente para o México para verificar as condições do experimento; este parecia autêntico. Veja o que ele estava fazendo.

No experimento de Grinberg-Zylberbaum e colegas (1994), dois sujeitos meditam durante vinte minutos com a intenção de estabelecer comunicação (não-local) entre si. Depois de vinte minutos, eles continuam a meditação, com o mesmo propósito, mas agora em duas gaiolas de Faraday separadas (câmaras isoladas eletromagneticamente), onde cada um está conectado a uma máquina EEG individual. Nessas condições, um dos sujeitos é exposto a uma série de *flashes* de luz que produzem atividade elétrica no cérebro dele, a qual é decifrada a partir dos registros em seu EEG como um potencial evocado. Surpreendentemente, as leituras EEG da companheira dele, quando decifradas, mostram que o potencial evocado, produzido pelos *flashes* de luz, foi transferido para o cérebro dela, sem nenhuma conexão local. Esse experimento foi posteriormente reproduzido pelo neuropsiquiatra Peter Fenwick em Londres.

O aspecto intrigante do experimento é que, observando o potencial transferido de um sujeito, pode-se concluir que *flashes* de luz foram aplicados ao sujeito correlacionado, mesmo sem verificar os dados da sua onda cerebral. Isso é transferência de mensagem. O que está acontecendo?

A resposta está na participação da consciência. No caso de cérebros correlacionados como no experimento descrito, ou no caso de mentes correlacionadas como na telepatia mental ou na cura a distância, a intenção consciente está envolvida para estabelecer e manter correlação entre sujeitos, a pessoa que reza e a pessoa a quem é dirigida a oração na cura a distância. Normalmente, como no experimento de Aspect, o colapso rompe a correlação entre objetos correlacionados. Também os diferentes eventos em qualquer dado lugar correspondem a objetos distintos. Mas no experimento de Grinberg-Zylberbaum (ou na cura a distância), a consciência mantém a correlação entre os cérebros (ou mentes) correlacionados, e os dados em qualquer dado lugar sempre correspondem ao mesmo objeto — o cérebro (ou mente) do sujeito lá presente. Assim a transferência de mensagem se torna possível.

Não pense na não-localidade quântica como um conceito esotérico. Elaboremos a não-localidade de estar vivo — ela é sutil. Como seres humanos modernos, vivemos mais na cabeça do que no corpo, mas mesmo assim quase todos nós concordaríamos em que existe uma sensação de estar vivo. A experiência dessa sensação é unitária, não fragmentada. Não temos a sensação de estar vivo em nosso dedo grande do pé ou em nossas orelhas separadamente. Existe aqui uma unidade inegável de experiência que nos dá uma sensação direta de não-localidade quântica.

Um fenômeno relacionado a isso é um grande quebra-cabeça em neurofisiologia: o problema da convergência de processos. Agora que podemos fotografar o cérebro enquanto mentamos (Posner e Raichle 1994), não há dúvida de que existe atividade em várias áreas do cérebro espacialmente separadas acompanhando as nossas experiências mentais. Também não há nenhuma dúvida de que temos uma unidade de experiência. Assim o neurofisiologista se pergunta intrigado: Como distintos processos em diferentes áreas cerebrais se reúnem para nos proporcionar a experiência unitária? Trata-se de um caso evidente de não-localidade quântica.

Hierarquia Entrelaçada: Co-Surgimento Dependente do Sujeito e do Objeto

Um dos aspectos surpreendentes no evento do colapso quântico é que quando você observa, aparece na consciência não somente um objeto, mas também um sujeito observando o objeto. O colapso quântico produz a percepção de uma divisão sujeito-objeto — a experiência de um sujeito olhando para um objeto. Podemos compreender isso examinando o papel do cérebro no ato de uma observação consciente. Nenhum experimentador, nenhum observador humano, jamais realizou uma medição quântica, um colapso quântico, sem um cérebro! De acordo com regras quânticas, antes da medição, antes do colapso, tanto o objeto/estímulo quanto o próprio cérebro do observador, o cérebro que recebe o estímulo, devem ser representados por uma onda de possibilidades. Temos aqui uma circularidade: sem o cérebro, não existe colapso nem percepção, não existe sujeito nem agente da causação descendente; mas sem colapso, não existe cérebro manifestado. A solução da circularidade depende do co-surgimento.

No evento de uma medição quântica, o sujeito que produz o colapso e os objetos que sofrem o colapso, inclusive o cérebro, surgem simultaneamente, co-dependentemente. O sujeito que experimenta e os objetos experimentados co-criam um ao outro. O sujeito vê o objeto como separado de si — isso se chama co-referência. Mas só aparentemente; a verdade é que a consciência cria tanto o sujeito quanto o objeto. Tanto o cérebro quanto o objeto sofrem colapso no mesmo evento, mas nunca temos a experiência do cérebro como objeto. Em vez disso, a consciência se identifica com o cérebro que é então experimentado como sujeito da experiência.

A dinâmica do co-surgimento dependente pode ser compreendida com o conceito de uma hierarquia entrelaçada (Hofstadter 1980). Você conhece a hierarquia simples; ela ocorre quando um nível de uma hierarquia controla causalmente o(s) outro(s), mas não o contrário. Volte ao primeiro capítulo e observe a figura 1, que representa uma hierarquia simples. Para compreender uma hierarquia entrelaçada, pense sobre o paradoxo do mentiroso: *Eu sou mentiroso*. Essa é uma hierarquia entrelaçada porque o predicado qualifica o sujeito, mas o sujeito também qualifica o predicado. Se sou mentiroso, eu estou dizendo a verdade, mas também estou mentindo, e assim por diante, *ad infinitum*. O entrelaçamento só pode ser visto (e também resolvido) "saindo do sistema". Não podemos vê-lo se nos identificamos com o sistema. Nesse caso, ficamos presos e acreditamos que somos separados do resto do mundo.

Assim, a medição quântica que inclui o cérebro é hierarquia entrelaçada. A recompensa é que ganhamos a capacidade de auto-referência, a capacidade de ver-nos como um *self* que experimenta o mundo como separado de si. A desvantagem é que não entendemos que a nossa separação é ilusória, surgindo de uma hierarquia entrelaçada na medição quântica, no colapso quântico.

Talvez você tenha visto o quadro de Escher "Mãos Desenhando". Nesse quadro, a mão esquerda desenha a mão direita, e a direita desenha a esquerda, produzindo uma hierarquia entrelaçada. Novamente, se você se identifica com a figura, você pode ficar preso na oscilação infinita da hierarquia entrelaçada. Mas estará a mão direita realmente desenhando a esquerda? Estará a mão esquerda realmente desenhando a direita? Não, por trás da cena, é Escher que está desenhando ambas.

Assim, é o sujeito que causa o colapso do objeto? É (são) o(s) objeto(s) que cria(m) o sujeito? Nem uma coisa nem outra. Por trás da cena, é a consciência, por meio da ilusão de uma hierarquia entrelaçada na medição quântica, que se torna ambas as coisas, o sujeito e o(s) objeto(s).

É importante compreender a hierarquia entrelaçada e a auto-referência. Vivemos uma vida bastante estressada porque crescemos no seio de uma família disfuncional. Uma família é disfuncional quando não age como uma unidade, quando não tem uma identidade de *self*. Uma auto-identidade familiar só surge quando existe uma hierarquia entrelaçada nas relações entre os membros da família. O mesmo princípio se aplica aos casais e, mais pertinente ao presente contexto, aplica-se à relação médico-paciente.

Eu admito que a hierarquia entrelaçada, sem dúvida por causa da sua dificuldade conceitual, continua sendo um dos princípios menos compreendidos da natureza, mas você precisa levá-la em consideração caso se interesse pelo processo de cura. Apenas reflita sobre um dos motivos inegáveis por que a popularidade da medicina alternativa é maior do que a da medicina convencional. Um médico convencional trata o paciente adotando procedimentos da hierarquia simples. Ele fala, você ouve. Mas a maioria dos seguidores da medicina alternativa pratica a hierarquia entrelaçada em sua relação com os pacientes! Eles falam *e também* ouvem. Você e o seu médico então se tornam uma unidade auto-referencial. Essa unidade auto-referencial tem valor. Ela às vezes lhe (junto) possibilita dar saltos quânticos criativos de cura (outros aspectos sobre este tema no capítulo 16).

A Diferença entre Consciente e Inconsciente

A idéia de que a nossa percepção (*awareness*) da divisão sujeito-objeto surge de um colapso quântico possibilita-nos compreender o enigmático conceito de inconsciente, formulado por Freud. Vimos acima que a percepção surge com o colapso quântico. O inconsciente é operacional quando a percepção não é, quando não há colapso quântico. Numa visão de mundo baseada no primado da consciência (*consciousness*), o inconsciente é um equívoco terminológico, porque a consciência está sempre presente. O que Freud queria dizer era "despercepção" (*unawareness*), ausência de percepção.

O conceito de inconsciente é importante para o sujeito da saúde e da cura no contexto da doença psicossomática. Nós reprimimos tão profundamente as lembranças de certas experiências traumáticas que a consciência raramente causa o colapso delas, delegando-as ao que se chama de processamento inconsciente. Essas lembranças são processadas pela produção de efeitos somáticos doentios, mas não as percebemos, porque nunca efetuamos o colapso delas em nossos pensamentos conscientes (aprofundamos essa questão no capítulo 15).

Alguém se sente desconfortável com certos sentimentos e os reprime, relegando-os ao inconsciente, criando bloqueios no fluxo da energia vital. Esses bloqueios acabam produzindo um funcionamento desordenado dos órgãos quando temos uma experiência consciente de doença. Mas não temos percepção dos bloqueios de energia responsáveis pela doença (outras reflexões sobre este tema mais adiante).

Processamento Inconsciente e Criatividade

A criatividade é um componente intrínseco dos seres biológicos. Podemos ver a semelhança dos dois modos de movimento do objeto quântico — continuidade e descontinuidade — em dois elementos importantes do processo criativo. É bem sabido que o processo criativo consiste em quatro estágios distintos (Wallas 1926): preparação, processamento inconsciente, *insight* e manifestação. O primeiro e o último estágios são óbvios — preparação é ler e familiarizar-se com o que já é conhecido; manifestação é capitalizar a nova idéia, obtida como *insight*, desenvolvendo um produto; esses dois estágios se realizam ambos de modo mais ou menos contínuo. Mas os dois processos intermediários são mais misteriosos. Eles são os análogos dos dois estágios da dinâmica quântica.

Como vimos anteriormente, o processamento inconsciente se refere a um processamento durante o qual estamos conscientes mas não perceptivos; processamos as possibilidades, mas continuamos ligados a elas. Na criatividade, acredita-se que o processamento inconsciente é responsável pela proliferação da ambigüidade do pensamento. Ele é o análogo da propagação da onda de possibilidade quântica entre medições (figura 7). O *insight* criativo, por outro lado, é súbito e descontínuo. Ele é o análogo do salto quântico, um salto descontínuo de pensamento que não passa pelas etapas intermediárias. O processamento inconsciente produz uma multidão de possibilidades; *insight* é o colapso de uma dessas possibilidades (a nova possibilidade de valor) em manifestação.

Assim, ao admitir o pensamento quântico na ciência que se ocupa de nós mesmos, abrimos espaço para processos contínuos e descontínuos; abrimos espaço para a criatividade.

A cura quântica, um conceito apresentado pelo médico Deepak Chopra (capítulo 5), é resultado de um salto quântico criativo. Isto será aprofundado mais adiante neste capítulo e no capítulo 16.

Mensuração, Memória e Condicionamento

Qual é a natureza do sujeito/*self* da auto-referência que surge de medições quânticas de hierarquia entrelaçada? A consciência se identifica com o cérebro que se torna o sujeito da divisão sujeito-objeto resultante. Darei a essa identidade o nome de *self* quântico. Nessa identidade, o *self* é universal (isto é, não tem personalidade), e a escolha de possibilidade para manifestação é livre e potencialmente criativa.

Esse quadro gera muita confusão, porque não é esse o *self* que experimentamos normalmente no estado de vigília. Como passamos da identidade de *self* quântica, unitiva, universal, para a identidade de ego local e pessoal? A resposta, numa palavra, é o condicionamento.

Experiências produzidas por medições quânticas no cérebro geram memória; um estímulo repetido é geralmente experimentado, refletido no espelho da memória passada, mediante processos de percepção secundária (em contraste, o primeiro evento de colapso em resposta a um estímulo é chamado de evento de percepção primária).

Esse reflexo no espelho da memória (figura 10) reforça as probabilidades do colapso subseqüente a favor da resposta condicionada (Mitchell e Goswami 1992). Darei a esta o nome de memória quântica em oposição à memória de conteúdo comum, que exige um macrocorpo. Ao longo do tempo, todas as nossas respostas a estímulos aprendidos compreendem um padrão de hábito. A identidade de *self* quântica que é natural para uma criança dá lugar gradualmente a uma identidade com uma história particular e com padrões de hábito, uma identidade que chamamos de ego (Goswami 1993).

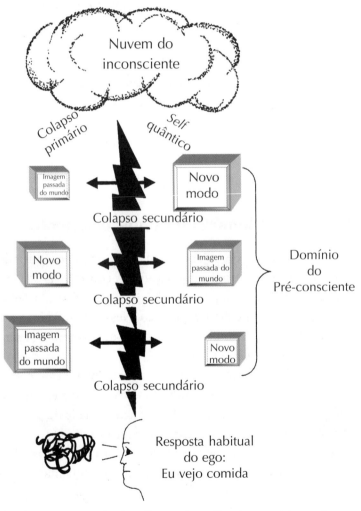

Fig. 10. O processamento por meio do reflexo no espelho da memória produz o ego condicionado.

Uma breve digressão: Visto que a nossa mente tem correlação com o cérebro; à medida que desenvolvemos uma individualidade-cérebro por meio da memória quântica, também desenvolvemos memória quântica e padrões de hábito da mente, uma mente individual. Podemos dizer a mesma coisa com relação à dupla corpo físico-corpo vital; as experiências produzem um corpo vital individual com predisposições vitais individuais.

Essas predisposições vitais e mentais são o que os orientais chamam de carma, e este desempenha um papel crucial na teoria científica da reencarnação (Goswami 2001). Quando o corpo físico morre, o que sobrevive são os corpos vital e mental com seu carma vital e mental. Esse carma é reciclado para a encarnação seguinte.

Há evidências favoráveis a um cenário assim com relação ao nosso *self* — físico, vital e mental. Essa teoria leva ao seguinte modelo de desenvolvimento do ego. À medida que crescemos, somos criativos em nossa identidade do *self* quântica, descobrindo continuamente novos contextos de vida, de ser humano. Quando descobrimos um novo contexto, também exploramos os contextos secundários que se apresentam, combinando contextos novos com contextos já aprendidos — nós adaptamos e assimilamos; esse é um estágio de adaptação homeostática. Esse modelo de jatos criativos alternativos e adaptação homeostática para o desenvolvimento do ego é substancialmente o mesmo a que chegou o psicólogo Jean Piaget (1977) como resultado da sua longa série de experimentos com crianças (ver Goswami 1999 para mais detalhes).

O fato de haver um intervalo de tempo de meio segundo (Libet *et al.* 1979) entre o tempo objetivo da chegada de um estímulo ao cérebro e o tempo (subjetivo) da nossa percepção desse estímulo dá ainda mais credibilidade ao cenário. E embora a auto-experiência quântica da percepção primária seja em geral relegada ao que os psicólogos chamam de pré-consciente, nós penetramos no pré-consciente quando somos criativos.

Os pesquisadores da criatividade dão a essa entrada no pré-consciente o nome de *flow experience* [experiência de fluxo](Csikszentmihalyi 1990). Quando somos espontâneos e empolgados com atividades físicas, com a dança (Leonard 1990), por exemplo, quando nos sentimos uma coisa só com o universo num momento de enlevo espiritual, quando vivemos um estado de percepção meditativa, estamos no fluxo. O experimentador tende a fundir-se com a experiência. O neurologista de Harvard, Dan Brown (1977), comprovou que a meditação reduz o tempo de reação do processamento secundário.

Há depoimentos de experiências de fluxo dados por pacientes com câncer que tiveram remissão espontânea. O médico Richard Moss (1981) conta uma história que ilustra essa idéia. Moss promove *workshops* durante os quais os participantes realizam muitos exercícios físicos; no início, na década de 1980, esses *workshops* eram famosos porque favoreciam o processo de cura. Assim, uma paciente terminal com um câncer que lhe tomara todo o corpo inscreveu-se para um desses *workshops* de Moss. Embora o seu objetivo fosse obter a cura, ela estava pouco disposta a participar das práticas mais exigentes das sessões.

Moss não desistiu de estimulá-la, às vezes a ponto da rudeza. Durante uma sessão de dança ativa, a paciente ficou tão irritada com a insistência e os incentivos de Moss, que conseguiu vencer a letargia do seu corpo doente e começou a dançar. E ela dançou, dançou e dançou! Na manhã seguinte, ela se sentia muito melhor e os exames mostraram que o câncer havia desaparecido.

Acredito que enquanto dançava em total entrega, a paciente se esqueceu de si mesma, transcendeu o ego, penetrou em seu pré-consciente e entrou num estado de fluxo. A dançarina se tornou a dança. Ela se pôs à disposição da criatividade do *self* quântico. Ela deu o salto quântico! E o câncer cedeu à ação súbita da cura quântica.

Contribuições Quânticas à Medicina

Todo este livro trata das contribuições da física quântica à medicina. Relacionarei aqui as muitas formas pelas quais essas contribuições trazem benefícios à saúde e à cura:

1. A física quântica nos possibilita integrar todas as diferentes filosofias das várias escolas de medicina, fato que já demonstrei nestas páginas (capítulo 3).

2. O pensamento quântico nos dá condições de desenvolver uma taxonomia muito útil da doença e da cura. Também essa classificação já foi desenvolvida aqui (capítulo 4).

3. A física quântica mostra claramente que podemos escolher entre doença e cura. Podemos exercer essa escolha a partir do momento em que aprendemos a dar o salto quântico para a unidade da consciência, o *self* quântico.

4. A física quântica nos capacita a compreender fenômenos anômalos da medicina, como cura espontânea (como instâncias da criatividade quântica), cura a distância pela oração (como instâncias da não-localidade quântica) e autocura e cura espiritual (como causação descendente com intenção pura)(capítulos 16 e 17).

5. A física quântica elucida o papel da medicina alopática na cura integral (capítulo 7).

6. A física quântica oferece orientações claras para a relação médico-paciente (hierarquia entrelaçada) (ver também capítulo 16).

7. A física quântica esclarece e explica muitas facetas até aqui misteriosas da medicina oriental (chinesa e indiana), da medicina dos chakras, da homeopatia e da medicina mente-corpo (ver partes 2 e 3).

7

O Lugar da Alopatia na Medicina Integral

Em 1996, graças a Marilyn Schlitz, do Instituto de Ciências Noéticas, e membro da comissão organizadora, tive a oportunidade de ser um dos palestrantes convidados para a conferência semestral sobre a consciência, realizada em Tucson. Não como palestrante da plenária, note bem, mas nada a objetar quanto a isso; afinal, essa conferência gira em torno dos aspectos materiais da consciência, envolvendo de modo especial a neurofisiologia e a ciência do comportamento, e prestando apenas apoio moral às principais linhas de pesquisa sobre a consciência. Eu fazia parte desse apoio moral, mas mesmo assim considerei o convite uma honra e proferi uma palestra bem animada (a julgar pela reação dos presentes).

Estou contando essa história pelo que aconteceu em seguida. Quando me sentei depois da palestra, o meu coração batia agitado, com uma sensação que eu poderia chamar de dor. Embora eu me recuperasse em meia hora, assim que cheguei em casa marquei uma consulta com meu médico. Pela descrição que lhe fiz, ele concluiu que se tratava de angina e me encaminhou a um cardiologista. Este me submeteu a um angiograma e diagnosticou bloqueio de vários artérias. Quando ele me perguntou se eu queria ser operado, considerando que a possibilidade de fracasso é apenas uma em 1.200, não hesitei um instante sequer e respondi que sim. Desnecessário dizer, o procedimento foi um sucesso.

É isto que estou tentando dizer: a medicina alopática é oportuna e extraordinária quando é útil. O objetivo deste livro não é desacreditar a alopatia, mas complementá-la conforme seja necessário.

Este também não é o lugar para apresentar uma síntese dos aspectos fundamentais da alopatia. Primeiro, quase toda pessoa esclarecida conhece esses aspectos. Segundo, essa descrição é tediosa. Terceiro, não precisamos dela. Em algumas situações em que seja necessário abordar alguns conceitos básicos de anatomia e de fisiologia, faremos isso no contexto pertinente.

Assim, a minha intenção é fazer alguns comentários gerais sobre alopatia do ponto de vista de um observador externo, na expectativa de que tanto você, o leitor leigo, como também o profissional eventual possam envolver-se com os comentários e considerá-los proveitosos.

Para situar o contexto, reafirmo que os métodos de tratamento da alopatia são estritamente materiais: cirurgia, radiação e outras terapias físicas e, o mais importante de tudo, a prescrição de medicamentos. (A essa lista podemos acrescentar a terapia do gene e a modificação comportamental de acordo com a teoria social da doença [ver mais adiante], mas esses também são procedimentos de base material.) Às vezes ouvimos queixas de que a medicina alopática não tem uma base teórica para a cura, uma vez que seu único interesse é a doença. Na alopatia, medicina é o controle e a administração da doença. Mas *essa* precisamente é a teoria.

A medicina alopática observa o corpo humano como um mecânico examina um automóvel. A biologia materialista não faz distinção entre o ser vivo e o não-vivo, e a medicina alopática se fundamenta nessa biologia. Podemos definir a saúde de um carro, pode apostar. Um carro tem boa saúde quando funciona bem! Quando ele apresenta sintomas de mau funcionamento, procuramos a orientação de um mecânico. Por que deveria ser diferente com o corpo humano, uma vez que ele também é uma máquina?

Podemos não concordar com essa filosofia, mas a medicina alopática é coerente, e esse é um ponto forte. Muitos criticam a alopatia porque ela é reducionista. Para esses críticos, a medicina deveria ser "holística".

O que significa "holístico"? O termo "holismo" foi originariamente cunhado por Jan Christian Smuts, que, entre outras coisas, exerceu o cargo de Primeiro-ministro da África do Sul durante algum tempo. A sua idéia de holismo é que o todo é maior do que a soma de suas partes. A intenção da medicina holística é introduzir conceitos não-mecânicos na equação de cura sem renegar a doutrina materialista básica de que tudo é matéria.

Holistas seguidores de Smuts afirmam que existem aspectos não-materiais evidentes de nós mesmos — qualquer sistema complexo deve tê-los — que emergem do material e não são redutíveis aos aspectos materiais que nos constituem. Entretanto, na verdade, a natureza não dá nenhuma indicação dessa espécie de holismo quando forma conglomerados a partir de substâncias simples. Quando átomos se agregam para formar moléculas, não emerge nenhum epifenômeno "maior do que a soma de suas partes" que não possa ser explicado pela interação das partes.

Bem, então, a medicina materialista pode ser classificada como reducionista, porque o reducionismo é o modo como o universo material parece funcionar. O holismo então está fora de cogitação como uma metafísica para a medicina? O defensor do holismo de Smuts pode dizer que a acupuntura é um exemplo de medicina holística. O acupunturista põe as agulhas no pé para tratar o coração! Mas esses holistas têm uma compreensão errônea do holismo da acupuntura. Com seu tratamento, o acupunturista não tem como objetivo o corpo físico em primeiro lugar. Seu alvo principal é o corpo vital; o efeito físico é secundário (capítulo 10).

Aos poucos, um novo tipo de holismo está se tornando popular. Nesse contexto, holismo significa integrar a *pessoa toda* — corpo, mente, corpo de energia (corpo vital), e mesmo alma (significando supramental) e espírito (significando o que chamamos de corpo de beatitude). Este livro é apenas um dos últimos a incorporar esse tipo de pensamento holístico numa estrutura que decorre naturalmente da física quântica.

A medicina alopática é como a física clássica. No âmbito em que ela é aplicável, a física clássica é útil. A mesma coisa acontece com a alopatia. Só que a aplicabilidade da alopatia é limitada por sua metafísica. Assim, qual é o domínio da alopatia? Quando ela é útil?

Emergência Médica

Quando alguém lhe perguntava sobre uma das que ele chamava de "14 questões", Buda respondia que se alguém é ferido por uma flecha envenenada, será mais útil começar um debate metafísico ou será mais importante tirar a flecha antes de mais nada? Esta é a primeira coisa. O corpo físico, o nosso corpo grosseiro, faz representações do corpo sutil. Essa capacidade de fazer representações é essencial; sem ela, o corpo sutil não terá condições de correlacionar-se com o físico, e a conseqüência será a morte. Assim, precisamos cuidar do físico antes de ocupar-nos com os nossos corpos sutis. E se isso significa adotar algum procedimento alopático — cirurgia, radiação ou remédios — que assim seja.

No meu caso, não hesitei em me submeter a uma cirurgia exatamente por esse motivo. Eu conhecia a alternativa; eu sabia que, graças à pesquisa de Dean Ornish (que mostrou a eficácia da alimentação, dos exercícios e da meditação para esse fim; ver Ornish 1992), podemos reverter a angina, e eu também sabia que tinha a força de vontade necessária para mudar o meu estilo de vida para resolver o problema. A única coisa de que eu não dispunha era de tempo.

Em situações de emergência, os métodos menos sutis da alopatia são muitas vezes necessários, a despeito dos efeitos colaterais. Antes da alopatia, a medicina era natural, mesmo no nível do corpo físico. Por exemplo, as doenças eram tratadas com plantas medicinais *in natura*. A alopatia moderna mudou isso. Com a aplicação de métodos clínicos, descobriu-se que, se obtemos a substância química adequada para o tratamento da doença do órgão apropriado, a eficácia do tratamento aumenta de modo às vezes inimaginável. Esse é um procedimento reducionista, sem dúvida, mas bastante apropriado para o nível material de tratamento seguido pela alopatia.

Assim, sempre que o tempo constitui um problema, a alopatia é um recurso e os seus defeitos precisam ser tolerados. Se você sofrer de pneumonia, de infecção aguda da garganta ou de disenteria, consulte um alopata; use um antibiótico, apesar dos danos que ele produzirá na sua flora intestinal. Nesses casos, a alopatia exerce o papel de primeiros socorros; em segundo lugar, porém, podemos e devemos prestar atenção aos corpos sutis. Há maneiras para fazer isso, ou precisamos descobrir modos de fazê-lo. Durante quanto tempo devemos adotar a alopatia no nosso tratamento? Somente até cessar a emergência. Passada esta, é hora de procurar alternativas.

A Correspondência entre os Paradigmas Antigos e Novos

Quando o filósofo Thomas Kuhn apresentou a idéia da mudança de paradigma (capítulo 5), ele foi muito claro com relação a um aspecto. Como os paradigmas científicos se baseiam na verificação, em dados experimentais, o paradigma antigo é válido enquanto funciona, enquanto é aplicável. O paradigma novo não invalida o antigo, apenas mostra os seus limites e abre um novo horizonte para a ciência.

Essa idéia é tão importante nas reflexões sobre uma mudança de paradigma que ela se transformou num sólido princípio científico denominado princípio da correspondência: no limitado domínio em que o antigo paradigma é válido, o novo paradigma corresponde moderadamente ao antigo. O princípio da correspondência nos possibilita continuar usando o antigo paradigma em seu antigo domínio de validade. Nenhum duelo entre paradigmas é necessário.

Aceitemos a emergência médica como o domínio de validade da medicina alopática. Nesse limite, como vimos acima, a cura dos corpos sutis deve dar prioridade à cura do corpo físico, sem o qual os corpos sutis não conseguem funcionar. Podemos assim definir um princípio de correspondência claro para a mudança de paradigma de uma medicina exclusivamente alopática para uma medicina holística integral: nos limites da emergência médica, a nova medicina holística integral pode ser substituída pela medicina alopática para todos os fins práticos.

Na verdade, existem também alguns remédios da medicina natural bastante apropriados para emergências. Por exemplo, o remédio homeopático *Arnica* é mais eficaz do que drogas alopáticas como primeiro socorro para contusões, queimaduras e outras lesões. Não se preocupe se isso transgredir o princípio da correspondência. Uma transgressão ocasional do princípio é permitida. É por isso que ele é chamado de princípio, não de lei.

Medicina Alternativa ou Complementar?

Posso dizer-lhe agora o que uma verdadeira medicina alternativa ou complementar deve fazer: ela deve levar a cura para além da dimensão material de nós mesmos. Quando uma medicina alternativa ou complementar se torna abrangente ou integral, ela deve ter condições de atender a todos os nossos cinco corpos de modo simultâneo e apropriado. Isso também se aplica à medicina holística. E aqui está o problema com a alopatia e o seu reducionismo: Os métodos reducionistas não condizem bem com a atenção que é devida a *todos* os corpos ao *mesmo* tempo.

Por exemplo, considere o caso do uso de narcóticos para aliviar a dor. Eles são eficazes, e quase todas as pessoas os usam em casos de emergência. Mas você não pode usar narcóticos se quer também tratar a sua doença no nível mental, pois este exige que a sua capacidade de percepção esteja intacta. Em geral, drogas alopáticas afetam o corpo físico de modo bastante global, e não localmente, onde se pretende o efeito. Elas invariavelmente interferem em outras funções do corpo físico. Por exemplo, interferem na capacidade do corpo físico de fazer novas representações do corpo vital e do corpo mental. Visto que obter os benefícios da cura dos corpos vital e mental implica a capacidade do corpo físico de fazer representações, a diminuição dessa capacidade só é aceitável em situações de emergência, não em outras ocasiões.

Não estou propondo nenhuma regra rígida aqui, apenas bom senso. Haverá exceções a essa regra. Aspirina pode ser uma; drogas redutoras do colesterol pode ser outra; talvez até o Viagra possa ser uma exceção.

Mas, em geral, drogas alopáticas devem ser evitadas sempre que você está em tratamento ou envolvido com os seus outros corpos, sempre que você recorre à medicina integral, holística. Nesse caso é sempre melhor usar plantas e ervas naturais em vez de extratos alopáticos. Lembre-se, o tempo não é um fator na Medicina Integral, raramente aplicada em emergências.

Quando devemos aplicar a Medicina Integral? Veremos mais adiante que os sistemas de medicina alternativos voltam-se principalmente para os nossos corpos sutis, e somente secundariamente para o corpo físico. A idéia é curar o desequilíbrio do corpo vital ou do corpo mental que nos deixa doentes. Mas isso demanda tempo. Quanto mais sutil o corpo, mais tempo é necessário para tratar o desequilíbrio. É preciso mais tempo para tratar um desequilíbrio mental do que um vital. Assim, fazemos a escolha baseados no fator tempo.

Para um resfriado, que perdurará durante alguns dias apenas, mas que também não é uma emergência, escolha uma medicina do corpo vital — Ayurveda ou medicina chinesa — em vez de técnicas mente-corpo como meditação ou *biofeedback*, mesmo que a causa-raiz do resfriado possa estar em sua mente. Mas no caso de uma doença cardíaca, depois dos procedimentos emergenciais, é preferível uma medicina mente-corpo; como você conseguiu mais tempo (e a que custo!), você pode muito bem descer à raiz do problema, que é a mente. O tratamento do mental influenciará automaticamente também o vital e o físico. É assim que funciona.

Outros Usos da Alopatia

Do ponto de vista da Medicina Integral, será então a alopatia apenas uma medicina de emergência? Não totalmente. Há duas outras aplicações importantes da medicina alopática.

Uma aplicação da alopatia que deve continuar é a sua versão da medicina preventiva, praticamente seu único uso preventivo. Essa pouca ênfase à prevenção na alopatia é um pouco surpreendente. Nós certamente dispensamos cuidados preventivos para os nossos carros. De qualquer modo, a única técnica preventiva que todo alopata aprova com entusiasmo é a vacinação. Mas alguns homeopatas têm uma visão um pouco diferente.

É importante prestar atenção ao que os homeopatas dizem a respeito do conceito de desenvolvimento da imunidade contra a doença por meio da vacinação. Baseado em sua própria experiência clínica, o médico homeopata Richard Moskowitz sustenta que imunizações podem prevenir doença aguda, mas tornam o corpo vulnerável a doenças crônicas num período mais avançado da vida. Isso acontece porque as vacinas enfraquecem o sistema imunológico (ver Leviton 2000, para uma análise mais profunda).

Talvez devamos então prestar atenção aqui à lição do princípio da correspondência (ver análise acima) e reservar a imunização por vacinação para situações epidêmicas de emergência apenas.

A outra área em que a medicina alopática continuará sendo útil é a das técnicas de diagnóstico, limitadas a detectar doenças do corpo físico apenas. Em geral, por necessidade, as técnicas de diagnóstico da medicina alternativa exigem muita intuição, e mesmo então, o diagnóstico nunca é muito seguro. Quando tratamos uma doença, é importante ter certeza pelo menos no que diz respeito ao que está errado com o corpo grosseiro.

Ascensão e Queda da Alopatia

Apreciei muito a leitura do livro *The Rise and Fall of Modern Medicine* [Ascensão e Queda da Medicina Moderna], do médico James Le Fanu (2000). O autor nos apresenta a história da medicina moderna em seu movimento de ascensão, com a descoberta dos antibióticos e o sucesso da cirurgia de coração aberto e dos transplantes de órgãos, e de decadência, quando ficou claro que não é mais possível haver drogas milagrosas ou novas técnicas de cirurgia inovadoras.

O que dizer das fronteiras da alopatia — a terapia do gene, por exemplo? De acordo com Le Fanu, a terapia do gene pode não ser a panacéia que alguns pesquisadores querem que ela seja.

O que é terapia do gene? Essa terapia consiste na correção de defeitos genéticos (que sabidamente dão origem a doenças) com a substituição de genes defeituosos por genes normais. Essa substituição é possível? Os pesquisadores tiveram a brilhante idéia de neutralizar um vírus (removendo os seus genes perniciosos), injetar nele um gene normal e em seguida introduzir o vírus modificado nas células que continham os genes defeituosos. Infelizmente, o procedimento não sobreviveu à própria promessa.

Segundo Le Fanu, a outra fronteira atual da alopatia se baseia na assim chamada teoria social — a idéia epidemiológica de que doenças como o câncer e problemas relacionados com o coração são causados por estilos de vida nocivos e pela poluição ambiental. O tratamento da doença consiste em (a) fazer mudanças no modo de vida e (b) reduzir os riscos ambientais. É em si interessante que essa possa ser considerada como uma fronteira do sistema materialista-reducionista da alopatia. O que constitui uma mudança de estilo de vida? Para a alopatia, é uma dieta saudável e exercícios. Mas o que dizer dos sistemas de crença mentais que atribuem significado aos estímulos ambientais? Poderia a mudança desses sistemas de crença levar à cura de doenças "sociais"? O que constitui um alimento nutritivo? Devemos incluir considerações sobre energia vital em nossa discussão sobre nutrição?

Assim, a aceitação da teoria social da doença por parte do alopata leva facilmente a questões que podem predispor a alopatia a aceitar técnicas de Medicina Integral, como cura mente-corpo, e sistemas orientais, como o Ayurveda e a medicina chinesa.

Le Fanu não antevê essa possibilidade. Ele quer respostas que tenham bases mais sólidas na biologia tradicional, como a teoria do germe. Ele vê uma luz no fim do túnel na assim chamada explicação bacteriana das úlceras pépticas — a idéia de que as úlceras são causadas pela bactéria *Helicobacter*. Mas se você trata a bactéria com antibióticos, em geral a cura é apenas passageira, sugerindo que a bactéria não é a causa, mas somente um fator associativo em úlceras pépticas severas.

Não, não acredito que surjam respostas biológicas para as doenças que a alopatia não consegue tratar; nenhuma resposta material aparecerá. O fato é que o nosso ser é mais complexo e ultrapassa os limites da matéria. A matéria é o *hardware* e é importante, mas os aspectos mais sutis que nos constituem e dos quais o *hardware* faz representações são igualmente importantes e devem ser levados em consideração numa ciência apropriada de cura. Os alopatas precisam entender-se com a realidade.

Quando eu era estudante, um dos meus professores me deu um conselho que me impressionou muito. Você analisa um problema com uma preferência pelo tipo de resposta que lhe agrada, que você acha que deve ser a resposta. Você faz todo o possível para combinar a pergunta e a resposta com base no seu preconceito, porque *o que mais poderia ser*? Mas depois de tentar e falhar muitas vezes, você se entrega. *Ora, ora, como pode*? Você está preparado para levar em consideração respostas alternativas. De maneira geral, essa orientação sempre me foi muito útil. Se a sua crença na alopatia está acima de tudo, creio que esta pode ser uma boa diretriz também para você.

Biologia dentro da Consciência

O que os adeptos da medicina convencional deveriam observar é que a biologia, a ciência que eles aceitam como base paradigmática da medicina, necessita urgentemente de uma mudança de paradigma. Os sinais vêm se acumulando há bastante tempo.

Comecemos com o problema da consciência. Os neurofisiologistas tentam aplicar sua metodologia reducionista para compreender a consciência como produto de processos cerebrais, interações neuronais. Mas como mostrou o filósofo David Chalmers, de que modo esse enfoque pode ter sucesso? Uma abordagem reducionista só pode ser bem-sucedida se criar um modelo para um objeto em termos de objetos mais simples, mas a consciência não é apenas um objeto, ela é também um sujeito.

Se a biologia não consegue explicar a consciência, é tempo de pensar se uma base metafísica do primado da consciência, a base que a física quântica está nos oferecendo (capítulos 1-6), pode explicar os vários fenômenos que a biologia deixa sem explicação.

Para uma apropriada biologia dentro da consciência, precisamos pressupor que uma única célula viva já está articulada para medição quântica auto-referencial. Suponha que uma medição quântica para uma célula viva seja também uma hierarquia entrelaçada, semelhante ao caso do cérebro. Quando a consciência produz o colapso dos estados da célula, ela se identifica com a célula auto-referencialmente, uma identidade que chamamos de vida, algo distinto do ambiente.

Em sua natureza fundamental, essa identidade é uma identidade com a vida toda, uma vez que a vida toda tem origem nessa primeira célula viva. Acompanhando James Lovelock (1982), chamo essa identidade "consciência de Gaia". Essa identidade fundamental então se propaga ainda mais num jogo alternado de criatividade e condicionamento, muito à semelhança do desenvolvimento do nosso ego (capítulo 6).

Espero que você perceba que, nesta visão, a separação entre vida e ambiente é apenas uma aparência que emerge da hierarquia entrelaçada da medição quântica. O ambiente, a natureza, não é realmente o nosso inimigo — aquele que nos causa a doença — e nós não somos suas vítimas, como os alopatas às vezes afirmam. O ambiente é nós. Sua separação de nós é um jogo ilusório. É possível inclusive sustentar, como o faz Richard Leviton (2000), que a doença faz parte do contrato da nossa vida; podemos considerá-la como a nossa professora (estendemos essa reflexão no capítulo 17).

Em seguida, pense na evolução. Há evidências de que a evolução biológica é resultado da influência recíproca entre a ação condicionada (na melhor das hipóteses, contextos previamente aprendidos combinam-se para resolver um problema com mudanças no ambiente) e a criatividade (surge um novo contexto que nos dá novos problemas e também nova solução). Durante períodos de homeostase da espécie em que contextos de vida anteriormente aprendidos combinam-se para produzir um contexto de vida situacionalmente novo (um processo chamado adaptação), a evolução darwiniana contínua está em ação. Uma profusão de evidências fósseis comprovam isso.

Mas quando há um salto quântico para um contexto de vida verdadeiramente novo, reina a criatividade da evolução quântica rápida (Goswami 1997). Por causa dessa rapidez, essa fase não deixa nenhum remanescente fóssil; não há tempo (Eldredge e Gould 1972).

Assim a vida começa com o evento de colapso auto-referencial da primeira célula única, mas qual é o significado da evolução da vida nessa visão? A vida evolui para uma maior complexidade, para fazer representações cada vez melhores (mais apropriadas para expressar os temas arquetípicos da consciência) das matrizes de composição da forma do corpo vital para cumprir melhor as funções arquetípicas da vida. Finalmente, quando o cérebro está formado, a mente pode ser mapeada. Antes da evolução do cérebro, a mente só podia ser mapeada indiretamente, por intermediação das representações do corpo vital feitas pela mente.

Uma vez feita uma representação do corpo físico, na ocasião seguinte em que a representação sofre colapso para realizar uma função, o movimento do corpo vital correlacionado também sofre colapso, o que experimentamos como um sentimento. Similarmente, o colapso de um estado cerebral que é uma representação de um significado mental produz automaticamente o colapso desse estado mental de significado, o que experimentamos como pensamento.

Observe, porém, que nesse estágio da evolução da vida, não existe *hardware* físico que possa fazer representação do intelecto supramental. Assim representações do supramental no físico são sempre indiretas, feitas por intermediação dos corpos mental e vital, e portanto imperfeitas.

Observe também que o mundo vivente é uma identidade de consciência, mas a identidade ocorre em muitos níveis diferentes; não é uma identidade única. Primeiro, há a identidade com o todo da vida em evolução na Terra, consciência de Gaia. Segundo, há identidade de espécie, uma identidade com uma classe de formas em particular e de hábitos genéticos adaptados. A terceira é a identidade do organismo individual. Mas as identidades não param aí.

Cada célula viva de um corpo multicelular tem uma identidade própria; a consciência se identifica com cada uma delas enquanto ela cumpre as suas funções condicionadas individuais. Qualquer conglomerado de células, como um órgão que envolve medição quântica auto-referencial no nível de funcionamento do conglomerado, também tem auto-identidade.

Para um organismo com um cérebro integrador, a consciência se identifica com esse grupo específico de células de um modo tão espetacular que ela obscurece grande parte das outras identidades do corpo. Esse domínio cerebral das funções do corpo levou a nossa atenção, especialmente a atenção de pesquisadores envolvidos num estudo científico, para longe dos órgãos do corpo e das sensações da energia vital que surgem nos órgãos do corpo nos vários chakras.

Richard Leviton (2000), numa crítica ao atual surto de transplantes de órgãos, escreve:

> O que dizer da personalidade e da energia residual dos órgãos transplantados? O meu fígado tem alguma coisa a ver com quem eu sou?
>
> Se você perguntar a um profissional da medicina chinesa, a resposta será: sim, o meu fígado leva uma assinatura da minha energia, do meu estilo de Qi.

A biologia dentro da consciência concorda com Leviton e com o médico chinês: o nosso fígado tem algo a dizer sobre quem somos. A conexão consciente dos nossos órgãos dispensa o tipo de pensamento que levou à explosão de transplantes de órgãos.

Além disso, como já mencionado, há um espectro de dualismo em qualquer consideração da energia vital. Mas como mostrei nos capítulos anteriores, o problema do dualismo se resolve facilmente pensando um pouco em termos quânticos. Este é o momento para que os biólogos, e com eles os praticantes alopatas da medicina convencional, entrem em harmonia com a realidade — que o corpo físico é apenas um formador de representações para os nossos corpos sutis e que a medicina deve ser ampliada para lidar com todos os nossos corpos, não apenas com o físico.

Em Resumo

Guarde as idéias a seguir na sua memória e reflita um pouco mais sobre elas:

- A medicina alopática se justifica principalmente em situações de emergência. Sua aplicação em outras situações é suspeita e as escolhas devem ser examinadas com cuidado.

- Mesmo procedimentos alopáticos que hoje aceitamos de modo corriqueiro podem causar danos. A imunização por vacinação é um exemplo disso.

- A própria biologia, supostamente a ciência aparentada com a medicina convencional, precisa de uma mudança de paradigma. No novo paradigma nascente da biologia baseado no primado da consciência, a separação dos seres vivos do seu ambiente é vista claramente como ilusória. Assim, não somos necessariamente vítimas do ambiente em sua capacidade de produzir a doença, como os alopatas nos induzem a acreditar. É hora de reavaliar a mentalidade de vítima de que nos imbuímos quando, por estímulo do alopata, observamos a doença.

- Para a nossa jornada de cura, que em última análise é uma jornada para a totalidade, meios e fim não podem servir a objetivos diferentes. As técnicas da medicina alopática aumentam a nossa separação da totalidade; tratando-nos como máquinas, ela tende a transformar-nos em máquinas condicionadas, sem capacidade de escolha. Em contraposição, a medicina alternativa e complementar, orientando-se para os aspectos mais sutis, potencialmente mais criativos que nos constituem, tende a aproximar-nos do todo. Ao escolher a medicina que lhe é mais apropriada, pense nessa diferença entre as duas.

PARTE 2

Medicina do Corpo Vital

8

O Corpo Vital

Alguns anos atrás, durante uma conferência sobre pesquisa da ioga, em Bangalore, Índia, tive a oportunidade de ver uma curadora *prânica* em ação. Uma boa tradução para a palavra sânscrita *prana* é "energia vital", um conceito que a medicina ocidental rejeitou, mas que é importante tanto no Ayurveda indiano quanto na medicina chinesa tradicional, onde essa energia é chamada de *chi*. O curador *prânico* faz uma varredura no corpo do paciente para restabelecer o equilíbrio dos movimentos da energia vital e desse modo curar o corpo físico. Normalmente, o tratamento é bastante eficaz. Quais são os resultados?

O Ocidente não desconhece o conceito oriental do *prana*. O poeta romântico do século XVIII William Blake escreveu:

O homem não possui um Corpo distinto da Alma!
pois o que se chama de Corpo é uma parte da Alma
percebida pelos cinco sentidos,
principais aberturas da Alma nesta era.
A Energia é a única vida e provém do Corpo;
a razão é o limite ou a circunferência
exterior da energia.
Energia é deleite eterno.

A "energia" que Blake intuiu como deleite eterno não é a energia com que trabalham os físicos (o conceito de energia só passou a fazer parte da física na década de 1830), mas é o *prana* da tradição indiana e o *chi* da tradição chinesa.

O Corpo Vital e o Paralelismo Psicofísico

Já fiz referências ao corpo vital em capítulos precedentes (capítulos 3 e 4); esta é uma recapitulação, acrescida de alguns novos elementos sobre o tema.

O conceito de energia vital foi rejeitado na biologia e na medicina ocidentais devido ao seu dualismo implícito e em decorrência do advento da biologia molecular quando parecia que poderíamos compreender tudo sobre o corpo por meio da química do DNA. Mas só o DNA não consegue explicar a cura. Como todo médico e paciente sabem, a cura exige vitalidade, energia vital. Energia vital não é um produto da química do corpo. A química é local, mas as sensações da energia vital, a sensação de estar vivo, é não-local. Mas, então, de onde vem a energia vital?

Um componente fundamental da cura é a regeneração. Mesmo depois de uma lesão grave, da destruição de milhares de células, o corpo tem capacidade de regenerar essas células exatamente diferenciadas para executar a função específica que se faça necessária. Se você diz que isso acontece em virtude da divisão celular das células próximas, repense a questão. As células próximas são em geral individualizadas de modo diferente.

Como o biólogo Rupert Sheldrake mostrou, a regeneração só é possível porque as matrizes da forma derivam de campos morfogenéticos não-locais e não-físicos e fornecem a estruturação de forma adicional necessária para a regeneração. Os campos morfogenéticos abrangem o corpo vital. A energia vital que sentimos é o movimento do corpo vital.

As moléculas obedecem a leis físicas, mas não têm nenhum conhecimento sobre os contextos do viver, como a manutenção e a sobrevivência, e muito menos sobre o que diz respeito ao amor ou ao ciúme, que ocupam grande parte do nosso tempo. O corpo vital pertence a um mundo sutil separado e contém as matrizes de estruturação das formas, formas que realizam as funções vitais fundamentais — os contextos do viver. Em outras palavras, o corpo vital fornece os planos dos órgãos do corpo físico que executam as funções vitais no espaço-tempo.

O ponto é este: os objetos físicos obedecem a leis causais, e isso é tudo que precisamos saber para analisar o comportamento deles; a este dou o nome de comportamento regido por leis. Os sistemas biológicos obedecem às leis da física, mas cumprem também certas funções dotadas de finalidade: auto-reprodução, sobrevivência, manutenção da integridade do *self* em face do ambiente, auto-expressão, evolução e autoconhecimento.

Algumas dessas funções podem ser consideradas como instintos que temos em comum com os animais. Por exemplo, o medo é um sentimento relacionado com o nosso instinto de sobrevivência, mas podemos imaginar um grupo de moléculas com medo? O comportamento molecular pode ser explicado totalmente no contexto das leis físicas, sem conferir-lhe o atributo do medo. O medo é um movimento do corpo vital que sentimos; concomitantemente, um programa orienta as células de um órgão físico para realizar funções vitais apropriadas em resposta a um estímulo causador de medo.

O comportamento dos sistemas biológicos é interessante porque esses programas que executam suas funções não têm relação com as leis causais físicas que regem o movimento do seu substrato molecular. A esse dou o nome de comportamento regido por programas (Goswami 1994).

A grande contribuição de Rupert Sheldrake para a biologia é o reconhecimento da origem desse comportamento regido por programas. Sheldrake introduziu campos morfogenéticos não-locais e não-físicos na biologia para explicar os programas que executam morfogênese biológica — estruturação da forma física para seres biológicos.

Assim, novamente, o corpo vital é o reservatório dos campos morfogenéticos, das matrizes de estruturação da forma. A tarefa do corpo físico é fazer representações dos campos morfogenéticos do corpo vital. A tarefa das representações é realizar funções de sustento, manutenção e reprodução; a tarefa do corpo vital é fornecer matrizes para a formação de representações.

Faz sentido. Se formas vivas são executadas por programas de *software*, os programas devem ter começado em algum lugar a partir de matrizes feitas por um programador. Claro, as matrizes são então instaladas no *hardware* como forma, e o comportamento regido por programas da forma biológica é automático. Assim, é fácil esquecer a origem do comportamento regido por programas e o programador. Mas quando as funções da forma instalada funcionam mal, o que acontece?

Assim, o corpo vital é necessário. Ele contém as matrizes originais das funções biológicas, os campos morfogenéticos representados pelos órgãos do corpo físico. Uma vez feitas as representações, os órgãos executam os programas que realizam as funções biológicas. Quem faz as representações, o programador, é a consciência. A consciência usa as matrizes vitais para fazer representações físicas de suas funções vitais cujos arquétipos são codificados em nosso corpo supramental, o corpo de leis e arquétipos (figura 11). Quando as possibilidades quânticas de um órgão físico sofrem o colapso produzido pela consciência para o ato de realizar uma função biológica pretendida, a consciência também causa o colapso do movimento correlacionado da matriz do corpo vital correspondente. É esse movimento que sentimos como sentimento.

A objeção de dualismo não se sustenta quando se invoca o pensamento quântico. Simultânea e não-localmente, a consciência pode causar o colapso das ondas de possibilidade de *todos os corpos* nela incluídos — o físico, o vital, o mental e o supramental. Temos de admitir que, como o corpo físico, o vital também é um corpo quântico.

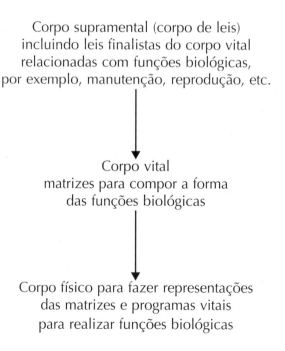

Fig. 11. Como funções biológicas descem do Céu (domínio supramental) para a Terra (domínio material).

O que é o *prana*, o *chi* ou a energia vital? É o modo quântico de movimento da matriz do corpo vital. Quando você vive a experiência física e mental de sentir uma emoção, existe um movimento vital extra, sutil, cujo colapso é produzido pela consciência em sua percepção interna; isso é *prana* manifesto. É possível sentir o sentimento de outra pessoa? Sem dúvida, por meio da não-localidade quântica do corpo vital (análoga à telepatia mental); nós a chamamos de empatia. É possível uma pessoa com *chi* saudável ajudar outra a equilibrar o seu *chi*? Sem dúvida, por meio da não-localidade quântica.

A filosofia oriental da cura inclui a crença de que existem pessoas especiais, curadores espirituais, que podem curar o corpo vital apenas tocando ou realizando um movimento de varredura com as mãos sobre o corpo do paciente. Felizmente, essa "imposição das mãos" não se restringe à medicina oriental; muitas tradições espirituais no Ocidente a adotam, e pessoas com poderes especiais de cura são respeitadas nessas tradições. Graças a pioneiras como Dolores Krieger e Dora Kunz, a cura pela imposição das mãos e o Toque Terapêutico abriram alguns caminhos na cultura ocidental moderna.

O que eu testemunhei na conferência de Bangalore, no episódio que descrevi no início do capítulo, a varredura psíquica do corpo vital de um paciente, é transferência quântica não-localizada da energia vital de cura, do *prana* de cura.

Além dos movimentos do corpo físico e do corpo mental, as emoções implicam movimentos do corpo vital. Na próxima vez que você se irritar, observe: o fluxo físico do sangue para a cabeça deixa o seu rosto todo vermelho; surgem pensamentos de raiva — Vou dizer a esse indivíduo o que ele merece ouvir! Mas, atenção! Há alguma coisa mais, algo mais sutil, que você sente internamente, que não se classifica em nenhuma dessas categorias. Esse é o *prana*, a energia vital.

O corpo vital é indivisível; ele não tem a divisão micro-macro, ele não tem estrutura. É por isso que os sentimentos do corpo vital são sutis, vividos internamente. Entretanto, adquirimos um corpo vital individual; ele é funcional, naturalmente, mediante o condicionamento, pois certos movimentos vitais são condicionados a ocorrer devido ao uso repetitivo, formando um padrão de hábito individual.

Atenção! Os nossos corpos físico e vital (e mental e supramental) são corpos de substância diferente que correm em paralelo, sendo o paralelismo mantido pela consciência. Mas não pense que as substâncias que compõem esses corpos sejam sólidas ou concretas. Não é assim que o pensamento quântico considera as substâncias, nem mesmo as físicas. Todas as substâncias são possibilidades; é somente com o colapso como manifestação que a consciência lhes dá toda a substancialidade que têm. Para o corpo físico, a substancialidade é em geral estrutural, bastante concreta, como o nosso corpo físico individual. Para o corpo vital (e o mental), mesmo a individualidade é funcional, garantindo que ela permaneça sempre sutil, mesmo na manifestação.

Evidência da Natureza Quântica do Corpo Vital

Existe alguma evidência da natureza quântica do corpo vital, que é a hipótese crucial do paralelismo psicofísico que estou propondo?

A medicina chinesa tradicional fala em caminhos, denominados meridianos, para o fluxo do *chi*; os pontos de acupuntura identificados pela medicina chinesa situam-se ao longo desses meridianos (detalhes no capítulo 10). Assim, se o movimento do *chi* é localizado, pode parecer à primeira vista que o comportamento do *chi* é clássico e determinístico. Mas também os indianos mapearam o movimento do chi (que eles chamam de *prana*) através de canais denominados *nadis*. Esses *nadis* não coincidem exatamente com os meridianos chineses. Essa diferenciação combina com o comportamento quântico — os caminhos propostos pelas duas tradições não são concretos, mas simples pontos de referência à disposição da intuição.

Um princípio de incerteza pode estar assim em operação entre a localização e a direção do movimento do *chi*. Confirma essa possibilidade o fato de que os chineses atribuem ao *chi* dois aspectos complementares da sua totalidade (Tao), yin e yang, uma classificação semelhante à caracterização complementar dos objetos materiais como onda e partícula. Quando a medicina chinesa fala em "equilibrar a energia vital", ela se refere ao equilíbrio dos aspectos yin e yang da energia vital.

O fato de a energia vital, como nas emoções, ser sentida em nossa percepção pessoal e interna amplia o apoio a um princípio de incerteza operando em seu movimento. Você não pode sentir o meu sentimento porque o colapso desse sentimento na consciência o modifica (por causa do princípio de incerteza). (Ver também a discussão sobre a natureza interna da doença no capítulo 4).

A série televisiva de Bill Moyers, *Healing and Mind*, para a rede pública de televisão, apresentava um segmento muito interessante sobre a medicina chinesa e o mistério do *chi*. Num dos programas, à pergunta de Moyers, "Como o médico sabe que está tocando o ponto (de acupuntura) certo?", David Eisenberg, estudante americano de medicina chinesa, respondeu:

> Isso é muito difícil de se fazer. Ele pergunta à paciente se ela sente o *chi*; em caso afirmativo, ele sabe que tocou o ponto certo. Ele também precisa sentir o *chi*. O meu professor de acupuntura disse que é como pescar. É preciso perceber a diferença entre uma beliscada e uma mordida.

E, evidentemente, são necessários anos de prática para aprender a sentir o *chi* de outra pessoa. A sensação do chi é interna, normalmente não faz parte da realidade comum. O modo como o acupunturista participa da experiência do *chi* de um paciente se assemelha à telepatia mental; essa participação se dá pela não-localidade quântica.

Evidências promissoras da natureza quântica do *chi* estão surgindo como resultado de experimentos controlados feitos na China com mestres de *chi gong* (que significa manipulação do *chi*; também grafado Qigong). Esses mestres do movimento do *chi* são solicitados a projetar *chi* "bom" em plantas; em seguida, é feita a medição da taxa de crescimento metabólico, que sempre mostra um aumento. Em contraposição, quando esses mestres projetam chi "ruim", os índices de crescimento metabólico revelam a presença de influências adversas (Sancier 1991).

Sem dúvida, esse experimento mostra uma relação não-local entre os corpos vitais dos mestres de *chi gong* e os corpos vitais dessas plantas. Como as máquinas clássicas não podem simular a não-localidade (Feynman 1981), essa é uma evidência fundamental da natureza quântica do corpo vital.

A energia vital pode correlacionar-se com corpos físicos particulares ou mesmo lugares, porém. Nesse caso, pode-se dizer que o corpo físico ou mesmo o lugar "transporta" a energia vital. Isso é evidenciado claramente em fenômenos como o do "membro fantasma", em que a pessoa sente o membro mesmo depois de ter sido amputado. Talvez esse seja também o modo como máquinas radiônicas transmitem remédios vitais.

Podemos Medir a Energia Vital com Instrumentos Físicos?

Podemos medir a energia vital com instrumentos físicos? A resposta é não, por definição. Energia vital e instrumentos físicos pertencem a dois mundos diferentes que não interagem diretamente. No entanto, existe um porém.

As formas físicas representam os campos morfogenéticos do corpo vital e são correlacionadas com eles. Se podemos medir essas formas físicas correlacionadas enquanto elas mudam com os movimentos do corpo vital, estamos medindo indiretamente algo relacionado com o corpo vital. É isso que fazemos para medir o pensamento. Podemos dizer se alguém está pensando? Sim. Observamos a atividade no cérebro com um aparelho de ressonância magnética (MRI) ou com tomografia de pósitron.

Creio que talvez seja isso que faz a polêmica técnica da fotografia Kirlian. A fotografia Kirlian foi descoberta pelos cientistas russos Semyon e Valentina Kirlian. Ela envolve o uso de um transformador elétrico, a bobina de Tesla, que é conectado a duas placas de metal. O dedo da pessoa é colocado entre as placas, onde entra em contato com uma tira de filme. Quando a corrente elétrica é ligada, o filme registra o que chamamos de fotografia Kirlian do dedo.

Fotografias Kirlian típicas mostram uma "aura" em torno do objeto. Praticantes dessa técnica sustentam que a cor e a intensidade da aura são indicadores do estado emocional da pessoa (cujo dedo está sendo usado para tirar a fotografia). Por exemplo, uma aura vermelha e turva corresponde à emoção da ansiedade, uma aura brilhante indica relaxamento, e assim por diante.

É claro que estamos diante de alguma espécie de fenômeno energético. Foi constatado que a energia envolvida não pode ser controlada pelos cinco sentidos. Assim, originalmente, alguns pesquisadores acreditavam que o que viam eram imagens do fluxo de energia sutil de um dedo para o filme via psicocinese. Mas isso só poderia acontecer se a energia sutil fosse de algum modo física.

Também foi dada uma explicação materialista alternativa — que a aura têm relação com a transpiração. De fato, a presença de umidade entre as placas afeta as fotografias, tornando sua interpretação controversa.

Levanto essa questão porque é possível dar uma terceira explicação. Mudanças na energia vital, como na mudança de humor, alteram os programas que executam as representações de órgãos cujas funções também se alteram, refletindo a mudança de humor. A fotografia mede a mudança no nível físico, mas como as mudanças no nível físico estão correlacionadas com as mudanças no nível vital, indiretamente medimos estas últimas.

Qual é o seu Tipo de Corpo?

Se você fizer a um médico alopata a pergunta, "Qual é o meu tipo de corpo?", ele responderá, "Bem, isso depende dos seus genes, não?" Mas depende mesmo? Se você replica dizendo que os genes, até certo ponto, não são mais do que instruções para fazer proteínas, não para morfogênese, o alopata retrucará exasperado, "Se os genes não conseguem explicar isso, então não existe o que você chama de tipo de corpo. E mesmo se existisse, não seria importante. A sua doença não se preocupa com o modo como seu corpo é constituído, a não ser que você tenha um defeito genético. O tratamento também não depende do seu assim chamado tipo de corpo".

Mas nos sistemas médicos que incluem o corpo vital — os campos morfogenéticos que estruturam a forma — os tipos de corpo fazem muito sentido. Desse modo, tanto a medicina ayurvédica indiana (capítulo 9) como a medicina chinesa tradicional (capítulo 10) têm coisas muito importantes a dizer sobre os tipos de corpo — a classificação da nossa constituição natural. Ambas mostram como cuidar do corpo de acordo com o tipo, como doenças de cada tipo de corpo se desenvolvem e como o tratamento também depende do tipo de corpo. A medicina do corpo vital é individualizada, e é exatamente nisso que está uma das suas maiores forças.

Infelizmente, ao analisar as duas escolas, a indiana e a chinesa, inicialmente você pode se decepcionar. Nem sempre os dois sistemas concordam com as avaliações uma da outra. A ciência não deve ser monolítica?

Assim, é muito importante observar que uma vez que o corpo vital é sutil, a medicina do corpo vital também deve ser sutil. Em termos gerais, só podemos ter experiências internas subjetivas do sutil. Então, em geral, não podemos esperar ter uma ciência fortemente objetiva, de um único observador independente, para o corpo vital. Ao mesmo tempo, a ciência exige pelo menos objetividade fraca — invariância do observador; as conclusões obtidas devem ser independentes de um observador particular. Veremos que os sistemas chinês e indiano têm pontos em comum suficientes para satisfazer o critério da objetividade fraca da medicina do corpo vital. Desde que se leve em consideração o condicionamento cultural, os dois sistemas podem ser vistos como complementares, não como contraditórios entre si.

O estado da medicina para o corpo vital deve deixar os antropólogos culturais muito felizes. Durante algum tempo, muitos antropólogos culturais contestaram a idéia de um conjunto de leis universais para as coisas, um enfoque que tem eficácia para o universo material. Mas agora existe um certo consolo; pelo menos com relação ao vital, e à interface do vital e do físico, os antropólogos culturais podem estar certos.

9

O Ayurveda e o Tratamento de Desequilíbrios da Energia Vital

Ayurveda é a ciência da saúde e da cura desenvolvida na Índia, onde é usada há milênios. Graças à sua larga aplicação atualmente na Índia e fora dela, e também a expositores brilhantes como Deepak Chopra (2000), Vasant Lad (1984) e David Frawley (1989), conceitos ayurvédicos como o dos *doshas* se tornaram mais conhecidos nos Estados Unidos e no mundo.

Um exemplo apenas. Numa festa de que eu participava recentemente, uma pessoa desconhecida me perguntou, sem mais nem menos, "Qual é o seu tipo de corpo? Você é um *vata*, um *pitta* ou um *kapha*?" *Vata*, *pitta* e *kapha* são os nomes dos *doshas* ayurvédicos. Percebi imediatamente a intenção da pergunta. Antes de iniciar uma conversa com um estranho, a pessoa precisava conhecer a tipologia ayurvédica desse desconhecido, a qual, segundo o Ayurveda, é determinada pelo *dosha* dominante. Até uma década atrás, as pessoas recorriam à astrologia — "Você é sagitariano?" — para quebrar o gelo e iniciar uma conversa. Astrologia, mexa-se!

Mas o que é um *dosha*? Os médicos ayurvédicos modernos podem descrever-lhe detalhadamente os desequilíbrios dos seus *doshas* baseados nos sintomas que estes apresentam, mas serão bastante vagos ao definir um *dosha*. Eles talvez digam que, fisicamente, os *doshas* têm relação com os humores corporais, *vata* com o gás intestinal, *pitta* com a bile e *kapha* com a fleuma.

Se você tem certo conhecimento de como a medicina era praticada antigamente no Ocidente, você compreenderá a importância dos humores.

No Ocidente, quatro humores eram considerados importantes. O humor colérico, representado pela bile amarela, corresponde claramente ao *pitta* ayurvédico. O humor fleumático era representado pela fleuma, e corresponde ao *kapha* no sistema ayurvédico. Os outros dois eram o humor melancólico, representado pela bile negra, e o humor sangüíneo, representado pelo sangue. Estes dois últimos correspondem ao *vata* da tradição ayurvédica. Mesmo na nossa linguagem atual, a melancolia denota um estado de depressão, coincidindo com a visão ayurvédica de que o excesso de *vata* é o maior responsável por doenças crônicas que podem levar à depressão.

A medicina de antigamente também relacionava os *doshas* com os "cinco elementos", uma descrição da natureza material — terra, água, ar, fogo e éter — então predominante. *Vata* é ar, mas precisa do veículo éter (espaço vazio) para movimentar-se; assim *vata* reflete tanto o éter como o ar. *Pitta* é fogo (digestivo), e como precisa do veículo água, ele reflete os elementos fogo e água. E *kapha* é água, tendo como receptáculo o elemento terra (não o planeta). Assim, *kapha* reflete água e terra.

Mas, se isso é tudo o que se pode dizer sobre o Ayurveda, e caso você seja um adepto da medicina ocidental, você não ficará impressionado. O sistema antigo é arbitrário, simplista e, naturalmente, baseado numa visão de mundo arcaica. Comparada com isso, a visão de mundo que serve de base para a medicina (alopática) moderna é sofisticada. Se alguém expõe o sucesso empírico da prática ayurvédica hoje, tudo que um médico ocidental pode fazer é dar de ombros. A impressão é que parece não haver modo de compreender a importância de *vata*, *pitta* e *kapha* no contexto da cosmovisão científica atual.

Muitos proponentes do Ayurveda começaram a dispensar o modelo mais amplo ou pelo menos a dar-lhe menos ênfase. Talvez digam então que os *doshas* se relacionam com os processos do corpo desta maneira:

Vata: movimento normal (como a circulação sangüínea)

Pitta: movimento transformador (como a digestão)

Kapha: estrutura, ou o que mantém a estrutura coesa (como o revestimento dos pulmões)

Esses médicos reconhecem a importância de não enredar-se em questões de cosmovisão. O sistema humano é complexo demais para que se possa desenvolver uma teoria apropriada dele capaz de interligar todos os elementos fundamentais em que a cosmovisão se baseia.

Em vez disso, esses médicos ayurvédicos pragmáticos aplicam o conceito dos *doshas* para classificar todos os seres humanos em sete tipos:

1. *Vata* puro, em que *vata* domina os outros dois *doshas* (como no caso de pessoas de compleição franzina e comportamento variável ou instável, para mencionar apenas duas características importantes).

2. *Pitta* puro, em que *pitta* domina os outros dois *doshas* (como ocorre com pessoas de compleição mediana e intelecto ágil e sagaz).

3. *Kapha* puro, em que *kapha* domina os outros dois *doshas* (compleição robusta e lenta).

4-6. Os três *doshas* mesclados, *pitta-vata, pitta-kapha* e *vata-kapha* (em quem as características se combinam — um pouco de um e um pouco de outro *dosha*).

7. O raro *pitta-vata-kapha*, em que os três *doshas* estão presentes.

Em princípio, existe ainda um oitavo tipo de corpo — o perfeitamente equilibrado — mas este é muito raro.

O pressuposto fundamental do Ayurveda é que a pessoa nasce com um determinado tipo de corpo — um desequilíbrio de "nível de base" específico (chamado *prakriti* em sânscrito). As contingências da vida, o modo de viver e o ambiente favorecem outros desequilíbrios (*bikriti*), causando a doença. Ervas medicinais, dietas e práticas ayurvédicas procuram reconduzir a pessoa ao desequilíbrio do nível de base. Teoricamente, pode parecer desejável tentar corrigir o desequilíbrio do nível de base, mas isso é muito difícil e em geral a tentativa deixa de ser feita.

Na fase de crescimento, quando a estrutura está em formação, *kapha* predomina. Na etapa intermediária da vida, o predomínio é de *pitta*. E nos anos de declínio, é *vata* que tende a prevalecer. Como a doença se manifesta mais acentuadamente na meia-idade ou na velhice, as doenças de modo geral são um desequilíbrio de *vata*. Em seguida temos a predominância do desequilíbrio de *pitta*. O menos comum é o desequilíbrio de *kapha*. O estilo de vida moderno também agrava *vata*. Diante disso, a mensagem do Ayurveda é simples: preste atenção a esse *vata* agravado.

No entanto, a prática do Ayurveda é sutil. A própria medicina alopática moderna começou a preocupar-se com o estilo de vida (a teoria social da doença). Por exemplo, mesmo médicos alopatas associam os distúrbios cardíacos à personalidade e ao estilo de vida do assim chamado tipo A (hiperativo, excessivamente ansioso, sempre em ação). Mas há uma diferença no enfoque do Ayurveda, para o qual nem todas as pessoas com uma personalidade tipo A sofrem de problemas cardíacos. O Ayurveda procura reconduzir o paciente ao nível de base do *dosha*, ao seu *prakriti*. Se o nível de base já é do tipo A, o Ayurveda não se preocupa em corrigi-lo. É essa natureza individualizada do Ayurveda que o torna tão proveitoso no tratamento de doenças crônicas.

Não obstante, ainda restam questões importantes. Por que cada um de nós tem um *prakriti* particular, um desequilíbrio do nível de base do *dosha*? Sem dúvida, a julgar pelo seu sucesso, o Ayurveda complementa a medicina alopática; mas como? Existe uma teoria científica por trás desse modo de ver o nosso tipo de corpo que contém em si as nossas tendências para a doença e também para a cura?

O Ayurveda e o Corpo Vital

Num nível mais profundo, o Ayurveda se baseia num quadro mais amplo do homem do que a medicina alopática atual (e o moderno Ayurveda por decorrência), para a qual somos apenas o corpo físico. Para o Ayurveda, além do corpo físico, somos os movimentos de um corpo vital e, menos importante nesse contexto, também os movimentos de um corpo mental e de um corpo supramental, todos alicerçados na consciência, que é o fundamento de todo ser.

As formas do corpo físico, as células e os órgãos do corpo, são representações das matrizes do corpo vital, que o Ayurveda aceita, e ao assim fazê-lo, tem condições de relacionar um número maior de modos pelos quais uma pessoa pode adoecer. Lembre que na biologia moderna, Rupert Sheldrake defendeu a mesma idéia: campos morfogenéticos não-físicos (um termo mais científico para o corpo vital) fornecem a matriz para estruturar a forma física.

Para os alopatas, a doença implica funções químicas (e físicas) do corpo físico que se deterioraram e, do mesmo modo, o tratamento consiste tão-somente em corrigir o aspecto químico (ou físico) defeituoso. Também para o médico ayurvédico moderno a doença está no nível físico apenas, e o desequilíbrio considerado para fins de tratamento situa-se na esfera de características físicas como *vata*, *pitta* e *kapha*; este enfoque é um pouco mais sutil do que o alopático.

Mas no Ayurveda de nível mais profundo, a doença pode também ser conseqüência de uma natureza defeituosa, de movimentos defeituosos das matrizes, do corpo vital. Lembre que esses movimentos estão ligados aos programas que executam as funções vitais dos órgãos físicos (as representações das matrizes). Claro, sem corrigir o defeito no nível vital, você não tem condições de fazer com que as representações dos órgão operem adequadamente para realizar a sua função vital de um modo que corresponda à saúde física. Assim, num nível profundo, o Ayurveda tradicional trabalha no sentido de obter um equilíbrio das qualidades do corpo vital (o mesmo se aplica à medicina chinesa), que no sistema ayurvédico são as precursoras dos *doshas*.

Esse cenário ayurvédico do nível profundo da doença tem uma complementaridade mais clara com a alopatia (porque ele introduz o cenário complementar causador da doença envolvendo o corpo vital) do que o Ayurveda moderno, que lida apenas com os *doshas* físicos. Mas há um problema: o que é o corpo vital em relação ao físico?

Aqui o tradicionalista alega que o corpo vital é não-físico. Infelizmente para o médico ayurvédico moderno, essa alegação é precária. A biologia molecular não eliminou todas as formas de vitalismo ou de força vital não-física? O postulado de um corpo vital também evoca o fantasma do dualismo e levanta a questão: Como um corpo vital não-físico interage com o físico?

Mas essa percepção dualista do corpo vital (e da própria consciência) é produto da visão "única" míope do pensamento newtoniano. Na física, substituímos a física newtoniana clássica pela física quântica, e as implicações dessa mudança de paradigma na física estão aos poucos chegando a outros campos da atividade humana, como a medicina. No pensamento quântico, o vitalismo deixa de ser um dualismo. Em outras palavras, no pensamento quântico podemos postular um corpo vital não-físico sem cair na armadilha do dualismo interativo.

Como foi mencionado anteriormente, na física quântica todos os objetos são ondas de possibilidades da consciência, que é o fundamento de todo ser; essas possibilidades podem ser classificadas como física e vital (e mental e supramental). Esses objetos de possibilidade se tornam as "coisas" da nossa experiência quando a consciência *escolhe* dentre suas possibilidades a experiência real numa medição quântica particular (um evento que os físicos chamam de colapso da onda de possibilidade).

Inegavelmente, uma experiência tem um componente físico, mas se você observar atentamente, ela também chega com um sentimento que é seu componente vital (e os pensamentos e a intuição são os componentes mental e supramental). Isso elimina o dualismo, porque o físico e o vital podem ser vistos funcionando em paralelo enquanto a consciência mantém o paralelismo (figura 4).

Assim, as energias vitais são o que sentimos em nosso corpo vital quando temos a experiência dos nossos órgãos físicos. Quando essas sensações não são "certas", sentimos a doença. Mas temos uma certa predisposição em nosso processamento das energias vitais. Essas predisposições vitais são as precursoras dos "defeitos" físicos que em sânscrito se denominam *doshas*.

Por que Três Tipos de *Doshas*?

A consciência produz o colapso dos sentimentos vitais juntamente com o órgão físico correlato (no momento, deixemos de lado os aspectos mental e supramental da nossa experiência) para suas experiências de vida. Precisamos lembrar que o nosso corpo físico está em fluxo constante; as nossas células e órgãos renovam-se continuamente com a ajuda das moléculas do alimento que ingerimos. Também precisamos lembrar que as possibilidades quânticas do corpo vital consistem num espectro de possibilidades (com uma distribuição correspondente de probabilidades determinada pela dinâmica quântica da situação) dos campos morfogenéticos, as matrizes do corpo vital. As leis dinâmicas das funções do corpo vital e os contextos do seu movimento estão contidos no supramental.

Quando fazemos representações pela primeira vez, como quando o embrião de uma única célula se torna uma forma multicelular por meio da divisão celular, a nossa escolha da matriz do corpo vital é livre e a representação física tem uma possibilidade de corresponder a uma saúde perfeita sob qualquer condição ambiental interna e externa. Em outras palavras, embora a função do corpo vital e suas leis, o arquétipo supramental, sejam sempre as mesmas, somos livres para escolher o campo morfogenético particular, a matriz que corresponde a essa função.

Essa liberdade de escolha quanto a qual matriz vital será usada para estruturar a representação física é exercida de acordo com o contexto do ambiente externo e interno do corpo físico particular que está sendo construído. Naturalmente, mesmo nesse estágio, a doença pode surgir por causa (1) de defeitos do aparato formador de representações (os genes herdados) e (2) da inadequação do material de construção da representação (a ingestão de alimento e a condição nutricional). Mas dados atributos genéticos apropriados e alimentação adequada, quando construímos pela primeira vez o nosso corpo físico a partir de instruções do corpo vital, podemos ser criativos. E com criatividade, podemos inclusive superar algumas imperfeições da predisposição genética e/ou de uma alimentação deficiente, e mesmo problemas ambientais como bactérias e vírus.

Assim é que a maioria das crianças goza de boa saúde. No entanto, algumas delas não vivem essa condição, e isso inclusive sem a interferência de agentes ambientais como bactérias e vírus. Além disso, sabemos muito bem que algumas doenças, como as relacionadas com problemas cardíacos, podem ser devidas a manifestações que aparecem em idade precoce. O que está acontecendo?

Em nossa jornada para a idade adulta, quando então o nosso corpo físico (células e órgãos) terá passado por inúmeras transformações, acontece algo que denominamos condicionamento, uma condição que compromete a nossa criatividade. O condicionamento resulta da modificação de probabilidades para fortalecer uma possibilidade que sofreu colapso anteriormente, uma resposta passada; ele é devido ao reflexo no espelho da memória. (Ver Goswami 2000 para mais detalhes). Com o condicionamento, perdemos a oportunidade de escolher uma matriz vital compatível com a situação ambiental; em vez disso, tendemos a usar a mesma matriz utilizada em ocasiões anteriores. Se essa matriz for defeituosa, o resultado serão representações imperfeitas.

Não existe outra alternativa. Freqüentemente, quando renovamos o nosso corpo, usamos mais de uma matriz vital de uma função vital para fazer a representação física dessa função vital; nesse caso, ambas as matrizes farão parte do nosso repertório vital. Suponha que num caso subseqüente de formação de órgão estejam presentes certas condições ambientais novas que pedem uma resposta criativa. Nessa circunstância, embora a consciência talvez não possa escolher uma resposta (uma matriz vital) totalmente fora do repertório aprendido, ainda assim ela pode satisfazer parcialmente essas condições ambientais escolhendo uma matriz que seja um arranjo de matrizes relevantes aprendidas no passado.

Esse tipo de criatividade secundária é às vezes chamado de criatividade situacional (ver Goswami 1999), em contraste com uma resposta inteiramente nova num contexto novo que é chamada de criatividade fundamental.

Desse modo, três são as qualidades do corpo vital:

1. A capacidade de mudar criativamente a escolha da matriz vital para compor uma forma particular, dependendo do contexto; essa capacidade ou qualidade de criatividade fundamental é chamada *tejas* no Ayurveda.

2. A capacidade de escolher uma nova combinação de contextos de matrizes vitais anteriormente aprendidos para compor a forma; esta capacidade se chama *prana* ou *vayu*.

3. A capacidade de responder por meio da matriz vital mais condicionada; esta capacidade se chama *ojas*.

As três qualidades são necessárias para o funcionamento adequado dos corpos vital e físico. Qualquer desequilíbrio produzirá defeitos — os *doshas*, no nível físico. Correspondendo às três qualidades vitais, existem três *doshas* ou defeitos das representações. Se há excesso de *tejas* ou de criatividade fundamental na formação dos órgãos do corpo com a ajuda dos corpos morfogenéticos vitais, o resultado é um tipo de corpo *pitta*. Um excesso de *vayu* ou de criatividade situacional no nível do corpo vital produz o tipo de corpo *vata*; e um excesso de *ojas* resulta no tipo *kapha*. Os *doshas* são os "detritos" do uso que fazemos das qualidades do corpo vital para criar forma.

Outra maneira de considerar essa questão é ver *tejas* como a energia vital transformadora cujo uso em excesso produz uma preponderância de metabolismo na constituição física do corpo, e conseqüentemente o *dosha* de *pitta*. Do mesmo modo, um excesso de *vayu* — movimento vital excessivo e instável em contextos conhecidos — traduz-se no *dosha* de *vata*, cujas principais características são movimento, instabilidade e mutabilidade. Um uso excessivo de *ojas* — movimentos condicionados estáveis do corpo vital — traduz-se na preponderância do *dosha* de *kapha*, cujas principais características são estabilidade e estrutura.

As três qualidades vitais, *tejas-vayu-ojas*, se assemelham às três qualidades da mente chamadas *gunas*. Primeiro, esclarecemos que a palavra sânscrita *guna* significa "qualidade". Segundo, análises feitas mais adiante mostrarão que as *gunas* mentais têm a mesma origem das *gunas* vitais. Elas correspondem aos três modos segundo os quais se pode recorrer à mente quântica para processar as coisas: criatividade fundamental, criatividade situacional e condicionamento (capítulo 14). Finalmente, observe que as *gunas* (qualidades), quando usadas inadequadamente em condições de desequilíbrio, dão origem a *doshas* (defeitos) no nível físico.

De Onde Vem *Prakriti*?

Uma questão que abordarei rapidamente se refere à origem de *prakriti* e à razão de termos precocemente um suposto desequilíbrio de *dosha*. Como os *doshas* são subprodutos de qualidades vitais mais sutis, podemos perguntar: Já nascemos com um desequilíbrio dessas qualidades vitais? Se a resposta for afirmativa, por quê? O fato de muitas crianças sofrerem de doença crônica sustenta a visão de que pode haver desequilíbrios inatos das qualidades vitais de *tejas*, *vayu* e *ojas* com as quais nascemos. Como explicar esses desequilíbrios? A resposta sucinta é: reencarnação.

Introduzi a reencarnação em capítulos anteriores (capítulos 3 e 6). A idéia da reencarnação é inerente a todos os sistemas de pensamento orientais, e o Ayurveda não é exceção. O estudo da reencarnação se insere na esfera da ciência, pois a demonstração da existência da reencarnação prova a existência dos assim chamados corpos sutis — especialmente o corpo vital e o corpo mental (capítulo 3). Os estímulos que recebemos na vida e as respostas que damos a eles produzem memória cerebral. Quando um estímulo se repete, a probabilidade quântica da resposta pende com mais peso para a resposta anterior.

A essa memória quântica da resposta do cérebro dou o nome de padrão. E como a mente é correlacionada com o cérebro, ela também desenvolve memória quântica dos seus próprios padrões de hábitos condicionados. É essa memória quântica, a modificação ou condicionamento da mente enquanto a vivemos, que reencarna (capítulo 6). Hoje a herança dessas modificações da mente ocorridas em vidas anteriores, chamada *karma* no pensamento oriental, foi empiricamente demonstrada (Goswami 2001), fato que dá maior credibilidade à idéia de reencarnação.

Tradicionalmente, o karma é compreendido como karma mental, predisposições mentais que trazemos conosco de vidas passadas. Mas uma rápida reflexão mostra que pode haver também karma vital, propensões vitais que desenvolvemos durante a vida e que podem então transmigrar para outra vida do mesmo modo como o karma mental transmigra (Goswami 2001). O corpo vital tem correlação com os órgãos do corpo físico nos chakras. As experiências e a nossa resposta a elas produzem memórias quânticas dos órgãos as quais se propagam ao corpo vital, dando origem a predisposições individuais do corpo vital.

São essas predisposições vitais que herdamos de nossas vidas passadas as responsáveis pelos desequilíbrios inatos das qualidades vitais (criatividade fundamental ou *tejas*, criatividade situacional ou *vayu* e comportamento condicionado ou *ojas*) no nível vital. Não obstante os desequilíbrios, essas predisposições vitais inatas são tão importantes na formação do nosso corpo físico quanto a natureza convencional (nossos atributos genéticos) e o alimento de que nos nutrimos (contribuição do ambiente físico).

Por fim, o desequilíbrio inato das qualidades vitais dá origem a *prakriti*, o desequilíbrio do nível de base natural dos *doshas*. A preponderância de *tejas* leva ao desequilíbrio de *pitta*, e assim por diante, como descrito anteriormente.

A combinação particular de *doshas* que desenvolvemos à medida que crescemos, o nosso *prakriti* físico ou tipo de corpo, é uma homeostase. Por isso, o nosso corpo físico funciona em condições ótimas quando permanecemos nessa homeostase. Se, porém, os desequilíbrios das qualidades vitais não são corrigidos e se mantêm inalterados, ocorrem desvios com relação a essa homeostase; a doença é esse movimento de afastamento com relação à homeostase natural dos *doshas*.

Desse modo, a cura ayurvédica pode tomar duas direções. Primeira, a óbvia: corrigir os problemas físicos que surgem do desequilíbrio dos *doshas* além do *prakriti dos doshas* no próprio nível físico. Alguns tratamentos ayurvédicos são planejados com essa idéia em mente — *panchakarma*, uma limpeza do corpo, por exemplo. Mas esse é apenas um remédio temporário.

A outra direção consiste em corrigir os desequilíbrios das qualidades do corpo vital. Só essa correção pode levar a um remédio permanente. Essa direção pode ser seguida de dois modos — passivo e ativo. O modo passivo utiliza plantas medicinais, administrando ervas de padrões específicos de *prana* para compensar o que falta. O modo ativo consiste em transformar diretamente os movimentos do *prana* no nível do corpo vital. Exemplo perfeito desse modo são as práticas de respiração denominadas *pranayama*, em que o praticante observa os movimentos da respiração simultaneamente aos movimentos correspondentes do *prana* vital.

Os *Doshas* e Onde se Situam

Considerações gerais a respeito do corpo vital como as apresentadas acima nos permitem compreender como os *doshas* surgem no nível físico. Mas como associamos os *doshas* ao funcionamento dos órgãos do corpo? Precisamos de mais informações sobre a natureza das matrizes vitais ou campos morfogenéticos.

Os antigos videntes que descobriram o Ayurveda intuíram algo fundamental nesse aspecto (os fundadores da medicina chinesa tiveram a mesma idéia básica). Aceita-se hoje que a forma no mundo macrofísico existe em cinco diferentes estados: sólido, líquido, gasoso, plasmático e vazio ou vácuo. Isso é óbvio desde a antiguidade, a não ser pelo fato de que os antigos tinham nomes diferentes para as formas básicas: terra, água, ar, fogo e éter, geralmente conhecidas como os cinco elementos. Os videntes do Ayurveda reconheciam (parafraseadas na linguagem quântica) que as possibilidades do corpo vital se manifestavam nos mesmos cinco estados básicos: terra, água, fogo, ar e éter. Além disso, na composição da forma do corpo físico, a terra vital tem correlação com a terra física, o fogo vital com o fogo físico, e assim por diante.

Agora, a qualidade *tejas* do corpo vital é transformadora, criatividade fundamental. Assim, ela usa o fogo vital, que se correlaciona com o fogo no nível físico no sistema digestivo. Similarmente, *vayu* é a criatividade situacional extensa no nível vital e usa os aspectos ar e éter do vital para representar movimento no físico, seja nos intestinos, nos vasos sangüíneos ou nos nervos. Finalmente, *ojas* é estabilidade e usa os elementos vitais que correspondem à terra sólida e à água líquida para formar os elementos físicos com estrutura e estabilidade.

Se há muito *tejas*, muito fogo vital na composição da forma física, haverá também um subproduto de muito fogo físico — uma preponderância do *dosha* de *pitta*. De modo semelhante, muito *vayu*, muito uso de ar vital e éter, resulta no *dosha* de *vata*; e muito *ojas* significa muito uso de terra e água, o que leva ao *dosha* de *kapha*.

Assim, *pitta* reside principalmente no sistema digestivo (estômago e intestino delgado) como excesso de acidez. O desequilíbrio de *vata* inibe *pitta* e assim se localiza principalmente no intestino grosso (como gás intestinal), mas também nos pulmões e no sistema respiratório, no sistema circulatório e nos nervos. *Kapha* inibe o movimento de *vata* e assim reside como fleuma principalmente no sistema respiratório e também no estômago. Em resumo, o terço inferior do corpo é domínio de *vata*, o terço intermediário é domínio de *pitta* e o terço superior é domínio de *kapha*.

Características Normais de Pessoas dos Três *Doshas*

Relacionei nas páginas anteriores algumas características mais significativas de cada *dosha* para distinguir um do outro. Mas se você quer saber qual é o seu *dosha* ou tipo de corpo, uma lista mais específica pode ser muito útil. Essa lista aparece na figura 12. Se você for um *dosha* misto, você terá uma mistura de características. Baseado nessa lista, você consegue dizer qual é o seu tipo de corpo?

Vata	Pitta	Kapha
• Alto, esguio • Magro, cabelo e pele secos • Olhos pequenos, dentes irregulares • Apetite variável • Pouca resistência • Sono leve • Medroso, ansioso • Aéreo • Instável	• Compleição mediana, equilibrada • Cabelo fino e liso (ruivo) (ou calvo) • Olhos faiscantes • Apetite voraz • Boa resistência, menos quando superaquecido • Raivoso, impetuoso, incisivo (cortante), impaciente	• Pesado • Pele lisa, grossa • Cabelo grosso, lustroso • Olhos, boca e dentes grandes • Apetite equilibrado, estável • Avesso à atividade • Frio, calmo • Complacente

Fig. 12. Traços de personalidade de pessoas dos três *doshas*.

Na minha opinião, embora referências como essas possam ajudá-lo a descobrir o seu *dosha* dominante, elas não dizem qual é o seu *prakriti* exato, a combinação exata de desequilíbrios dos *doshas* que é a sua homeostase de corpo específica. Você precisa consultar um praticante competente do Ayurveda para obter um diagnóstico.

Desequilíbrios dos *Doshas*

Por que é importante você conhecer o seu *prakriti* dos *doshas*? Esta é a sua primeira lição de individualidade no sentido médico. Para um alopata, você não é um indivíduo, mas uma máquina para a qual só pode ser atribuído um comportamento comum ou típico. Na medicina do corpo vital, você é um indivíduo, uma mistura específica de estruturas corporais e predisposições chamadas *doshas*. Não só isso; você funciona melhor quando esses *doshas* estão perto dos seus valores de nível de base homeostáticos que lhe são únicos e exclusivos.

Você pode usar as informações sobre os seus *doshas* para cuidar de si mesmo; tudo o que você precisa saber é o que causa desequilíbrios dos *doshas* a partir do nível homeostático de *prakriti* e como prevenir esses desequilíbrios. Esse é o assunto das próximas seções.

Se você mantiver o seu corpo em harmonia com o seu *prakriti* físico ou desequilíbrios do nível de base, você passará pela vida com boa saúde. Problemas surgem quando há um desequilíbrio, uma perturbação em algum dos *doshas* com relação a esse nível de base. Em geral, é mais provável que o desequilíbrio ocorra em seu próprio tipo de corpo, isto é, uma pessoa *vata* tem mais probabilidade de sofrer de um desequilíbrio de *vata* (*vayu* superativo no nível vital).

Não existem regras rígidas, porém; você pode ser uma pessoa *kapha* e, apesar disso, sofrer de um desequilíbrio de *pitta*. Como saber se há um desequilíbrio além do nível original de desequilíbrio indicado em seu *prakriti*? O que causa esses desequilíbrios excessivos? Uma causa é a mudança das estações; a principal é o estilo de vida.

Relação dos *Doshas* com as Estações

Com base na teoria aqui desenvolvida, podemos estabelecer uma associação sazonal para justificar o afastamento dos desequilíbrios dos *doshas* com relação a *prakriti*. Quando é quente no ambiente externo, como no verão, esse é um tempo para regeneração. Assim *tejas* é usado com abundância, produzindo *pitta* em excesso. Frio representa hibernação, e então é necessária a estabilidade de *ojas* (o excesso de *ojas* produz desequilíbrio de *kapha*). Se o frio chega com ar seco, a condição é própria para desequilíbrio de *vata*. Se é frio e úmido (chuva ou neve), todo movimento cessa, *ojas* domina o corpo vital e o resultado é um excesso de *kapha*.

Se for observador, você perceberá ao longo do ano como a mudança das estações afeta os seus desequilíbrios dos *doshas*. Na Costa Leste dos Estados Unidos, quando o inverno é frio e seco, é o excesso de *vata* que leva as pessoas a se movimentarem apesar do frio. Mas no início da primavera, quando o tempo começa a ficar frio e úmido, a época é propícia para desequilíbrios por excesso de *kapha*, e as pessoas tendem a ficar resfriadas e gripadas (o que quase sempre se deve ao excesso de *kapha* desequilibrado). Quando é quente e úmido no verão, você pode perceber facilmente, de modo especial se você é um tipo *pitta*, que o excesso de *pitta* lhe causa problemas com acidez. No verão, todos preferimos alimentos e bebidas frios, mas para pessoas *pitta* estes são imprescindíveis.

Em geral, se o seu tipo de corpo se harmoniza com o meio ambiente, você precisa ser duplamente vigilante para não perder o controle sobre os desequilíbrios.

Desequilíbrio de *Vata* e seu Remédio

Se você é uma pessoa *vata* equilibrada em seu *prakriti*, você é alegre, animado e cheio de energia para agir. E por que não? Para qualquer mudança que ocorra em sua situação de vida, o reservatório de contextos de criatividade situacional aprendidos no nível vital é capaz de restabelecer a sua homeostase do corpo físico.

Por outro lado, se a sua vida é cheia de preocupações e ansiedades, o seu corpo cheio de indisposição e dores e mesmo se a qualidade do seu sono deu lugar à agitação, então pergunte-se: O meu *vata* ainda está equilibrado? O meu *vata* continua perto do nível de base do meu *prakriti*? Esses são sintomas de desequilíbrio de *vata*, quer você tenha ou não predominância de *vata*.

Um cenário de desequilíbrio de *vata* é comum a todos: À medida que crescemos em idade, *vata* tende a se agravar. Isso faz parte do processo de envelhecimento. Com esse agravamento de *vata*, pouco podemos fazer. A pessoa se torna insone, sofre alguma perda de memória (essa é a oportunidade que todos têm de se tornar o "professor distraído") e sente indisposições e dores. O próprio apetite deixa de ser o que era.

Mas há outros cenários. Suponha que a mudança na sua situação de vida seja drástica, tão radical que o reservatório de *vayu*, aqueles contextos de criatividade situacional aprendidos, não seja adequado para fazer os ajustes de nível vital com rapidez. Assim *vayu* ficará sobrecarregado, causando uma grande radiação de *vata* no nível físico. Situações como essa surgem em nossa vida quando viajamos, quando nos mudamos de uma cidade para outra, quando mudamos de emprego, em caso de divórcio ou da morte do cônjuge.

Eu sei. Alguns anos atrás, no decurso de um ano, eu me divorciei, comecei a cortejar outra mulher (com quem depois me casei), troquei de emprego e me mudei de uma cidade pequena para outra muito maior. Para coroar tudo isso, consegui um financiamento, de modo que fazia anos que não enfrentava tanta pressão. E eu já me debatia com o *vata* agravado por causa da idade avançada. Você pode imaginar a exacerbação de *vata* que tudo isso causou? Fiquei tão desorientado que no ano seguinte sofri três acidentes de carro num período de seis meses.

Então, qual é o remédio? A medicina ayurvédica sugere vários caminhos: alimentação apropriada, remédios de ervas para intensificar o *vata*, um ambiente de clima agradável e úmido, massagens com óleo, certos exercícios de hatha ioga, um processo de limpeza chamado *panchakarma*, relaxamento. Os detalhes sobre alimentação e os remédios de ervas podem ser encontrados em qualquer bom livro sobre Ayurveda.

Uma vantagem da medicina ayurvédica é que ela é acima de tudo bom senso. A menos que você negligencie o seu desequilíbrio durante tanto tempo que o agravamento se torna severo (caso em que o desequilíbrio levará a sintomas físicos do que normalmente chamamos de doença), é possível adotar as medidas mencionadas no parágrafo anterior como medicina preventiva. Você não precisará ir ao médico.

No meu caso, o regime habitual de ioga e meditação que sigo não conseguiu superar o grau de agravamento de *vata*. Eu não consegui resolver o meu desequilíbrio de *vata* morando na cidade grande. Felizmente, o movimento da consciência cooperou, e eu precisei mudar de cidade. Em seis meses, o meu *vata* achou o seu ponto de equilíbrio. O fator principal foi o estilo de vida descontraído do meu novo hábitat. Devo mencionar, porém, que minha mulher me ajudou de muitas maneiras: dieta com alimentos vegetarianos frescos fartos em *prana*; longas caminhadas na natureza; mais tempo dedicado à prática do riso e muito menos ao pensar. Um problema concomitante com o excesso de *vata* é o trabalho mental também excessivo e a tendência daí resultante de você se levar muito a sério; você fica repleto de ar (quente?).

Desequilíbrio de *Pitta* e seu Remédio

Se você é uma pessoa *pitta*, você transpira criatividade e é cheio de energia. Quando *pitta* está equilibrado, você lida com a sua energia natural com alegria porque gosta de ser assim. Mas, se a energia está presente e a alegria está ausente, *pitta* está desequilibrado.

Você percebe como isso funciona? *Pitta* é um efeito colateral de *tejas* com excesso de atividade, de criatividade fundamental no nível vital. *Tejas* nos ajuda a formar um bom sistema digestivo e a mantê-lo com renovação adequada conforme necessário. Mas se o impulso, a intensidade, se torna excessivo, *tejas* recebe uma sobrecarga e a conseqüência é um desequilíbrio de *pitta*.

Um quadro comum ocorre na meia-idade. Nós paramos de crescer, e assim a pressão sobre o sistema digestivo e sobre o *tejas* no nível vital se reduz de modo considerável. Infelizmente, a inércia do hábito os mantém ativos no mesmo patamar de quando éramos mais jovens. Essa sobrecarga de *tejas* continua até nos aquietarmos no último terço da vida. Assim, quando estamos na faixa dos 30 anos, temos de aceitar um certo agravamento de *pitta*, o que resulta em acidez e azia, perda de cabelo, vulnerabilidade ao *stress* e detalhes que tiram a alegria de uma vida intensa.

Existem formas insanas de agravar *pitta*, como sobrecarregar o sistema digestivo desnecessariamente ingerindo alimentos inadequados. Quando somos jovens, nosso fogo digestivo é forte e é consideravelmente intensificado pela ingestão de alimentos quentes e condimentados. O *tejas* do alimento é todo consumido para uma boa causa — desenvolvimento de um corpo saudável. Mas quando não precisamos mais de um fogo digestivo tão intenso, a sobrecarga do sistema com *tejas* desnecessário produzirá desequilíbrio de *pitta*. Se ainda assim não percebemos, acabaremos com uma úlcera gástrica.

A capacidade de organização não é um ponto forte de pessoas criativas do tipo *pitta*. Quando são feitas exigências nesse sentido, o sistema reage com raiva, frustração ou ressentimento, sentimentos esses que precisam de *tejas* para expressar-se. O uso excessivo de *tejas* resulta num excesso de *pitta* no nível físico. Assim o *stress* agrava *pitta*. Se você não o controla poderá ter problemas cardíacos como conseqüência.

O remédio para o desequilíbrio de *pitta* é a moderação. Reduza a ingestão de estimulantes, como café. Medite. Faça longas caminhadas junto à natureza. Reduza a intensidade excedente apreciando a beleza.

Desequilíbrio de *Kapha* e seu Remédio

Como pessoa *kapha*, o seu ponto forte é a força e a estabilidade, que lhe fornecem generosidade e afeição para dar aos outros, e esse dar o deixa feliz. Uma pessoa *kapha* é capaz de viver uma vida longa e feliz, mas pode incorrer em alguns deslizes.

Na infância, um período de formação do corpo, *ojas* é necessário em abundância, o que às vezes pode resultar em excesso de *kapha*. Com isso a criança fica suscetível a distúrbios, como resfriados, inflamação da garganta, sinusite, e assim por diante; essa suscetibilidade acompanha a pessoa pelo resto da vida, afetando uma existência que sob outros aspectos é saudável. Não é preciso ser uma pessoa *kapha* para sofrer essa conseqüência específica de desequilíbrio de *kapha*.

Terminada a etapa de formação do corpo, porém, a força vital e a estabilidade, *ojas*, sem ter o que fazer, tende a produzir obesidade. Isso é sinal de desequilíbrio de *kapha*, que pode levar a outros desequilíbrios se não houver controle do processo. Como a nossa cultura reprova a obesidade, a conseqüência é a insegurança. Se, apesar dessa insegurança, a pessoa continua altruísta e generosa, o resultado será uma ligação muito forte com os outros. Fisicamente, a obesidade exerce uma tensão excessiva sobre o coração, leva à hipertensão e torna a respiração pesada.

Outro aspecto é uma dieta prejudicial constituída de alimentos doces em demasia. Uma manifestação dessa rota para o desequilíbrio de *kapha* é o diabete.

Se o tratamento do desequilíbrio de *vata* recomenda uma vida calma e pacata, o tratamento de *kapha* exige o contrário: mais estímulo e variedade para sacudir a inércia. O tratamento do desequilíbrio de *kapha* também requer controle do peso, abstenção de doces e uma rotina de exercícios.

Panchakarma e Ervas Medicinais: A Necessidade de um Médico!

O Ayurveda salienta a necessidade de uma limpeza periódica dos sistemas do corpo para eliminar o excesso de humores devidos aos desequilíbrios de *vata*, *pitta* e *kapha*, também chamados de *ama*. Por exemplo, o desequilíbrio de *pitta* cria *ama* nos intestinos. A limpeza periódica dos órgãos afetados reduz os desequilíbrios. *Panchakarma* consiste em cinco procedimentos de limpeza: transpiração terapêutica, limpeza nasal com ou sem ervas, purgação do estômago e dos intestinos com ervas ou enemas, massagem com óleo, e sangria. O *panchakarma* requer a supervisão de um médico ayurvédico experiente.

Como mencionado anteriormente, a prescrição de ervas ayurvédicas é feita por um médico treinado. A leitura de livros sobre ervas ayurvédicas é mais útil como prevenção do que como cura de uma condição já agravada.

O critério de qualidade de um remédio de ervas ayurvédico é muito alto. Para citar do Characa, uma das autoridades:

> Um remédio é uma substância que entra no corpo, equilibra os *doshas*, não prejudica os tecidos saudáveis, não adere a eles e é eliminado com a urina, o suor e as fezes. Ele cura a doença, dá longevidade às células do corpo e não tem efeitos colaterais (citado em Svoboda e Lade 1995).

Um lembrete. O tratamento ayurvédico deve ser individualizado. O remédio ayurvédico deve ser receitado levando em consideração o tipo de corpo, o *prakriti dos doshas*, o estilo de vida e a personalidade da pessoa. Por isso, a automedicação é desestimulada e substituída pela recomendação de procurar a orientação de um médico experiente.

Ouvi uma história que ilustra muito bem essa situação. Um brâmane de estatura baixa foi convidado para jantar no palácio de um rei; não conseguindo controlar-se, comeu demais. Dirigiu-se então ao médico (ayurvédico) do rei em busca de socorro. O médico lhe deu uma pílula, acompanhada de uma recomendação.

"Veja, este é um remédio muito potente que prescrevo ao próprio rei quando ele às vezes come demais e se queixa de problemas com a digestão. Uma pílula inteira é muito forte para você. Corte-a em quatro pedaços e tome apenas uma fração. Entendeu?"

"Entendi", disse o brâmane.

Mas ao chegar em casa, ele teve outra idéia. Como era o costume, ele recebeu algumas sobras do jantar, que levou consigo. "Se eu tomar a pílula inteira, certamente vou digerir tudo o que tenho no estômago e também o resto da comida que trouxe comigo." Ele então devorou todas as deliciosas iguarias que recebera, tomou a pílula e foi para a cama.

De manhã, o médico saiu para as visitas habituais que fazia com o filho; como se encontravam perto da casa do brâmane, ele resolveu ver como este estava passando. Ao chegarem, vendo que a porta estava destrancada, entraram, mas não encontraram ninguém na sala nem na cozinha. Foram até o quarto, bateram na porta, mas ninguém respondeu. O médico então resolveu abrir a porta, mas para sua surpresa só encontrou algumas peças de roupa sobre a cama. Examinando essas peças, viu que estavam sujas de fezes.

O médico olhou ao redor e entendeu o que devia ter acontecido.

"Meu Deus!", exclamou.

"O que aconteceu, pai?" O filho não tinha compreendido.

"O pobre brâmane deve ter tomado a pílula inteira. Veja, ele digeriu a comida, não tenha dúvida, mas ele também foi digerido pela pílula", disse o pai, apontando para as fezes.

Em Síntese

Reflita sobre as seguintes idéias:

- Ayurveda é a versão indiana da medicina do corpo vital segundo a qual a doença é conseqüência do desequilíbrio dos movimentos do corpo vital chamados *prana*, energia vital.

- Ayurveda é a medicina voltada para o indivíduo. De acordo com esse sistema, todo indivíduo se caracteriza por uma combinação de certos "defeitos" do corpo chamados *doshas* em sânscrito. Os *doshas* são três: *vata*, *pitta* e *kapha*. O *dosha* dominante determina o tipo de corpo do indivíduo.

- Ayurveda é medicina quântica. Isso fica claro quando se compreende por que existem três tipos de *doshas*. Existem três tipos de *doshas* porque podemos processar os movimentos de um corpo quântico de três maneiras: (1) por criatividade fundamental (no caso do corpo vital, essa qualidade se chama *tejas*); (2) por criatividade situacional (para o corpo vital, essa qualidade se chama *prana* ou *vayu*); (3) por hábito condicionado (para o corpo vital, essa qualidade se chama *ojas*). Cada *dosha* está associado a um dos modos como processamos a energia vital: *pitta* está associado à criatividade fundamental ou *tejas*, *vata* à criatividade situacional e *kapha* ao condicionamento.

- Como o desequilíbrio dos movimentos da energia vital dá origem aos *doshas*? O uso excessivo de *tejas* ou criatividade fundamental para processar movimentos vitais gera o defeito do corpo físico ou *dosha* de *pitta*. O uso excessivo da criatividade situacional, *vayu*, cria o *dosha* de *vata*. E o uso excessivo do condicionamento, *ojas*, produz o desequilíbrio de *kapha*.

- Para situar-se rapidamente, pense em *vata* como a tendência a produzir um excesso de gás intestinal, em *pitta* como a tendência a produzir um excesso de acidez no estômago, e em *kapha* como um excesso de fleuma no sistema respiratório. Para detalhes, consulte a figura 12.

- Observando a figura 12, você obtém uma informação muito valiosa, ou seja, descobre qual é o seu tipo de corpo, que pode ser *vata*, *pitta* ou *kapha* puros, ou uma mistura de dois ou mais. Veja qual é o seu tipo de corpo.

- Todos nascemos com um certo nível de base homeostático dos três *doshas*; essa homeostase de nível de base se chama *prakriti*. Segundo o Ayurveda, *prakriti* tem origem nos padrões de hábito do corpo vital que acumulamos em muitas encarnações.

- Para o Ayurveda, a doença é um desequilíbrio de excesso ou de deficiência de um ou mais dos *doshas* em comparação com o valor do nível de base de *prakriti* desse ou desses *doshas*.

- Procure descobrir o que causa o desequilíbrio dos *doshas* em decorrência do afastamento de *prakriti* e conhecer os remédios recomendáveis para cada situação. Aplique esse conhecimento ao seu caso particular.

- Repito, compreenda que o seu corpo vital funciona em condições ótimas quando a sua criatividade quântica e o condicionamento clássico estão em equilíbrio no modo como você usa o seu corpo vital. Veja como você pode levar esses dois aspectos da sua natureza ao equilíbrio. Consulte também os capítulos 10 e 17.

10

A Medicina Chinesa Tradicional e o Tratamento de Desequilíbrios da Energia Vital

A medicina chinesa se baseia em idéias muito semelhantes às do Ayurveda; a diferença está no modo como essas idéias são postas em prática. Os chineses perceberam que a entidade básica que sentimos no corpo vital, a energia vital que eles chamam de *chi*, contém aspectos complementares. Os dois aspectos complementares de *chi* são chamados de "yin e yang"; essa visão chinesa revela indícios de uma compreensão quântica da realidade.

Yang é o aspecto transcendente, ondulatório, do *chi*: expansivo, não-local, criativo, celeste (análogo ao *tejas* do Ayurveda). Yin é o aspecto imanente, particulado, do *chi*: contraído, localizado, condicionado e terreno. (Yin é análogo aos dois conceitos de *vayu* e *ojas* do Ayurveda.) Os dois aspectos yang e yin são necessários para expressar a potência plena do *chi*.

A filosofia que dá sustentação à medicina chinesa é o Taoísmo, com sua ênfase na complementaridade dúplice de yin e yang, e não na característica tríplice dos *gunas* e *doshas* da filosofia indiana. Assim, a caracterização chinesa dos tipos de corpo é dupla: tipo yang, os que representam o componente yang da energia vital, e tipo yin, os que representam o componente yin.

A dupla distinção de yin e yang no nível vital dá origem aos bem conhecidos opostos do corpo humano como representações do corpo vital. A dualidade yin-yang é eficiente para diferenciar tipos de corpos: frio/quente, molhado/seco, pesado/leve, lento/rápido, passivo/agressivo, quieto/ativo, estável/criativo, ascendente/descendente, interior/exterior, e assim por diante.

Você pode ver que a diferenciação tríplice é ainda mais eficaz. Por exemplo, pense nos pares de opostos frio (yin) e quente (yang). No Ayurveda, quente corresponde ao tipo *pitta*, mas frio tem duas possibilidades: *vata* e *kapha*. *Vata* é frio e seco (qualidade do ar) e *kapha* é frio e úmido (qualidade da água). Assim, a caracterização tríplice fornece mais informações.

Mas os chineses suprem a deficiência da diferenciação dúplice yin e yang dos tipos de corpo com um mapeamento elaborado dos órgãos do corpo que combina a teoria yin-yang com uma versão chinesa da teoria dos cinco elementos.

Os Órgãos no Sistema Chinês

Até aqui, tudo bem. Mas quando os órgãos aparecem na teoria da medicina chinesa em conjunto com a teoria dos cinco elementos, as coisas ficam um tanto vagas e confusas. Se você ler qualquer estudo moderno sobre medicina chinesa tradicional, deparará com cinco órgãos yin e cinco órgãos yang. Além disso, você receberá a informação de que esses órgãos são interligados por meridianos, ou canais para o fluxo do *chi*. Não surpreende então que pesquisadores modernos sejam tentados a procurar esses meridianos (que exercem um papel essencial na acupuntura) no corpo físico. Mas ninguém jamais encontrou nenhum canal de fluxo no corpo físico que possa ser chamado de meridiano, nem ninguém jamais encontrou no corpo físico qualquer energia, sutil ou densa, que ao menos se assemelhe ao *chi*. Tanto o *chi* como os meridianos fazem parte do corpo vital; é por isso que todos os esforços para encontrá-los no corpo físico resultam em frustração.

É imperativo, então, que desenvolvamos uma linguagem que evite essa confusão. Para descrever corretamente o que está acontecendo, os nossos conceitos devem se referir tanto ao corpo vital (que consiste nos campos morfogenéticos ou matrizes ou planos do corpo e nos modos do seu movimento quântico, *chi*) quanto às suas representações no corpo físico (os órgãos). O resultado será um pouco mais complexo do que de costume, mas conseguiremos evitar todo mal-entendido.

Estamos prontos agora para introduzir a parte engenhosa da medicina chinesa tradicional. Ela define os campos morfogenéticos e suas inter-relações utilizando os cinco elementos que compõem a versão chinesa — terra, água, fogo, metal e madeira. Em termos filosóficos, essa versão não é inteiramente satisfatória, mas ela pode ser tomada como um estratagema fenomenológico. Em outras palavras, visto que não sabemos como classificar os campos morfogenéticos vitais, a não ser observando os órgãos físicos a que eles correspondem, podemos escolher os cinco elementos de acordo com a relação que vemos empiricamente entre os órgãos físicos (inclusive os seus processos) do nosso corpo — ou com base no que vemos na natureza física.

Para os antigos chineses, a natureza apresentava uma relação circular entre os seus cinco elementos. Duas dessas relações fazem parte da filosofia chinesa: promoção (também chamada de relação mãe-filho) e controle. Por exemplo, madeira promove fogo. Mas a água extingue o fogo — um exemplo de controle. Os chineses percebiam as mesmas relações em nosso corpo físico; por exemplo, o fígado promove o coração, mas o coração controla o pulmão.

Os antigos chineses tiveram a brilhante idéia de classificar os campos morfogenéticos do corpo vital em cinco categorias, de acordo com os cinco elementos: terra, água, fogo, metal e madeira. Cada categoria tem movimentos yin e yang complementares. Assim, cada uma tem duas classes de representações de órgãos. A classe de órgãos associados a movimentos yin é chamada de órgãos *zang*; a classe associada a movimentos yang de sua matriz vital é chamada de órgãos *fu*.

Cada representação de órgão de uma classe tem simultaneamente relações de promoção e de controle com outros membros da classe. Isso significa *feedback*, uma relação circular.

Um exemplo esclarecerá a circularidade do modo como os chineses estabelecem relações. O fogo é controlado pela água, mas ele não pode controlar a água diretamente. Ele pode, porém, promover a terra, que *pode* controlar a água. Assim, o *feedback* se processa indiretamente, possibilitando a circularidade.

O que faz a intermediação das relações de que estamos falando, promoção ou controle? O fluxo do *chi*, naturalmente, por meio dos meridianos que conectam as matrizes vitais.

Cinco órgãos *zang* (físicos) representam o aspecto yin dos cinco tipos de campos morfogenéticos (madeira, fogo, terra, água e metal). De modo semelhante, correspondendo aos aspectos yang dos cinco tipos de campos morfogenéticos no corpo vital, haverá cinco órgãos físicos *fu*, cada um correspondendo a um dos elementos.

Como yin representa a estabilidade terrena, os órgãos *zang* que se manifestam a partir do aspecto yin das matrizes vitais são "cheios", mas esse estado é dinâmico, não inerte. Em geral, esses órgãos armazenam materiais, mas os materiais podem entrar e sair. Esses órgãos (órgãos de armazenamento) são: fígado, coração, baço, pulmão e rins.

Como yang representa o movimento celeste que inclui o movimento criativo, os órgãos *fu* — que são a representação do aspecto yang dos planos do corpo vital — são os órgãos que recebem e eliminam. Em outras palavras, eles são órgãos de transferência: vesícula biliar, intestino delgado, estômago, intestino grosso e bexiga.

Observe que para cada órgão *zang* temos um órgão *fu* que lhe é externo. Esse é um par de órgãos *zang-fu* (interno/externo) que representa os aspectos yin-yang de cada um dos cinco tipos de campos morfogenéticos no corpo vital:

- Fígado e vesícula biliar correspondem a madeira vital.

- Coração e intestino delgado correspondem a fogo vital.

- Baço e estômago correspondem a terra vital.

- Pulmão e intestino grosso correspondem a metal vital.

- Rins e bexiga correspondem a água vital.

Podemos ilustrar a relação de promoção entre os órgãos *zang* desse modo: Como a água alimenta a madeira, os rins (que representam o aspecto yin do tipo água vital do campo morfogenético) alimentam o fígado (que representa o aspecto yin da madeira) suprindo-o com a sua essência.

Como a madeira alimenta o fogo, o fígado (que representa o aspecto yin do campo morfogenético do tipo madeira) alimenta o coração (que representa o aspecto yin do campo morfogenético do tipo fogo) abastecendo-o com sangue.

Como o fogo alimenta a terra, o coração (que representa fogo) alimenta o baço (que representa terra) fornecendo-lhe o calor produzido pela circulação sangüínea.

Como a terra alimenta o metal, o baço (que representa a terra) promove o pulmão (que representa o metal) ministrando-lhe a essência do alimento.

Como o metal promove a água, o pulmão (que representa o metal) promove os rins (que representam a água) fornecendo-lhes água (num movimento descendente).

A figura 13 mostra os elementos vitais, suas representações físicas (os pares *zang-fu*) e suas relações de promoção e de controle. Baseado na figura 13, você pode recorrer às relações de controle entre os elementos vitais para visualizar as relações de controle dos órgãos físicos. Por exemplo, como a água controla o fogo, a mão amparadora e moderadora dos rins (água) pode controlar as labaredas do coração (fogo). Do mesmo modo, como o metal pode cortar a madeira, uma erupção do fígado (madeira) pode ser controlada pelo pulmão (metal).

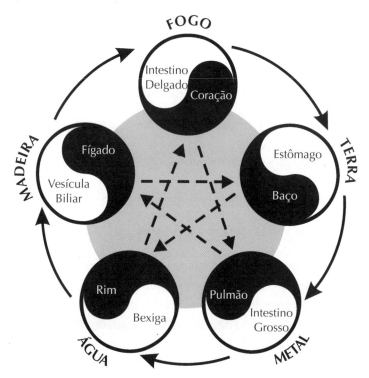

Fig. 13. Os pares de órgãos *zang-fu* e suas relações de promoção (linhas contínuas) e de controle (linhas interrompidas).

Vemos assim que tanto o sistema indiano tradicional como o chinês tradicional adotam princípios gerais com relação aos campos morfogenéticos vitais para:

a) definir saúde, que significa equilíbrio e harmonia

b) definir doença, que significa ausência de equilíbrio e de harmonia

c) derivar relações entre os sistemas do corpo físico, que então podem ser aplicadas em processos de cura.

Doença e Cura

Na medicina chinesa, a doença é sempre um desequilíbrio de yin ou yang e também do nível da energia vital *chi* da matriz morfogenética dos dez órgãos *zang-fu* (figura 13). O *chi* em cada matriz vital correspondente a um órgão é denotado pelo nome do órgão precedido por *chi*; por exemplo, *chi* do pulmão se refere ao *chi* na matriz morfogenética do pulmão, metal; no entanto, o mesmo *chi* também é chamado de *chi* do metal. Pode haver excesso ou deficiência do *chi* correspondente a um órgão; também pode haver estagnação. Essas três condições precisam ser corrigidas.

A medicina chinesa tradicional sustenta que o corpo vital tem capacidade de resistir a fatores patogênicos e de restabelecer o corpo físico. Essa capacidade é chamada de *chi* antipatogênico. A história de uma doença, então, é a história da luta entre os fatores patogênicos e o *chi* antipatogênico. O principal fator na luta em que o *chi* antipatogênico se envolve é ajustar o equilíbrio entre o yin e yang dele, os aspectos condicionado e criativo do seu movimento. Por isso, podemos falar da doença em termos do desequilíbrio de yin e yang.

Imagine, por exemplo, apanhar um resfriado depois de se expor a um vento frio. A exposição do corpo físico ao vento frio produz uma preponderância de yin na matriz vital correspondente à pele e aos músculos próximos a ela. Como a pele está numa relação externa/interna relativamente aos pulmões, um desequilíbrio de energia na matriz vital da pele pode também afetar a matriz vital dos pulmões (que são metal) e causar um desequilíbrio ali também. Yin em excesso da matriz vital da pele produzirá deficiência de yang no correlato metal do corpo vital. Assim, os pulmões (a representação física do metal vital) talvez não consigam exercer sua função normal de alimentar a água. A conseqüência será um excesso de fluido e fleuma — os sintomas de um resfriado comum.

Um resfriado também pode ser resultado de uma situação patogênica interna. Imagine uma doença prolongada que provocou a depleção de yang no nível vital. A deficiência de yang se traduz como funcionamento deficiente dos órgãos do corpo físico, o que reduz a resistência do corpo e o torna suscetível ao resfriado. De modo semelhante, uma predominância de yang produz um funcionamento em excesso do órgão afetado, resultando em sintomas de calor, como febre, por exemplo.

A doença pode ainda resultar da preponderância ou deficiência de yin e pode ser estudada desse ponto de vista.

O praticante de medicina chinesa emprega remédios especiais de ervas e alimentação (e também massagem e acupuntura; análise a seguir) para corrigir o desequilíbrio energético no órgão afetado. Se o órgão afetado é o pulmão, que é um órgão metal, são prescritos alimentos e ervas relacionados com o metal.

Algumas ervas usadas na medicina chinesa tradicional têm substâncias químicas naturais que se assemelham a substâncias sintéticas encontradas em drogas alopáticas. Há assim uma tendência a considerar essas ervas (e também as ervas usadas no Ayurveda) apenas em termos de seus efeitos químicos e fisiológicos. Mas isso perde de vista o importante aspecto da energia vital do remédio de ervas. Enquanto as ervas da medicina chinesa atuam em *dois níveis*, o físico e o vital, quando o princípio ativo dessas ervas é isolado, só permanece o seu efeito fisiológico, e nós perdemos alguma coisa.

A medicina de ervas chinesa dá resultados? Médicos ocidentais colaboraram com médicos chineses na preparação de um teste que incluía um grupo de crianças que sofriam de eczema cutâneo. Os médicos prepararam um chá "fictício" feito de várias ervas tradicionais sem nenhuma relação com o tratamento de eczema e compararam o efeito desse chá com o do chá "de verdade" preparado com as ervas corretas prescritas de acordo com os princípios da medicina chinesa tradicional.

Metade do grupo de crianças (escolhidas aleatoriamente) recebeu o chá verdadeiro durante oito semanas, seguidas por um período de purificação de quatro semanas, e depois de outras oito semanas de chá fictício. O outro grupo foi tratado na ordem inversa, chá fictício primeiro, depois chá de verdade. Os resultados foram surpreendentes. Sempre que as crianças tomavam o chá verdadeiro, a pele melhorava significativamente; quando ingeriam o chá falsificado, a condição da pele se deteriorava visivelmente (Sheehan e Atheron 1992).

Como o Ayurveda, e diferentemente da medicina alopática, os tratamentos na medicina chinesa são individualizados. Isso porque dois indivíduos podem sofrer ambos da mesma doença, úlcera estomacal, digamos, mas os desequilíbrios que deram origem à úlcera podem ser muito diferentes num caso e no outro. Pelo mesmo princípio, se duas pessoas têm os mesmos desequilíbrios no movimento do *chi*, elas podem ser tratadas do mesmo modo, independentemente dos sintomas.

Naturalmente, quando um órgão físico é afetado devido ao excesso ou depleção de *chi* numa das suas matrizes vitais, o melhor tratamento é canalizar *chi* de equilíbrio para essas matrizes a partir de outra matriz vital. Tradicionalmente, esse é o aspecto mais extraordinário da medicina chinesa, e atualmente o mais conhecido fora da China. Naturalmente, estou falando da acupuntura.

Acupuntura é um procedimento de cura que consiste em perfurar a pele em vários pontos com agulhas muito pequenas. Por que um procedimento tão simples produziria a cura? Além disso, o ponto onde a agulha é aplicada pode não ter relação espacial com o lugar onde está o problema. Por exemplo, um acupunturista pode aplicar agulhas no dedo grande do pé para dissipar uma dor de cabeça.

Acupuntura — Como Ela Opera

Acredita-se que a acupuntura foi descoberta em conseqüência da guerra. Foram os guerreiros feridos pelas flechas inimigas que a descobriram. Eles perceberam que uma seta alojada no corpo, apesar de produzir uma lesão, também aliviava dores crônicas que hoje associaríamos à artrite ou à tendinite. Diz ainda a lenda que quando relatos de soldados chegaram aos ouvidos de sábios taoístas experientes em medicina chinesa, estes compreenderam o que estava acontecendo. Com verdadeiro espírito científico, eles introduziam agulhas no próprio corpo e assim mapearam os caminhos do *chi*, os meridianos.

Como mencionado anteriormente, o principal aspecto da teoria da acupuntura é que existem canais para o fluxo da energia vital entre as matrizes vitais que são o reservatório dos programas que executam as funções biológicas dos órgãos. Esses canais são chamados de meridianos. Em termos simples, meridianos são canais para o fluxo da energia vital entre as matrizes dos órgãos.

Para detalhes, seguirei a exposição do professor Yen-Chih Liu (1988), da Faculdade de Pequim, na China. Existem doze meridianos relacionados com o corpo, e cada um está associado a um órgão *zang* ou a um órgão *fu*, daí a sua importância. Por que doze quando existem apenas dez órgãos *zang-fu*? A medicina chinesa reconhece duas outras matrizes vitais denominadas Triplo Aquecedor e Circulação-Sexo ("protetor do coração"), para as quais não existe forma, mas que exercem uma função importante na transmissão do *chi* entre os órgãos.

O segundo aspecto mais importante da teoria é a existência de lugares na pele onde o funcionamento desses canais principais pode ser influenciado; mesmo os canais do Triplo Aquecedor e da Circulação-Sexo têm pontos externos específicos associados a eles. Esses são lugares onde influências externas podem afetar os órgãos e suas matrizes, o Triplo Aquecedor e a Circulação-Sexo. A má notícia é que patógenos externos (por exemplo, um vento forte ou um vento frio) podem afetar um órgão interno (e sua matriz) através dessas áreas. Mas, sem dúvida, essa é também uma boa notícia. Podemos aplicar energia externa de cura a um órgão interno (e à sua matriz) através dos mesmos pontos, os pontos da acupuntura.

Massagem terapêutica também pode ser aplicada às áreas próximas dos pontos da acupuntura. De fato, de acordo com alguns especialistas chineses, nos primórdios da acupuntura os praticantes usavam apenas os dedos para influenciar o movimento do *chi* — não se preocupe com a história da descoberta que diz outra coisa. Atualmente, a prática de manipulação do *chi* com os dedos se denomina acupressura.

A acupuntura tornou-se popular nos Estados Unidos (já estava em voga na Europa) em 1972. Na era Nixon, um jornalista que acompanhava a primeira delegação americana em visita oficial à China precisou submeter-se a uma apendicectomia enquanto estava lá, sem anestesia, mas com a ajuda de um anestésico oferecido pela acupuntura. Desde então, médicos alopatas estão à procura de uma explicação física para os meridianos; por exemplo, muitos deles acreditam que os meridianos podem estar relacionados com o sistema nervoso.

Lembrando e reforçando mais uma vez: os meridianos não são canais físicos, absolutamente, e também não há nada de físico passando por eles. Eles são, sim, elementos do nível vital e nos dão os caminhos aproximados do movimento do *chi* vital entre as matrizes vitais (os campos morfogenéticos) dos órgãos importantes (os órgãos *zang-fu*). Isso deve ficar evidente quando compreendemos que alguns meridianos interligam duas entidades, o Triplo Aquecedor e a Circulação-Sexo, que são concebidas como entidades puramente vitais (campos morfogenéticos sem representações físicas).

Quando as matrizes vitais, a fonte vital dos programas que executam as funções da representação de órgãos, são restabelecidas em termos de equilíbrio e harmonia, a recuperação das funções dos órgãos é uma conseqüência imediata.

Por que os meridianos descrevem apenas caminhos aproximados? Porque, em última instância, a energia vital é de natureza quântica, e portanto é impossível descrever os seus movimentos através de trajetórias exatas. Essa é uma máxima do princípio da incerteza de Heisenberg.

O modo como a acupuntura efetivamente é praticada hoje dá sustentação à visão quântica da energia vital. Embora os tradicionalistas insistam em dizer que os meridianos são fixos, como os pontos da acupuntura, eles aceitam que mais do que pontos, os meridianos denotam áreas. Atualmente, alguns acupunturistas não necessariamente usam os meridianos e os pontos de acupuntura tradicionais. Eles perguntam ao paciente ou mesmo adotam métodos como o teste de músculo (uma técnica da cinesiologia aplicada) para localizar os pontos onde aplicar as agulhas para curar o órgão afetado.

Descrever-lhe-ei a minha experiência com a acupuntura. Eu sentia dores musculares na parte superior do braço esquerdo, causadas por uma queda. Mesmo depois de passado um mês do acidente, a dor não cessava. Eu me encontrava no Ashram Sivananda, em Val Morin, perto de Montreal, Canadá, fazendo uma série de palestras, quando conheci o Dr. Gopala, um acupunturista americano que também estava lá proferindo palestras. Um assunto levou a outro, e casualmente mencionei a dor que sentia no braço. O Dr. Gopala me perguntou se eu gostaria de receber um tratamento de acupuntura. Eu não tinha pensado no assunto (isso aconteceu antes que eu me envolvesse com pesquisas sobre Medicina Integral), mas eu estava curioso e concordei com o tratamento. A primeira aplicação reduziu a dor consideravelmente; e uma segunda sessão, dois dias depois, produziu a cura completa.

Nesse tratamento, o Dr. Gopala aplicou o teste de músculo. Ele tocava pontos no meu braço esquerdo e examinava os músculos no braço direito à procura de áreas fortes e áreas fracas; se os músculos se mostravam fortes, ele os considerava como um alvo, o ponto onde introduziria as agulhas.

O que a acupuntura faz para aliviar a dor? Num corpo com órgãos *zang-fu* saudáveis, a aplicação das agulhas em áreas adequadas pode estimular o nível geral de *chi* yang (*chi* manifesto) no corpo, especialmente nas áreas cerebrais que produzem endorfinas, os opiatos do cérebro. A manifestação da vitalidade do *chi* no nível vital revela estados cerebrais com endorfinas. Com efeito, drogas antagonistas narcóticas que bloqueiam a ação dos opiatos podem neutralizar os efeitos de cura de um tratamento de acupuntura.

A acupuntura promove a cura de muitos outros distúrbios, não apenas da dor. Como foi dito anteriormente, podemos aplicar a acupuntura para promover o fluxo da energia vital entre as matrizes vitais de quaisquer dois órgãos *zang-fu* com vistas a corrigir desequilíbrios de energia e, assim, recuperar a saúde.

A figura 14 mostra um dos principais canais, o canal do pulmão, com as partes interna e superficial do trajeto. Observe que a ramificação superficial do meridiano no braço passa um ponto acima da artéria radial do pulso. Isso explica como o praticante de medicina chinesa pode diagnosticar doenças lendo os pulsos, uma arte altamente sofisticada na medicina chinesa tradicional.

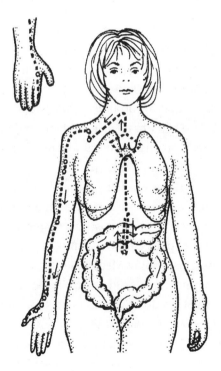

Fig. 14. Meridiano do pulmão.

Existe Possibilidade de Integrar o Ayurveda e a Medicina Chinesa Tradicional?

Alguns autores, especialmente Robert Svoboda e Arnie Lade (1995), já iniciaram a análise da atraente e sempre tentadora possibilidade de integrar os dois grandes sistemas orientais de medicina — o Ayurveda e a chinesa tradicional. Esses autores consideram yin, yang e o *chi* da medicina chinesa como uma tríade de tipos de corpo semelhante aos três *doshas* do Ayurveda. Na visão quântica (creio eu, em face de qualquer filosofia não-dual), yin e yang são os aspectos duais, complementares do *chi*; não pode ser de outro modo. Assim, no sistema chinês, somente um tipo de corpo dúplice pode ser formulado.

Na verdade, a semelhança é maior no modo como os dois sistemas incorporam a teoria dos cinco elementos ao seu esquema. Mencionei acima que o princípio chinês dos cinco elementos é muito engenhoso no sentido de que é coerente com uma circularidade de apoio e controle entre os órgãos (figura 13). O que não é muito bem conhecido é que existe algo como uma roda de apoio e uma roda de controle também no Ayurveda (figura 15).

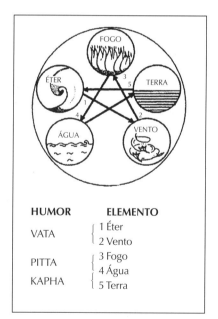 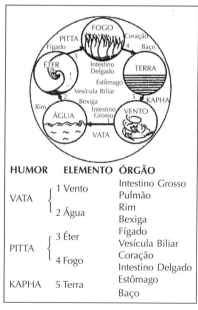

Figs. 15a e 15b. A roda de apoio e de controle dos órgãos no Ayurveda.
Reimpresso com permissão de *The Lost Secrets of Ayurvedic Acupuncture*, do Dr. Frank Ros, Lotus Press, P.O. Box 325, Twin Lakes, WI 53181. © 1994 Todos os Direitos Reservados.

No entanto, Svoboda e Lade abordam alguns aspectos muito interessantes. Apenas para dar um exemplo, eles mostram que a eficácia da acupuntura pode ser aumentada significativamente mudando a técnica habitual de acordo com o desequilíbrio do *dosha* dominante do paciente. Historicamente, o sistema indiano tem algo próximo da acupuntura (capítulo 11), algo que nunca foi totalmente desenvolvido. Essa é uma área em que uma fecundação cruzada deve beneficiar ambos os sistemas.

Ao longo do tempo, houve uma certa fecundação cruzada entre os dois sistemas na área dos usos terapêuticos de plantas, ervas, minerais, e assim por diante. Essas fecundações continuarão, sem dúvida.

Eu acredito também que, combinando o que teoricamente é o melhor em cada sistema, podemos ter a oportunidade de desenvolver uma medicina do corpo vital mais completa. Suponha que adotemos a versão chinesa da teoria dos cinco elementos e a combinemos com os três tipos do Ayurveda, *guna/dosha* do corpo vital/físico. Deveríamos então desenvolver as previsões de um modelo assim de medicina do corpo vital e compará-lo com os fatos da situação clínica.

O mais necessário é retomar os estudos de pesquisa empíricos em ambos os sistemas, o chinês tradicional e o indiano, especialmente agora que estamos nos encaminhando para uma boa compreensão teórica de ambos. Enquanto pesquisamos o corpo vital, talvez um dia encontremos inclusive um substituto melhor para a teoria dos cinco elementos que tenha aplicação nos dois sistemas. Com pesquisas, talvez sejamos também capazes de corrigir uma omissão importante em ambos os sistemas: os chakras, que podemos considerar como as conexões de sentimento. No próximo capítulo, analisaremos a possibilidade de uma medicina do corpo vital baseada nos chakras.

Resumo das Idéias Importantes da Medicina Chinesa Tradicional

O que segue é um resumo das idéias principais deste capítulo; reflita sobre elas e veja a possibilidade de aplicá-las:

- A medicina chinesa tradicional é a medicina do corpo vital por excelência. Como o Ayurveda, ela também vê a doença como desarmonia e desequilíbrio dos movimentos da energia vital e procura corrigi-los com a aplicação de ervas medicinais, uma infusão externa de *chi* (energia vital). Diferentemente do Ayurveda, ela também dispõe de uma técnica altamente sofisticada e eficaz, a acupuntura, que consiste numa estimulação direta no nível da pele para corrigir movimentos vitais desgovernados.

- A medicina chinesa é medicina quântica. Ela adota os aspectos quânticas de onda (yang) e de partícula (yin) do *chi* para classificar os desequilíbrios da energia vital e das representações dos órgãos dos corpos morfogenéticos vitais. Desse modo, a medicina chinesa emprega a polaridade onda-partícula da dinâmica quântica subjacente do próprio *chi* para classificar os defeitos (semelhantes aos *doshas* ayurvédicos) das representações do corpo vital, os órgãos.

- A medicina chinesa é também medicina individualizada. Uma pessoa pode sofrer de deficiência de yang caracterizada por obesidade e excesso de fleuma (semelhante ao *dosha* de *kapha* ayurvédico). Ou ela pode sofrer de deficiência de yin caracterizada por um corpo magro, excesso de gás intestinal e acidez (semelhante aos *doshas* de *vata* e *pitta* ayurvédicos).

- O princípio preventivo básico de auto-ajuda da medicina chinesa é direto: mantenha o seu yang (fazer, movimento) e o seu yin (ser, repouso) em equilíbrio.

- Os detalhes da medicina chinesa tradicional são desenvolvidos relacionando a classificação yin-yang com outra classificação baseada na versão chinesa dos cinco elementos — madeira, fogo, terra, metal e água.

- A acupuntura dá resultados não porque a introdução de agulhas na pele afeta sinais nervosos, mas porque é capaz de influenciar os movimentos da energia vital. A punção afeta, primeiro, o fluxo da energia vital nos meridianos correlatos ao corpo físico na pele, e segundo, através de conexões internas, o fluxo de energia vital nos meridianos no interior do corpo que interligam as matrizes vitais dos órgãos.

- São muitas as semelhanças entre o Ayurveda e a medicina chinesa tradicional, e por isso um intercâmbio de técnicas entre os dois sistemas se revelaria de grande proveito.

11

A Medicina dos Chakras

Outra prova indireta da autenticidade da acupuntura e dos seus meridianos como ciência é que o Ayurveda também dispõe de um sistema de caminhos de energia, embora estes sejam pouco empregados na Índia. Os fundadores da tradição ayurvédica descobriram independentemente canais de fluxo da energia vital (*prana*) aos quais deram o nome de *nadis*. Descobriram também que certos pontos de interseção desses *nadis* são especiais e que a estimulação física nesses pontos repercute em órgãos internos. Esses pontos são chamados de *marma* em sânscrito e a terapia de *marma* faz parte da massagem ayurvédica ainda em nossos dias.

Os praticantes ayurvédicos chegaram inclusive a desenvolver uma espécie de acupuntura — a arte de perfurar a pele com agulhas nos pontos *marma* — mas ela não era tão sofisticada como o sistema chinês, em parte porque a visão que o praticante ayurvédico tem do corpo vital não inclui os órgãos de modo específico. Além disso, na Índia, o Ayurveda passou a fazer parte de um sistema espiritual chamado *tantra* e todo o foco da pesquisa sobre a energia vital voltou-se para a elevação espiritual mais do que para a cura de doenças. Este é o tema de um capítulo posterior.

No Ayurveda, a questão dos *nadis* gira em torno de pontos do corpo denominados *chakras* (*chakra* em sânscrito significa "roda"), e não em torno de órgãos específicos. Esses chakras são bem conhecidos atualmente, e uma das vantagens do novo paradigma integrativo é que com ele temos condições de compreender os chakras cientificamente. Com essa compreensão, a possibilidade de desenvolver novas técnicas de cura com o recurso dos chakras abre novas e amplas perspectivas — o tema deste capítulo.

Como seus correlatos chineses, os praticantes ayurvédicos também eram peritos em diagnosticar pelo exame do pulso (que equivale a examinar os *nadis*). Eu cresci ouvindo muitas histórias fantásticas sobre a eficácia do diagnóstico feito pelo exame dos *nadis*. Vou contar uma dessas histórias.

Um rei muçulmano convocou um médico ayurvédico para examinar a saúde de sua mulher e sugerir uma dieta adequada, tudo não passando de um ardil tramado pelas cortesãs do palácio. Mulheres muçulmanas casadas não podem ser vistas nem tocadas por outros homens (exceto os da família). O costume exigia que a mulher ficasse atrás de uma cortina, com uma corda amarrada ao pulso; o médico só examinava a corda (isto é, fazia o exame dos *nadis* por meio da corda, algo como tentar ler o pulso por meio da corda).

O ardil aplicado ao pobre médico consistiu em substituir a mulher por uma vaca. Diz a lenda que o mestre ayurvédico examinou a corda durante um longo tempo, aparentemente esforçando-se para ler os *nadis*, até que por fim, suspirando, disse: "Não consigo compreender! Mas tudo o que esta paciente precisa é de uma dieta rica em pasto; isso resolverá o problema."

O que São os Chakras?

Mencionei anteriormente que, quando sentimos uma emoção, essa emoção é acompanhada não somente por um efeito físico e um pensamento mental, mas também por um sentimento. O que sentimos? Sentimos o movimento da energia vital que acompanha a emoção. Mas em que lugar do corpo sentimos as emoções? Ou, de maneira mais precisa, em que lugar do corpo sentimos o sentimento que compõe as nossas emoções?

Se você conhece os sentimentos, responderá que tudo depende da emoção e de quem você é. Se você é intelectual, é provável que só sentirá a energia vital no alto da cabeça.

Quando usamos o intelecto, é para esse ponto que a energia vital se dirige. Esse é o chakra da coroa (figura 16).

Se não é predominantemente intelectual, você sentirá a energia em outros locais do corpo. O mais comum deles é o chakra do coração, o ponto onde se concentra a energia romântica. Você se lembra da primeira vez em que percebeu que estava apaixonado? Feche os olhos agora e traga esse

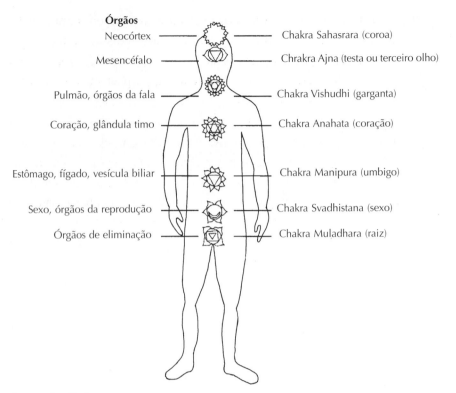

Fig. 16. Os Chakras.

momento à imaginação; você logo sentirá a onda de energia no chakra do coração (sentida como palpitação, formigamento, calor ou expansão). É por isso que as pessoas lêem romances sentimentais e assistem a filmes que despertam sentimentos de afeto e ternura. Elas gostam do fluxo de energia no chakra do coração (que nessas ocasiões é sentida como calor).

Em contraste, quando vemos sexo e violência na TV, a energia desce para os chakras inferiores e nos sentimos mais "com os pés no chão". Sem dúvida, é por isso que sexo e violência são tão populares nos meios de comunicação atualmente. As pessoas cansam de "viver na cabeça", que é para onde as exigências de suas tarefas normalmente as levam.

Quando estamos bem com nós mesmos, sentimos um estímulo energético no chakra do umbigo; em momentos de insegurança, sentimos a energia saindo desse chakra como "borboletas" no estômago. Sentimo-nos firmes quando o fluxo da energia segue para o chakra da raiz, mas quando ele se escoa desse chakra, sentimos medo. A energia se dirige para o chakra sexual quando nos sentimos amorosos.

Depois de fazer sexo ou de uma boa refeição, a energia sobe para o chakra do coração. Parece que antigamente as pessoas sabiam disso. Naqueles tempos, os homens cuidavam das finanças da família e as mulheres sabiam quando pedir ao marido o que precisavam para a casa, especialmente dinheiro: depois de fazer sexo ou de servir-lhes uma boa refeição. Hoje, graças à liberação da mulher, as coisas não são mais assim, mas naqueles dias o comentário "O caminho para o coração de um homem passa pelo seu estômago" era bastante comum.

Quando ficamos nervosos um pouco antes de fazer uma palestra, a garganta parece secar; isso acontece porque a energia vital se escoou do chakra da garganta. Por outro lado, se você sente que está se comunicando bem, preste atenção ao chakra da garganta: o influxo de energia para esse ponto lhe dará grande prazer; todos gostamos disso.

Quando nos concentramos, as sobrancelhas focalizam e você pode sentir calor na região do "terceiro olho". Esse é também o chakra que "abre" quando temos vislumbres intuitivos. Na Índia, em momentos de atividade espiritual, próprios para muitas experiências intuitivas, o terceiro olho fica tão quente que as pessoas precisam refrescá-lo com pomada de sândalo. Talvez você já tenha visto mulheres indianas com o *bindi* (ponto vermelho) na testa; o motivo é o mesmo, pelo menos tradicionalmente (hoje muitas indianas usam o *bindi* apenas porque está na moda).

Em resumo, os chakras são locais em nosso corpo físico onde sentimos energia vital localizada quando experimentamos um sentimento.

A Ciência dos Chakras

Examinando a figura 16, você percebe que cada chakra se localiza perto de um ou mais órgãos importantes do corpo. Isso vem sendo observado há milênios e é um sinal que sugere uma compreensão científica dos chakras.

Você lembra do trabalho de Rupert Sheldrake sobre os campos morfogenéticos? Sheldrake teorizou corretamente a função do corpo vital: ele fornece a matriz para a estruturação da forma física. Os órgãos físicos são as representações das funções do corpo vital, como a manutenção do corpo ou a reprodução. Os chakras são os lugares no corpo físico onde a consciência produz simultaneamente o colapso do corpo vital e do corpo físico; nesse processo, a representação do corpo vital se transforma em corpo físico.

A seguir, uma descrição de cada chakra, abrangendo a função vital, os órgãos físicos correspondentes e os sentimentos associados:

Chakra da raiz: A função do corpo vital é a eliminação, um componente essencial de manutenção chamado catabolismo. Os órgãos que expressam essa função são os rins, a bexiga e o intestino grosso (reto e ânus). Os sentimentos são arraigamento egoísta e competitividade orientada para a sobrevivência quando a energia aflui ao chakra, e medo quando a energia reflui.

Chakra do sexo: A função do corpo vital é a reprodução. Os órgãos da reprodução — útero, ovário, próstata e testículos — são as representações físicas da função reprodutora. Os sentimentos são sexualidade e relações amorosas quando a energia aflui e aumenta; quando a energia reflui e diminui, o sentimento é de apetite sexual reprimido.

Chakra do umbigo: A função do corpo vital é a manutenção (anabolismo) e as representações dos órgãos são o estômago e o intestino delgado, o fígado, a vesícula biliar e o pâncreas. Quando há afluência de energia para este chakra, os sentimentos são orgulho e raiva; quando há falta de energia, os sentimentos são de baixa auto-estima e de ressentimento.

Chakra do coração: A função do corpo vital é a autodistinção (a distinção entre o eu e o não-eu). As representações dos órgãos são o coração e a glândula timo do sistema imunológico, cuja tarefa é distinguir o "eu" do "não-eu". Aqui nos sentimos românticos quando a energia entra. Quando ela sai, o sentimento é de perda, pesar, mágoa e ciúme.

Por que sentimos afeição no chakra do coração quando encontramos o parceiro que se harmoniza conosco? Porque então o "eu" se expande para incluir o parceiro. Mas o amor romântico ainda se orienta para o eu; ele/ela é importante porque é meu/minha. Isso é de se esperar. Esses sentimentos são o movimento condicionado da energia vital, condicionada por milhões de anos de evolução. Quando a autodistinção se estende a todos, quando todos são a minha "família", dizemos que o chakra do coração se "abre" para todos e nós sentimos o amor universal e incondicional de que os místicos falam como ágape ou compaixão.

Chakra da garganta: A função vital é a auto-expressão. As representações dos órgãos são os pulmões, a garganta e os órgãos da fala, os órgãos da audição e a glândula tireóide. Os sentimentos associados são a celebração da liberdade (de expressão) quando a energia aflui ao chakra e frustração quando ela se escoa. (Você entende por que a liberdade de expressão é tão importante em nossa cultura, não obstante a verdadeira liberdade ser a liberdade de escolha.)

Chakra da testa (também chamado do terceiro olho): A função vital é a evolução. O impulso evolucionário dado pelo supramental para o desenvolvimento do neocórtex, a representação física da mente, foi "ouvido" aqui via intuição. Por isso este é também o chakra da energia intuitiva. As representações dos órgãos são os órgãos do cérebro médio e do cérebro posterior, os olhos e a glândula pituitária. Quando você se concentrar novamente num problema, observe o aumento da energia vital neste chakra. Os sentimentos associados são compreensão clara (quando há energia) e confusão (quando não há energia).

Chakra da coroa: A função vital é o autoconhecimento, e por isso a representação dos órgãos é o neocórtex, onde a mente é mapeada, a mente que transcende o corpo vital. A glândula aqui é a pineal. Os sentimentos associados são satisfação (quando a energia chega) e desespero (no caso de depleção energética).

De significado fundamental é a existência de uma glândula endócrina relacionada com cada chakra. As glândulas endócrinas se comunicam com o cérebro, que contém o mapa da mente. Desse modo, por meio dessa conexão psiconeuroimunológica e do sistema nervoso autônomo, a mente exerce o controle sobre as energias vitais (capítulo 14).

Como mencionado anteriormente, o Ayurveda se volta para a cura, ao passo que o tantra, com o qual se entrelaçaram as idéias ayurvédicas dos chakras e dos *nadis*, se orienta para o despertar espiritual. Assim, os escritos sobre os chakras, hesitantes entre os dois sistemas, acabaram eivados de afirmações confusas. Por exemplo, muitos falam levianamente em "abrir" um chakra com técnicas simples de massagem. De certo modo, a linguagem não está errada. A doença pode estar presente num dos órgãos de um chakra se o movimento condicionado do *prana* correlacionado ficou de algum modo estagnado ou bloqueado. A massagem certamente pode desfazer o bloqueio, fato que pode ser entendido como "abertura" de chakra. Mas essa não é a abertura a que se refere o tantra.

O tantra dedica-se à transformação criativa do movimento condicionado de todo o *prana*. Os movimentos condicionados do *prana* nos chakras, somados aos movimentos condicionados da mente que chamamos de padrões de hábito, compreendem o nosso ego-caráter. Esse caráter é uma *persona*, uma *persona* quase que totalmente orientada para si; ela é uma máscara que oculta o nosso verdadeiro *self* — o *self* quântico.

Junto com o movimento condicionado do *prana* associado aos sentimentos condicionados mencionados anteriormente, existe em cada chakra um movimento potencial. Tornamos esse potencial manifesto por meio da criatividade. Já mencionei como o amor romântico possessivo tem o potencial de transformar-se em amor universal. Do mesmo modo, quando transformamos criativamente a energia do chakra da raiz, a insegurança se transforma em confiança e o medo se transforma em coragem (uma coragem como a demonstrada por Gandhi é resultado dessa transformação); no chakra do sexo, a sexualidade e os sentimentos negativos de concupiscência a ela relacionados têm o potencial de se transformar em respeito autêntico por si mesmo e pelos outros; no chakra do umbigo, orgulho e baixa auto-estima têm o potencial de se transformar em dignidade e valorização de si.

Entre os chakras superiores, no chakra do terceiro olho ou da testa, a clareza e a confusão da compreensão intelectual podem se transformar em compreensão intuitiva; e no chakra da coroa, satisfação e desespero se transformam em felicidade permanente (*ananda* em sânscrito). A energia não sofre mais depleção.

O objetivo do tantra é transcender o ego-caráter para despertar para o *self* universal, que eu chamo de *self* quântico. Quando essa transcendência se dá no nível vital, o movimento condicionado é redirecionado através de um novo canal e os chakras "se abrem" ao longo do trajeto desse novo canal. Isso é totalidade (*wholeness*), o sentido de "santo" (*holy*) e o objetivo último da cura.

Medicina dos Chakras

Entretanto, deixando momentaneamente de lado os objetivos elevados do tantra, observamos que aos poucos está se desenvolvendo uma medicina dos chakras, uma medicina que vê a doença e a cura em termos de um movimento não-normal do *prana* e da correção desse movimento em cada chakra. Esse movimento não-normal pode consistir num fluxo excessivo de energia num chakra ou na falta anormal dela, e também em estagnação ou bloqueio.

Por exemplo, se houver uma vazão excessiva de energia do chakra da raiz, provocada por um estímulo de medo, haverá no nível físico um excesso de secreção da glândula adrenal (reação de fuga ou luta), que, em caso de ocorrência freqüente, pode causar algumas doenças, como a síndrome de fadiga crônica. Como se analisará num capítulo futuro, a mente também entra em cena por interferência das conexões psiconeuroimunológicas.

Relevante neste contexto é o trabalho da médica Christina Page (1992), que tranqüilamente classifica muitas doenças como movimento anormal de energia em um chakra ou outro. Seguem algumas doenças por ela relacionadas (alterei ligeiramente a lista original) como possíveis quando o movimento de energia sofre desequilíbrios nos chakras:

Chakra da raiz: constipação, hemorróidas, colite, diarréia.

Chakra do sexo: impotência, vaginismo (rigidez do músculo vaginal), males da próstata, males do sistema reprodutor feminino.

Chakra do umbigo: síndrome de intestino irritável, diabete, úlcera péptica e gástrica, males do fígado, hérnia de hiato.

Chakra do coração: doenças cardíacas, doenças do sistema imunológico, câncer. O câncer aparece como doença do chakra do coração por boas razões. Ele se manifesta porque as células cancerosas são células anormais; em princípio, o sistema imunológico deveria ser capaz de detectar essas células e de eliminá-las. Assim, ele pode surgir em conseqüência do mau funcionamento do sistema imunológico (inclusive da glândula timo), e por isso pode estar relacionado com o movimento anormal da energia vital no coração. Naturalmente, uma vez desenvolvido, o câncer pode se espalhar para qualquer órgão e para todos eles; desse modo, ele também pode ser associado a aspectos anormais da energia vital em todos os chakras importantes.

Chakra da garganta: atividade excessiva ou deficiente da tireóide, asma, garganta inflamada, problemas auditivos.

Chakra do terceiro olho: enxaqueca e dores de cabeça devidas à tensão, doenças de olhos, sinusite.

Chakra da coroa: epilepsia, mal de Alzheimer, doenças do cérebro-mente, como depressão e esquizofrenia.

A medicina dos chakras consiste em complementar o tratamento dos sintomas físicos (por meio da alopatia) e do desequilíbrio prânico (por meio do Ayurveda, da medicina chinesa ou da homeopatia) com trabalho psicológico sobre o sistema de crenças e tratamento psíquico através da infusão prânica direta aplicada por um praticante prânico ao chakra afetado.

A boa notícia é que quase todos nós podemos ser curadores prânicos, pois todos temos capacidade psíquica para isso. Embora sejam poucas as pessoas no Ocidente que conseguem sentir o movimento do *prana*, é fácil aprender a senti-lo. Um exercício simples é friccionar as mãos e em seguida afastá-las cerca de dois centímetros uma da outra, seguindo o modo de saudar indiano chamado "namaste" (que, a propósito, significa "Eu saúdo você do lugar onde você e eu somos um").

Você sentirá um formigamento (convença-se de que esse formigamento não é conseqüência da circulação sangüínea nem de impulsos nervosos), que é o movimento do *prana* na pele. Você pode aumentar o formigamento esticando os braços para os lados, abrindo a palma das mãos para o céu e acolhendo todo o *chi* de cura que o universo quer enviar-lhe. É isso, as palmas estão cheias de energia e você está pronto para aplicar a cura prânica num amigo.

Peça ao amigo que se deite confortavelmente e mantenha a mente receptiva durante o exercício. Aproxime as palmas energizadas (talvez você precise energizá-las mais de uma vez) de cada um dos chakras do amigo com a intenção de curar o chakra; não é necessário tocá-lo fisicamente. Comece no chakra da coroa e desça em direção ao chakra da raiz. Mantenha-se atento o tempo todo.

Normalmente reservo alguns minutos nos meus cursos para que os participantes façam esse exercício. Eu mesmo o aprendi com o médico-místico Richard Moss, que o denomina "meditação sagrada", mas atualmente conheço muitas outras pessoas que também o ensinam em seus cursos, o que é muito bom. Já é tempo de abandonarmos a idéia de que a energia vital é uma coisa misteriosa e esotérica que somente orientais podem sentir e usar.

Há também práticas simples que podemos realizar para ajudar o movimento da energia nos chakras. Para o chakra da raiz, caminhar de pés descalços na terra (não no cimento) ou trabalhar com terra, como manter um jardim ou uma horta, são muito proveitosos. Para o chakra do sexo, sexo tântrico, isto é, sexo sem o objetivo exclusivo do orgasmo, ou mesmo apenas carícias mútuas, ajudam a evitar que se transforme o sexo oposto em objeto. Para o chakra do umbigo, é recomendável e proveitoso o treinamento da sensitividade — aprender a proteger-se da energia negativa de outras pessoas.

Para o chakra do coração, a meditação do riso — rir sem parar — é excelente; em geral, manter uma atitude mental de contentamento, ler livros inspiradores e histórias de amor e mesmo assistir a filmes "melosos", tudo isso pode ser de grande valia. O "efeito Madre Teresa" é hoje famoso. Estudantes de Harvard assistiram a um documentário sobre o trabalho de Madre Teresa; um exame de sangue feito logo depois do filme mostrou que o sistema imunológico desses estudantes havia aumentado os níveis de imunoglobulina. O sistema imunológico ficou fortalecido, embora por tempo limitado, porque a energia vital havia fluído para o chakra do coração.

Para o chakra da garganta, a expressão livre da criatividade durante as atividades do dia — cantar no banheiro, recitar um poema, cantarolar — podem purificar este chakra rapidamente.

Para o chakra da testa, a tradição da ioga tem uma técnica de respiração chamada *kapalavati*, que significa "fronte radiante". Sente-se confortavelmente, comece com uma pequena inalação, e em seguida faça a exalação forçada do ar em torno de vinte a quarenta vezes por minuto, usando apenas os músculos do estômago. Ao parar, se tiver feito o exercício adequadamente, você sentirá falta do alento por alguns instantes; não se apresse a inalar — o seu corpo fará isso no momento que for necessário. Quando estiver sem ar, observe que você está também sem pensamentos. É nessa ausência de pensamentos que a intuição pode se manifestar.

A meditação e a atenção são normalmente boas práticas para manter o chakra da coroa em equilíbrio dinâmico.

Atenção especial deve ser dada aos exercícios de respiração denominados *pranayama* nas práticas de limpeza dos chakras. O movimento do *prana* ao longo dos *nadis* no corpo vital se assemelha e tem correlação com o movimento do ar quando respiramos; essa é a base do *pranayama*. Quando respiramos superficialmente, sentimos o ar apenas no nariz e na área da garganta. Quando respiramos mais profundamente, começamos a sentir o ar no peito. E quando respiramos mais profundamente ainda, podemos sentir o ar na área do estômago. Uma forma de *pranayama* consiste em apenas respirar profundamente com consciência. Se praticamos essa técnica, em pouco tempo começamos a sentir todos os movimentos da energia vital ao longo dos *nadis* que correm quase em paralelo à espinha dorsal e envolvem os chakras principais.

À medida que a respiração for se tornando tranqüila — e a prática do *pranayama* trará esse resultado —, o movimento do *prana* ao longo dos *nadis* que interligam os chakras principais também fluirá num ritmo mais lento. Com esse fluxo mais lento, há um aumento da sua consciência do movimento do *prana*; de modo especial, tornamo-nos conscientes do hiato entre os colapsos quânticos do movimento prânico. Nesses hiatos, há processamento inconsciente, e possibilidades quânticas de movimento prânico podem proliferar. Temos assim possibilidades cada vez maiores de produzir o colapso de novos movimentos do prana, oportunidades sempre melhores para dar saltos quânticos criativos. Quanto mais saltos quânticos, maior será o equilíbrio de padrões anteriormente desequilibrados dos movimentos prânicos (o que inclui o equilíbrio dos chakras).

Como mencionado anteriormente, a medicina dos chakras nos forneceu uma psicologia dos chakras em que um terapeuta procura corrigir o sistema de crenças que está causando o desequilíbrio de energia no chakra. Às vezes, isso se justifica. Por exemplo, há casos em que o câncer de mama é conseqüência da falta de amor-próprio; nessas circunstâncias, a psicoterapia, que pode ajudar a reacender a auto-estima, sem dúvida tem condições de ser muito proveitosa. Mas uma pessoa pode também exceder-se no uso da psicologia dos chakras (ver também capítulo 15).

Podemos ainda estabelecer uma relação da medicina dos chakras com a astrologia. A idéia é simples. Os arquétipos que definem contextos das funções vitais dos campos morfogenéticos vitais podem também ser os "anjos-guias" que mostram como o seu horóscopo astrológico se relaciona com os movimentos dos planetas solares, da Lua e do Sol. Assim você recebe mais orientações astrológicas relacionadas com a manutenção da saúde e mesmo com a cura.

Embora a ciência materialista convencional considere a astrologia um embuste, a idéia de que exterior e interior devem estar interligados faz sentido quando nos envolvemos com a ciência do primado da consciência. Procure os avanços em nossa compreensão do lugar da astrologia em nossa ciência da cura no futuro.

O que Reter deste Capítulo

- O tema principal deste capítulo é a ciência em desenvolvimento dos chakras, pontos no corpo físico onde sentimos os nossos sentimentos. Se você tem pouca familiaridade com os movimentos da energia vital nos chakras (movimentos esses responsáveis pelos seus sentimentos), incentivo-o vivamente a conhecer esses movimentos sempre que estiver no remoinho das emoções. Também o incito a dedicar-se a algumas das práticas sugeridas neste livro (como a da respiração *pranayama*), que são como meditações; em vez de desenvolver pensamentos, você presta atenção aos movimentos da energia vital. Essas práticas o ajudarão a equilibrar criatividade e condicionamento em seu processamento do seu corpo vital.

- A medicina dos chakras fundamenta-se na idéia de que as doenças dos nossos órgãos principais podem ser causadas pelo desequilíbrio ou bloqueio dos movimentos da energia vital no chakra correspondente.

- Você pode curar a si mesmo recuperando o movimento equilibrado da energia vital no chakra ou desbloqueando o movimento que ficou reprimido (o que significa tornar consciente o que antes era inconsciente).

12

A Homeopatia Tem Consistência?

Ainda me lembro de uma das minhas experiências da infância com o milagre da homeopatia. Eu era um garoto de 12 anos, popular, ativo nos esportes, bom aluno, mas me sentia profundamente infeliz porque meu corpo era vítima de algo que me deixava embaraçado ao extremo — verrugas. E elas apareciam em toda parte. Tentamos várias substâncias depuradoras, mas nada deu resultado. Por fim, alguém sugeriu a homeopatia. Continua presente na minha memória o remédio que consegui, Tuia 30x — quatro pequenas pílulas brancas de gosto adocicado. Eu tinha de chupá-las até que se dissolvessem por completo. Depois de dois dias, uma a uma, as verrugas simplesmente desapareceram do meu corpo. Eu estava curado. E me senti aliviado. Foi um remédio milagroso.

Na verdade, na época eu não dei o devido valor a esse milagre chamado homeopatia. Eu não sabia que uns poucos cálculos podem facilmente provar que, na média, era improvável que houvesse qualquer substância medicinal na diluição da Tuia que absorvi, no sentido convencional do que entendemos por "substância". No modo convencional de pensar, quatro pequenas pílulas de açúcar curaram a minha doença.

Uma cura como essa, com "pílulas de açúcar" com aparência de remédio que levam o paciente a acreditar que está recebendo um medicamento "bom" de um praticante qualificado, é hoje chamada de cura pelo efeito placebo. Quando ouvem uma história dessas, os alopatas, em sua maioria, rejeitam a homeopatia, dizendo que ela é apenas placebo. O que complica a situação é que sabemos que uma doença semelhante às manifestações cutâneas conhecidas como verrugas também foi curada por placebo (Weil 1983).

Naturalmente, uma cura por placebo parece um milagre. O que sabemos sobre o sistema imunológico e o mecanismo de defesa do corpo sugere algo. A doença ocorre quando a reação do sistema imunológico, o mecanismo de defesa do corpo, não trabalha de modo adequado. Um placebo funciona aumentando a *expectativa* de cura da mente, que então dispara o mecanismo de defesa do corpo para que volte a trabalhar de modo apropriado. Mas quem faz o disparo? Quatro pequenas pílulas de açúcar? Esse seria um milagre ainda maior que a homeopatia! A mente? Mas do ponto de vista da alopatia, esse também é um milagre, porque sugere que a mente está acima da matéria.

A homeopatia é um placebo? Muitos estudos foram realizados e os resultados continuam polêmicos, embora eu tenha lido que alguns foram definitivos (Pelletier 2000). Por isso, reformulemos a pergunta. A homeopatia é eficaz? Ela pode dar resultados diante da crítica do alopata, correta aliás, de que em algumas dosagens não se está administrando nem uma molécula sequer da substância medicinal? Se de um modo ou outro ela é eficaz, como isso acontece?

Apresentarei nos próximos parágrafos uma teoria plausível para a homeopatia (para uma boa introdução à literatura existente, ver Vithoulkas 1980 e Ullman 1988). Podemos elaborar facilmente essa teoria desde que aceitemos o corpo vital e a relação do corpo vital com o físico — ou seja, que os órgãos físicos não são senão representações dos campos morfogênicos do corpo vital.

Agora preciso ser um pouco mais sistemático e apresentar os dois axiomas fundamentais da homeopatia descobertos pelo seu fundador Samuel Hahnemann. O primeiro axioma é "o semelhante cura o semelhante" (*similia similibus curantur*, em latim). Se uma certa substância medicinal produz uma certa confluência de sintomas num corpo saudável, então essa substância atuará como remédio para uma pessoa doente com os mesmos sintomas quando administrada numa forma homeopática potencializada (altamente diluída).

Um exemplo esclarecerá essa afirmação, e para isso escolho o primeiro estudo de caso feito por Hahnemann sobre o axioma "o semelhante cura o semelhante". Enquanto traduzia um livro de William Cullen, Hahnemann descobriu que era possível usar a casca da quina ou cinchona para tratar a malária porque a cinchona é "amarga". Hahnemann achava absurdo que a explicação estivesse nesse sabor amargo, por isso fez alguns experimentos com a cinchona em si próprio, ingerindo pequenas doses da substância, apesar de estar bem de saúde:

> Como experimento, eu tomava quatro dracmas de boa cinchona da China duas vezes por dia. Os pés, as extremidades dos dedos, etc. esfriavam; eu ficava sem forças e sonolento; então, o coração começava a palpitar, e o pulso se tornava rígido e pequeno; ansiedade insuportável, tremores, prostração em todos os membros; depois, pulsação na cabeça, rubor nas faces, sede e, em resumo, todos os sintomas que em geral são característicos de febre intermitente apareciam, um depois do outro, mas sem o rigor peculiar, frio e trêmulo.

> Em suma, embora sintomas que são de ocorrência regular e especialmente característicos — como torpor da mente, rigidez dos membros, mas, acima de tudo, a sensação desagradável, de entorpecimento, que parece instalar-se no periósteo, em cada osso do corpo — tudo isso aparecia. Esse paroxismo durava duas ou três horas cada vez, e recorria se eu repetisse a mesma dose, não outra; eu interrompia o procedimento e voltava a ficar bem (citado em Grossman 1985, p. 60).

Mesmo hoje, pesquisadores homeopatas fazem seus "ensaios" mais ou menos como Hahnemann fez a primeira vez. Escolha uma substância que lhe dá motivos para acreditar que é medicinal e administre-a em pequenas doses a sujeitos saudáveis que possam observar os sintomas que se manifestarem. Esses ensaios empíricos passam então a fazer parte de uma *Materia Medica*, que médicos podem consultar para encontrar o remédio do tipo "o semelhante cura o semelhante" para uma doença por meio da semelhança dos sintomas.

De um ponto de vista alopático, o axioma "o semelhante cura o semelhante" não é tão contestável assim. Hipócrates escreveu: "Pelo semelhante, a doença surge; e pela aplicação do semelhante, a doença desaparece." A medicina alopática usa vacinas que têm por base uma idéia parecida. Mas os profissionais alopatas não acreditam, não podem acreditar, que o princípio "o semelhante cura o semelhante" seja universalmente verdadeiro. E nisso o alopata está justificado, porque surgem diariamente na alopatia exemplos de violação dessa regra de cura; por exemplo, a aspirina cura uma dor de cabeça, mas na verdade ela é oposta — "o dessemelhante cura o semelhante" — em termos de sintomas.

O segundo axioma da homeopatia é o que mais exaspera o alopata materialista. Trata-se do axioma "menos é mais": quanto mais se dilui a substância medicinal em água (seguindo um certo procedimento, descrito a seguir), mais potente é o efeito. E como eu disse antes, as diluições que os homeopatas normalmente prescrevem para os seus pacientes são muito altas, materialmente falando.

Pense um pouco: uma parte de uma substância medicinal é diluída com nove partes de uma mistura de água e álcool. Essa mistura é agitada vigorosamente (passa por um processo de "sucucção", para usar o termo técnico) em torno de quarenta vezes; em seguida, nove partes são eliminadas, e a parte restante é diluída novamente com a mistura de água e álcool. Esta sofre nova "sucucção". O processo de diluição e sucucção pode continuar indefinidamente, produzindo um remédio de potência cada vez mais alta, identificada como 1x, 3x, 6x, 30x, 200x, e assim por diante.

Os médicos alopatas escarnecem da homeopatia porque depois de uma certa diluição é extremamente improvável, em termos matemáticos, que uma única molécula material do "remédio" esteja presente.

Serei um pouco técnico na abordagem desse aspecto aparentemente válido do alopata. Existe uma lei da química, a lei de Avogadro, que afirma que um "mol" (que expressa em gramas o equivalente ao peso molecular de uma substância) de qualquer substância contém na ordem de 10^{24} moléculas da substância. Assim, depois de uma diluição homeopática de 24x de um mol de uma substância medicinal (que quimicamente significa uma diluição por um fator de 10^{-24}), não é provável que esteja presente uma única molécula sequer da substância medicinal.

Mas ambos os axiomas da homeopatia fazem sentido do ponto de vista do corpo vital. Dessa perspectiva, o sistema imunológico é uma representação física da matriz vital para defender o corpo contra antígenos externos e internos. Uma doença significa que essa representação física, em sua forma presente, não está funcionando bem. Faz sentido que essa situação irregular possa ser atribuída ao mau funcionamento da matriz vital em si (um desequilíbrio dos movimentos relevantes das energias vitais). Se assim é, temos de introduzir a energia vital apropriada para restaurar a matriz vital no sistema e desse modo possibilitar que a cura se processe.

Mas o que é uma "energia vital apropriada" para tratar o corpo vital? O semelhante cura o semelhante. Se a substância medicinal estimulou num corpo saudável os mesmos sintomas observáveis num corpo doente, isso deve significar que os movimentos da energia vital da substância medicinal e os movimentos da energia vital relevantes do corpo ressoam nesse caso (em que estão em desequilíbrio) num certo sentido. Os movimentos da energia vital da substância medicinal podem então ser usados para equilibrar o desequilíbrio dos movimentos da energia vital relevantes da pessoa doente.

O princípio "menos é mais" também faz sentido. Muitas vezes, as substâncias medicinais são tóxicas no nível físico. Se a cura se dá no plano vital, o físico é irrelevante; para que então intoxicar o organismo com substâncias desnecessárias? Assim a diluição faz sentido: eliminar o "corpo físico" do remédio enquanto o aspecto vital dele permanece intacto.

Como foi dito, os homeopatas adotam um procedimento muito elaborado, a sucucção da mistura, no processo de efetuar as diluições. Mesmo esse procedimento se torna agora plausível. Talvez ele assegure que a energia vital, até esse momento correlata da parte física do remédio apenas, passe agora a se correlacionar com toda a mistura de água e álcool. (Como? Talvez pela intenção consciente do preparador, com todo esse movimento ajudando a acionar essa intenção!)

Outra indicação de que essa intenção consciente pode estar envolvida é a capacidade de alguns homeopatas psíquicos de "administrar" o remédio por meio do pensamento, com a intenção de que o padrão de energia vital da planta apropriada (a fonte do remédio homeopático) se imprima no corpo vital do paciente. O surpreendente é que pacientes obtêm a cura desse modo, o que prova o poder da causação descendente mesmo quando aplicada não-localmente.

A homeopatia acrescenta uma dimensão interessante à cura do corpo vital. Ela pode servir-se tanto das ervas "amigáveis" do Ayurveda e da medicina chinesa tradicional quanto das substâncias muitas vezes "hostis" (isto é, prejudiciais) da medicina alopática.

Um aspecto importante da homeopatia, para mim, é a questão do alimento homeopático: não podemos produzir concentrados de essência da energia vital do alimento com a técnica homeopática da diluição e usar esses concentrados como suplemento alimentar? Isso pode ser útil porque atualmente, com a preparação de alimentos instantâneos, refrigeração, congelamento e a adição de conservantes, tenho dúvidas se estamos sendo bem nutridos no nível vital, caso em que o alimento homeopático pode ser uma solução.

Acredite você ou não, existem alguns dados que apóiam essa idéia. Stanley Rice e seus colaboradores usaram microdoses de um fertilizante para aumentar a produção agrícola durante a crise do petróleo de 1970. Em termos homeopáticos, a diluição poderia chamar-se 9x, mas mesmo assim, os resultados publicados mostraram que plantas de tomate e de milho doce tratadas desse modo produziram 30 por cento e 25 por cento de frutos a mais, respectivamente.

E mais um detalhe. Observei que suplementos de proteínas que vegetarianos normalmente usam para obter um equilíbrio protéico em sua dieta não são tão eficientes quanto os alimentos que contêm proteínas, como o tofu. Estou convencido de que isso acontece porque os suplementos proteínicos, no processo de sua extração do alimento original que contém a proteína, perdem toda a energia vital correlata do alimento. Assim, para obter o efeito total, temos de suplementar o suplemento, e aqui uma versão homeopática da energia vital do alimento do qual os suplementos proteínicos são extraídos seria extraordinária.

A Questão da Individualidade

Em resumo, a homeopatia não é tão diferente assim da alopatia, desde que a consideremos como um sistema medicinal voltado para a cura dos desequilíbrios do corpo vital, do mesmo modo que a alopatia se empenha em curar desequilíbrios do corpo físico. De fato, no que diz respeito à maneira de procurar um remédio apropriado para um determinado mal, os métodos alopáticos, mais do que a filosofia "o semelhante cura o semelhante" da homeopatia, são um tiro no escuro.

Há outro aspecto da homeopatia que, em espírito, se assemelha ao Ayurveda (e à medicina chinesa tradicional). A medicina homeopática é também usada para doenças de natureza constitucional, doenças que as pessoas tendem a aceitar como parte de sua constituição física.

Por exemplo, muitas pessoas tendem à obesidade desde a infância, e aprendem a aceitá-la. À medida que se aproximam da meia-idade, é possível que essa condição comece a representar um problema de saúde. A racionalização não resolve; a alimentação não resolve. Assim, haverá algum modo de perder peso sem recorrer à cirurgia alopática drástica de extirpar parte do intestino delgado? Se você for uma pessoa que vive esse conflito e fizer uma consulta com uma médica homeopata, ela pode perguntar, "Suas mãos estão flácidas?" e pegar nelas e examiná-las. Talvez ela também pergunte se você "é medroso por natureza". Caso você apresente os três sintomas, há esperança para o seu caso. A médica lhe receitará *Calcarea Carb*. Sem praticamente nenhuma alteração na dieta e sem um regime insuportável de exercícios, você pode começar a perder peso (Ballentine 1999).

O princípio ativo do *Calcarea Carb* é o calcário, a rocha sedimentar que constitui grande parte da crosta terrestre. Como você bem sabe, as rochas sedimentares têm muita história em comum com os elementos vivos do planeta, muitas correlações com a energia vital. E talvez os três sintomas acima correspondam a um desequilíbrio de energia vital que pode ser corrigido com a energia vital presente no *Calcarea Carb!* A partir do momento em que o corpo vital, os campos morfogenéticos, é "consertado", sem esforço, os órgãos do corpo físico, as representações dos campos morfogenéticos, também serão corrigidos e funcionarão normalmente sem criar ansiedades que impossibilitam as pessoas obesas de fazer dieta.

Observe, no entanto, que um paciente que usa *Calcarea Carb* pode dar a impressão de ser um tipo *kapha*; as diferenças são muito grandes, porém. No Ayurveda, uma pessoa com *prakriti kapha* tenderá em geral a ser robusta, mas será também estável e alegre por natureza, não medrosa. Assim, *prakriti kapha*, enquanto é *prakriti*, homeostase natural, tudo bem. Só haverá um problema, uma doença que precisa ser tratada, quando houver um desequilíbrio que afasta a pessoa da homeostase natural de *prakriti* e a leva até uma falta dela. Os sintomas de retraimento e medo sugerem afastamento em relação ao *prakriti kapha* natural, e então a homeopatia pode se revelar um tratamento eficaz.

A individualidade é importante na homeopatia, como também todos os sintomas. Desde os primórdios, os homeopatas descobriram que as causas das doenças podem ser sutis, impossíveis de detectar com as medições quantitativas dos instrumentos físicos, e por isso os sintomas são os únicos indicadores confiáveis.

Os médicos alopatas do século XIX acreditavam, como acreditam os praticantes convencionais ainda hoje (Coulter 1973; Grossman 1985), que:

1. Doenças são eventos que têm causas determináveis.

2. A classificação das doenças deve ser feita de acordo com suas causas.

3. Os sintomas indicam as causas das doenças. Assim, os sintomas diretamente relacionados com as causas são mais importantes para fins de tratamento do que aqueles que têm uma relação menos próxima.

A esses aspectos Hahnemann contrapôs os conceitos homeopáticos:

1. A doença é uma quebra das forças vitais.

2. A causa interna da quebra não pode ser conhecida.

3. A doença não pode ser classificada de acordo com a causa interna.

4. As doenças só podem ser conhecidas de acordo com seus sintomas; daí que todos os sintomas têm importância igual.

Quando há integração da homeopatia com o Ayurveda e com a medicina chinesa, e a nossa compreensão do corpo vital aumenta, creio que seja possível dispor de uma classificação das doenças do corpo vital segundo causas "internas". Naturalmente, devido à dinâmica quântica do corpo vital, o diagnóstico sempre exigirá uma dose considerável de intuição. O desenvolvimento de instrumentos de diagnóstico intuitivos é, de fato, o grande desafio da medicina do corpo vital.

Mas até que isso aconteça, a estratégia homeopática de uma análise completa de todos os sintomas, e não apenas dos óbvios que causam sofrimento, é boa. Essa estratégia ajuda a identificar a *assinatura* da energia vital da substância medicinal específica que melhor ressoará com a *assinatura* da energia vital desequilibrada do paciente individual.

O ponto importante aqui é que o nosso corpo vital se individualiza de acordo com a história específica do nosso condicionamento (talvez mesmo durante muitas encarnações). Quando os movimentos vitais se extraviam, causando a doença no nível físico, deve igualmente haver uma assinatura individualizada do desequilíbrio da energia vital.

Vou contar-lhe a minha experiência com os tipos de perguntas pessoais que médicos homeopatas às vezes fazem para chegar a um diagnóstico. Eu tinha uma certa indisposição (não lembro qual era depois de todos esses anos) que me aborrecia bastante. Na entrevista com o homeopata, uma pergunta de que me lembro é, "Quando você caminha, os seus pés tocam um no outro com freqüência e sem querer?" Era isso exatamente o que acontecia, apesar de que, em um milhão de anos, eu jamais teria relacionado esse sintoma com o meu mal-estar. De qualquer modo, o bom médico me receitou um remédio que produziu bons resultados.

A Lei de Cura de Hering

A medicina é uma ciência difícil porque, diferentemente da física e da química, as relações de causa e efeito parecem ser mais sutis. Por exemplo, quando vírus do resfriado estão presentes num determinado ambiente, algumas pessoas ficam afetadas, outras não. O mesmo se aplica às infecções bacterianas; algumas pessoas contraem facilmente a doença, outras não.

Os alopatas geralmente atribuem essas diferenças de uma pessoa para outra à imunidade própria de cada uma, idéia essa que, naturalmente, não é quantificável, e nem mesmo verificável. Os homeopatas, a começar com Hahnemann, e especialmente com a ênfase dada por Constantine Hering, às vezes considerado o pai da homeopatia americana, seguem uma linha diferente. Para os homeopatas, a doença tem origem no corpo vital.

O que chamamos de imunidade é na realidade uma medida do equilíbrio com que as energias vitais estão operando. Se esse equilíbrio se desestabiliza, devem aparecer sintomas que são precursores dos sintomas agravados que ocorrem no estágio em que constatamos claramente que a doença se instalou.

A alopatia só trata dos sintomas agravados mais recentes do corpo físico. Quando isso acontece, os primeiros sintomas, insiste a homeopatia, recuam, dando uma falsa impressão de recuperação. Por isso, homeopatas

.clássicos advertem contra um tratamento alopático concomitante a um tratamento homeopático. Com tratamento homeopático, os sintomas agravados certamente também desaparecerão, embora de modo um pouco mais lento. Mas então vem a grande vantagem da homeopatia sobre a alopatia: depois que os sintomas agravados desaparecem, os primeiros sintomas também começam a desaparecer, ou seja, eles desaparecem na ordem inversa em que apareceram. Esta é a lei de cura de Hering.

Essa lei se justifica? Hering apresentou o motivo por que ela se justifica, um motivo que continua essencialmente correto, mesmo para o nosso novo modelo de ciência dentro consciência: a cura com tratamento homeopático começa na parte mais "profunda" do organismo e avança para as partes mais superficiais. Atualmente, o termo "profundo" deve ser interpretado como corpo vital, e "superficial" como corpo físico. Como as partes superficiais — as representações — curam mais rapidamente do que os desequilíbrios vitais, os sintomas superficiais desaparecem antes dos sintomas profundos.

Tem fundamento a alegação de que o tratamento alopático pode prejudicar o paciente? Os sintomas mais profundos realmente retrocedem com uma cura alopática dos sintomas superficiais? A resposta para ambas as perguntas é sim. Um tratamento alopático pode curar sintomas superficiais, físicos, mas somente à custa de grande dano para o corpo físico, inclusive para o seu aparato de formação das representações. Assim o corpo físico será incapaz de fazer representações apropriadas dos desequilíbrios contínuos do corpo vital, levando a uma incompatibilidade crônica entre as matrizes do corpo vital e suas representações no corpo físico. É essa incompatibilidade que sentimos como dor, que é parte importante das doenças crônicas (ver também capítulo 14).

Homeopatia Clássica *Vs* Homeopatia Moderna

Vou terminar este capítulo com uma breve menção à homeopatia "moderna" — um produto da escola francesa. Quando a homeopatia foi aceita oficialmente na França, os agradecidos homeopatas (como os médicos ayurvédicos modernos) fizeram inúmeras concessões filosóficas, sendo a maior delas a promessa de não falar mais em "energia vital". A homeopatia moderna também não vê como prejudicial submeter-se a tratamento alopático e homeopático simultaneamente. E mais, a idéia de um só remédio homeopático para um indivíduo único foi abandonada em favor de uma combinação de vários remédios. Essas mudanças tornaram a homeopatia muito semelhante à alopatia, diminuindo assim a resistência dos alopatas.

Com uma ciência apropriada da homeopatia, cujo início você está testemunhando aqui, espero que a versão moderna apologética da homeopatia perca o seu apelo. Homeopatia é medicina do corpo vital; do contrário, ela não é nada e não faz sentido. Isso deve ficar claro para todos. Mas, com a importância do corpo vital reconhecida na ciência, especialmente na metafísica da medicina, a homeopatia pode voltar à sua glória anterior. Não há dúvida de que a alopatia é invasiva; ela prejudica inclusive em tratamentos simples em que sua eficácia é clara, como no caso de uma infecção bacteriana tratada por antibióticos. Se pudéssemos evitar os procedimentos invasivos da alopatia — e isso é possível em todos os casos em que não existe urgência que ameace a vida —, e em vez dela adotássemos o tratamento brando mas mais fundamental da homeopatia, as nossas práticas de cura seriam menos prejudiciais.

Um personagem médico numa das peças de Molière disse: "É melhor morrer de acordo com as regras do que se recuperar contra as regras." Espero ter demonstrado plausibilidade suficiente para um modelo científico de homeopatia para sugerir que a homeopatia não é "contra as regras". Talvez agora os adeptos da alopatia possam relaxar. Naturalmente, precisamos de formas mais adequadas do que as que temos hoje para diagnosticar a causa correta e o tratamento correto, e há muito a ser feito para aperfeiçoar a homeopatia, mas se os seus princípios fundamentais são compreendidos como parecem ser, podem os detalhes estar muito longe?

Conclusões

Cheguei às seguintes conclusões com relação à homeopatia; espero que você concorde comigo.

- Homeopatia é medicina do corpo vital. Se você não aceita a existência do corpo vital, a homeopatia e a sua filosofia do "menos é mais" apenas o frustrarão. Se você aceita o corpo vital, essa aceitação lhe dará condições de compreender por que menos é mais e, além disso, você se encantará com a inteligência da homeopatia como sistema de medicina.

- Não tenha dúvida, a homeopatia é uma medicina quântica. O princípio quântico da correlação não-local é essencial para o modo como um remédio homeopático é preparado e administrado.

- Como o Ayurveda e a medicina chinesa tradicional, a homeopatia também é uma medicina individualizada, com uma grande diferença em sua filosofia operacional. Diferentemente desses dois sistemas, a homeopatia, seguindo o seu fundador Hahnemann, optou por manter-se estritamente empírica, inabalável na crença de que a doença não pode ser classificada de acordo com causas internas e que só pode ser conhecida por meio dos sintomas.

- Alguns pensadores (por exemplo, Coulter 1973) acreditam que essa adesão estrita ao empirismo é uma virtude e que a homeopatia é o mais científico de todos os sistemas médicos porque é absolutamente empírica.

- Mas como Einstein disse a Heisenberg, o que vemos depende das teorias que usamos para interpretar as nossas observações. O empirismo rígido é uma miragem, e é preciso tentar desenvolver uma teoria para fazer ciência. Acredito que à medida que acumularmos experiência com o corpo vital, começaremos a compreender melhor essa questão da individualidade, melhor do que compreendemos atualmente no âmbito do Ayurveda e da medicina chinesa tradicional. Então farão sentido, também teoricamente, algumas vitórias espetaculares da homeopatia na descoberta de remédios específicos baseados no que hoje se consideram sintomas "inusitados".

PARTE 3

Medicina Mente-Corpo

13

Mente Quântica, Significado e Medicina

A medicina mente-corpo só faz sentido quando se compreende que ela não é uma conseqüência da mente acima do corpo, mas uma conseqüência da consciência acima do corpo. Tanto o corpo como a mente são possibilidades quânticas da consciência.

Num evento de colapso das ondas de possibilidade, a consciência usa a mente para dar significado a algumas manifestações físicas que sofreram colapso. Uma parte das manifestações físicas que sofreram colapso (o cérebro) também faz uma representação do significado mental. Se o significado que a mente atribui a um estímulo de significado neutro é desarmônico, tirando a sua tranqüilidade, tenha cuidado. O resultado pode ser a doença. Mas também a consciência tem a capacidade de mudar o significado mental, e por isso também a cura está dentro da sua esfera de ação. Essa é a chamada cura mente-corpo.

Esse é um resumo do que será apresentado no restante deste livro. Os detalhes são fascinantes. Por exemplo, vamos refletir sobre a natureza quântica da mente. Há alguma evidência de que a mente seja um corpo quântico? Sim. Como prova, observe os modos de movimento da mente — os pensamentos.

O físico David Bohm, que escreveu um dos primeiros livros sobre física quântica na era pós-Segunda Guerra Mundial, precisava de um exemplo simples do princípio da incerteza quântica. Lembre que o princípio da incerteza pode ser formulado da seguinte maneira: para um objeto material quântico, podemos medir simultaneamente, com precisão absoluta, ou a posição ou o *momentum*, mas não ambos. O exemplo que Bohm encontrou pode ser usado também como princípio da incerteza para o movimento do pensamento: para o pensamento, podemos determinar ou o conteúdo (representação) ou a direção (associação). Dar atenção a um deles afeta inevitavelmente a medição do outro. Tente e comprove.

Ao concentrar-se na representação (por exemplo, ao recitar a mesma coisa mentalmente, como um mantra, por exemplo), você perde a direção que o pensamento seguia. Se fizer associação livre, você não conseguirá lembrar os conteúdos do seu pensamento posteriormente. Seguramente, os psiquiatras devem conhecer o princípio da incerteza para os pensamentos.

Assim, para os pensamentos, representação e associação são variáveis complementares que satisfazem o princípio da incerteza. Isso sugere uma dinâmica quântica para a origem do pensamento.

Por que o mundo físico é experimentado como externo e o mundo mental como interno? Não há diferença mais extrema do que a que existe entre a mente e o físico. Hoje podemos compreender essa diferença com base na natureza quântica da mente. O argumento é o mesmo que apresentei para o corpo vital (capítulo 8). Vamos recapitular.

O ponto crucial aqui é admitir, como fez Descartes, que o corpo físico é *res extensa,* corpo com extensão, e portanto um corpo sujeito a divisão. Em outras palavras, o mundo físico se distingue pela divisão em micro e macro, sendo que o segundo é constituído por conglomerados do primeiro.

No mundo físico, não temos acesso consciente direto ao micro. Vemos o micro somente com a ajuda amplificadora do macro, dos aparatos que possibilitam a medição. Mas há uma recompensa. Uma vez feita a medição e escolhida uma determinada leitura do indicador do instrumento dentre uma miríade de possibilidades macro, o indicador não foge pulando no trem da incerteza quântica. As suas ondas de possibilidade são muito lentas, quase tocando a certeza, uma certeza que pode ser comum a vários observadores. Como resultado, os objetos físicos são experimentados como partes de uma realidade comum a todos, uma realidade externa em percepção.

Mas a mente, *res cogitans,* não tem extensão, é uma coisa só. Ela é como o meio infinito do físico que pesquisa, o meio onde pode haver ondas, e os pensamentos são essas ondas. No entanto, não há distinção micro/macro no mundo mental. Assim, experimentamos os pensamentos diretamente, sem a intermediação de instrumentos amplificadores, mas pagamos um preço. O primeiro é que o ato de uma pessoa experimentar um objeto de pensamento afeta esse objeto por causa do princípio da incerteza, de modo que é impossível (normalmente) que outra pessoa experimente o mesmo objeto de pensamento de maneira idêntica. Os pensamentos são particulares e desse modo experimentados como internos em percepção.

O outro preço para a falta de uma distinção micro/macro no reino do pensamento é que é impossível desenvolver um aparato de medição quântica para a hierarquia entrelaçada. Assim, a mente pode existir independentemente do cérebro, mas os seus movimentos só podem ser registrados e experimentados em consciência quando correlacionados com um cérebro físico.

Outra evidência da natureza quântica do pensamento está na telepatia mental, em que dois pensamentos (quase) idênticos sofrem colapso simultaneamente em dois sujeitos correlacionados, localmente separados sem nenhuma conexão local entre eles. Experimentos de visão à distância, em que, por exemplo, um sensitivo contempla a estátua na praça da cidade e outro sensitivo correlacionado pinta um quadro da mesma estátua sentado numa sala isolada, se tornaram famosos.

Uma prova muito importante da natureza quântica do pensamento é a descontinuidade que se manifesta no fenômeno da criatividade. Como a criatividade é um aspecto importante da cura, vamos analisá-la com mais detalhes.

Criatividade Quântica

O que é criatividade? Se você examinar essa questão com seriedade, vai compreender rapidamente que criatividade é a descoberta de alguma coisa nova e de valor. Mas um problema vai intrigá-lo: como definir novo? Novo em criatividade se refere ou a um significado novo num contexto novo, ou a um significado novo num contexto velho, ou a uma combinação de contextos. Observe a diferença entre contexto e significado: contexto define o significado de palavras em orações como "Você está cego se não vê que o significado está fora da matéria" ou "Helen Keller era cega e não podia ver".

A criatividade requer consciência; se não, quem percebe o novo significado ou valor do produto criativo (Goswami 1996)?

A matéria pode processar o significado? Observe *Guernica*, de Picasso, ou outro quadro de sua preferência. De um ponto de vista material, tudo o que você vê são tela, tinta, moléculas, e tal — nenhum significado em lugar nenhum. É você que atribui significado à pintura com a sua mente, como o biólogo Roger Sperry (1983) adorava lembrar aos fisicalistas.

Você pode compreender isso por analogia com um computador. Analogicamente, os cientistas da computação comparam o cérebro ao *hardware* de um computador e a mente ao *software*. Não há necessidade de propor uma mente separada, visto que para um computador podemos incorporar facilmente o *software* ao *hardware* — então o *hardware* é o *software*. Mas há um defeito crucial nessa idéia de "*hardware* é *software*, cérebro é mente".

Como foi discutido num capítulo anterior, os computadores são máquinas processadoras de símbolos, nada além de símbolos atuando sobre símbolos. O conteúdo semântico dos símbolos, o significado das operações de *software*, está na mente do programador. Você pode pensar, por que não reservamos alguns símbolos que nos digam o significado dos símbolos? Mas então você precisará de mais símbolos que lhe revelem o significado do significado dos símbolos, e assim por diante, *ad infinitum*. Você está diante de uma conseqüência do teorema descoberto pelo grande matemático Kurt Goedel: Todos os sistemas matemáticos adequadamente elaborados são incompletos se pretendem ser logicamente coerentes (Banerji 1994).

Assim, o processamento do significado requer o concurso da mente, além da matéria, que meramente representa o significado mental. As mãos de uma escultora processam o gesso de Paris, mas o que dirige sua ação é uma imagem mental do que ela deseja esculpir.

Então, quando uma tentativa nossa de fazer uma escultura, de pintar um quadro, de compor uma partitura musical, é um ato criativo de exploração científica? Comumente, os pensamentos se ajustam a um padrão condicionado, um padrão que algoritmicamente segue um caminho contínuo, gradual, a partir de contextos que conhecemos, proporcionando-nos a similaridade de pensamento e computação. Mas esse pensamento gradual não levará a um ato criativo, à descoberta de um significado novo num contexto novo.

Pediram a Arquimedes que verificasse se uma coroa era feita de ouro verdadeiro. Arquimedes tinha condições de medir a massa; se ele conseguisse calcular o volume, a divisão da massa pelo volume resultaria numa quantidade denominada densidade, para a qual o ouro tem um valor único. Arquimedes sabia tudo isso. O problema criativo para ele era que naquele tempo ninguém sabia calcular com exatidão o volume de um sólido irregular sem mutilá-lo. A história é que certo dia, quando Arquimedes entrou na banheira cheia para banhar-se, ela transbordou. Esse incidente lhe sugeriu a idéia nova de que ele poderia determinar o volume da coroa submergindo-a na água e medindo o volume do líquido por ela deslocado. Arquimedes ficou tão eufórico com a descoberta que saiu correndo nu pelas ruas de Siracusa, gritando, "Heureka, heureka!" — "Achei, achei!"

Essa foi a descoberta de um contexto novo que permite estudar o equilíbrio de corpos num fluido enquanto a força de sustentação do fluido os sustém. A descoberta foi súbita, um salto quântico descontínuo, literalmente, na mente de Arquimedes. Não há passos intermediários em descobertas como essa: há apenas um instante, o pensamento não era concebível; agora é.

O que dificulta fazer descobertas é que saltar para um contexto novo muitas vezes exige um salto para um padrão de pensamento totalmente novo. Um único pensamento novo não é suficiente. Você precisa ver uma nova *gestalt* de significado e o contexto novo que faz sentido nessa *gestalt*. Assim, o processamento inconsciente — o processamento sem colapso e portanto sem percepção da divisão sujeito-objeto — é importante.

Somente o processamento inconsciente — o processamento em que não ocorre o colapso de cada novo pensamento na consciência — pode levar a uma proliferação de possibilidades para um pensamento contextual novo. (De qualquer modo, um único pensamento não faria sentido estando isolado.) Só quando um padrão todo de pensamento novo dentro de um contexto supramental novo reuniu possibilidade é que há oportunidade de reconhecer o padrão e dar o salto quântico com a sua mente. Simultaneamente, produz-se no cérebro o colapso de um estado que faz um mapa do novo contexto mental, uma representação.

Como exemplo de criatividade, vou dizer-lhe como os saltos quânticos criativos mencionados anteriormente ocorrem na evolução biológica. A idéia é simples: As variações genéticas (as mutações) são processos quânticos (Elsasser 1981,1982). Elas não são eventos manifestos mas produzem superposições de possibilidades, isto é, ondas de possibilidade. Se a consciência produzisse o colapso da onda de possibilidade de cada mutação quântica e a tornasse manifesta, a variação resultante seria quase certamente selecionada em sentido oposto, pois mutações individuais raramente são benéficas. Assim, em vez disso, a consciência espera até que muitas possibilidades se acumulem e se desenvolvam numa *gestalt* que ela reconhece.

Reconhece como? Quando a *gestalt* ressoa com as idéias de estruturação de forma intencionais da consciência codificadas nas matrizes que Rupert Shaldrake (1981) chama de campos morfogenéticos. Do reconhecimento provém a escolha e o colapso de uma manifestação que corresponde a um traço macroevolucionário evolutivamente benéfico. (Ver Goswami 1997, 2000, para mais detalhes.)

Desde que a representação cerebral de um pensamento esteja presente, sua ativação subseqüente sempre leva a um pensamento correlacionado. É assim que desenvolvemos o nosso repertório de contextos aprendido que define o nosso ego.

A descoberta de um significado novo num contexto novo se chama criatividade fundamental, porque é exatamente isso que criatividade é. Entretanto, também nos envolvemos num fac-símile inferior da criatividade, chamado de criatividade situacional ou invenção. A criatividade situacional é a invenção de um significado novo num contexto velho ou numa combinação de contextos velhos. Ela é muito útil quando precisamos lidar com a solução de problemas situacionais. Na evolução biológica, quando uma espécie depara com mudanças ambientais, como ela enfrenta a situação? Pela adaptação — ela desenvolve novos traços recorrendo ao seu depósito de contextos aprendidos anteriormente, o reservatório genético. Pode-se ver aqui a teoria de Darwin, que não é uma teoria da evolução, mas uma teoria da adaptação.

A criatividade situacional requer o concurso da consciência (de outro modo, quem verá um significado novo?), mas não necessariamente de saltos quânticos descontínuos.

A imaginação tem um papel a desempenhar nos dois tipos de criatividade, porque também na imaginação procuramos sair dos limites contextuais conhecidos do pensamento. A imaginação é pensamento novo e faz representações cerebrais desse pensamento. Ela não é criatividade fundamental, porque não há descontinuidade envolvida, mas é um passo em direção à criatividade.

Significado e Medicina

Li uma história sobre um jovem que vivia se desentendendo com a namorada em torno de questões de sexo. Certo dia, enquanto discutiam, no auge da emoção, ela o chamou de porco. Ele saiu ofendido e enquanto dirigia pela estrada ladeada por pradarias, outro carro passou por ele, conduzido por uma mulher. Exatamente no momento em que se cruzavam, ele a ouviu dizer a palavra "porco", assim... sem mais nem menos. Ele tomou o que ouviu como ofensa pessoal, enfureceu-se, e acabou dando num matagal ao lado da estrada; descobriu então que havia lá um porco, deitado sem nenhuma preocupação. Evidentemente, a discussão com a namorada lhe forneceu o contexto para que ele desse um significado à palavra "porco" que ele não podia evitar.

Nada no mundo físico tem um significado inerente: nada que vemos, ouvimos, tocamos, saboreamos ou cheiramos tem significado inerente. Um espectador profere inocentemente a palavra "porco" ao ver um porco de verdade, e outra pessoa interpreta a palavra como "porco chauvinista", sente-se insultada e provoca um acidente.

Além do mundo físico, há também o mundo vital do sentimento. Os sentimentos — o movimento de energia vital — vêm com significado inerente? Não. O que dá significado aos nossos sentimentos? A mente. Apenas a mente nos capacita a processar significado. Essa é a tarefa da mente.

Você está tentando acalmar o seu namorado, que está nervoso — o terceiro chakra dele está com um desequilíbrio de energia vital. De repente você percebe que ele conseguiu arrastá-la para o estado de irritação dele. O que aconteceu? Houve uma troca de energia vital entre o chakra umbilical dele e o seu, uma transferência não-local, naturalmente. A sua mente interpretou automaticamente o desequilíbrio resultante como irritabilidade, de modo que você, também, ficou irritada.

A mente tem uma função a desempenhar na medicina? Pode apostar. O modo como interagimos com o mundo físico e vital que nos rodeia, e como o interpretamos, depende do significado mental que atribuímos aos estímulos com que interagimos. E o significado pode muitas vezes ter conseqüências desastrosas para a nossa saúde.

Item: Eu cresci numa região do mundo infestada de cobras, atualmente chamada Bangladesh. Certa vez, já escuro, ao passar por uma porta, vi uma cobra em posição de ataque. A adrenalina deve ter invadido todo o meu corpo, pois saltei e corri. Uma busca feita mais tarde mostrou que, provavelmente, não havia nenhuma cobra; eu devia ter visto uma corda, disseram os que fizeram a busca. Mas eu não consegui dormir durante várias noites, e fiquei com medo de cobras durante vários anos; ambas as conseqüências repercutiram na minha saúde mental, e também física.

Item: Há na Bíblia uma história muito conhecida. Quando Pedro e seus colegas apóstolos estavam difundindo o evangelho e fundando a Igreja Católica, muitos chefes de família vendiam suas casas e doavam a renda à boa causa. Acontece que Ananias e sua mulher Safira retiveram parte do que conseguiram com a venda. Quando Pedro descobriu o que haviam feito, ele repreendeu Ananias com estas palavras: "Por que concebeste este projeto em teu coração? Não foi a homens que mentiste, mas a Deus." Ao ouvir essas palavras, Ananias caiu e expirou. Safira teve o mesmo destino quando foi ao encontro de Pedro pouco tempo depois.

Item: Este é o relato de um caso publicado numa revista médica. John passou por uma mastectomia para remover abscessos malcheirosos no mamilo direito que o haviam impedido de realizar qualquer tipo de trabalho durante algum tempo. Embora a operação fosse bem-sucedida e John não tivesse problemas de coração, pelo menos que soubesse, ele teve um ataque cardíaco depois da cirurgia. Mas ele sobreviveu e voltou para casa. Não obstante, segundo sua mulher, ele ficou tão perturbado que não conseguia voltar a trabalhar.

As coisas pioraram quando foliões do Halloween quebraram a sua caixa do correio e quase destruíram um caramanchão que Jonh havia construído. Ao ver os estragos, John ficou arrasado. Ele permaneceu algum tempo olhando impotente o seu caramanchão favorito, disse que não se sentia bem, e virou-se para voltar para casa. Mal caminhara cerca de vinte metros quando teve um colapso. Em cinco minutos ele estava morto.

A causa da morte foi uma fibrilação ventricular, mas o que a disparou, segundo os pesquisadores que estudaram o caso, foi o sentimento de impotência e o desespero que John havia alimentado durante algum tempo. É o sentimento que se apodera de nós quando não conseguimos encontrar um sentido para a vida. "Não ter sentido é morrer" é o subtítulo do capítulo em que o médico Larry Dossey (1991) relata essa história. Carl Jung dizia que a falta de sentido é o equivalente da doença. O significado que atribuímos, ou mesmo que não atribuímos, aos eventos da nossa vida, afeta a nossa saúde.

Além disso, o significado é importante para a saúde e para a doença também pelo modo como vemos a doença. Isso varia um pouco de pessoa para pessoa, não? Quando eu era jovem e vivia constantemente pressionado para ser um bom profissional no campo da física, sempre que eu apanhava um resfriado ou uma gripe, eu me sentia um pouco deprimido por ter de faltar ao trabalho. Não tenho dúvida de que esse sentimento realmente contribuía para que eu me recuperasse do resfriado. Eu tinha um amigo que não se preocupava com resfriados e gripes e "aproveitava" os dias de folga que esses distúrbios lhe propiciavam.

Dossey (1991) fala da sua experiência no Vietnã nos mesmos termos. Para alguns, a doença era um aborrecimento e motivo de depressão, mas para muitos dos seus companheiros que queriam escapar do Vietnã, uma doença grave era aceita de bom grado, pois lhes dava a oportunidade de voltar para casa.

Do mesmo modo, Henry Beecher, que fazia pesquisas sobre a dor, descobriu que durante a II Guerra Mundial soldados gravemente feridos muitas vezes precisavam de pouca ajuda (como morfina) para enfrentar a dor. A razão é a mesma dos que estavam no Vietnã. Os soldados ficavam aliviados por não precisar enfrentar os horrores da guerra; os ferimentos significavam para eles ficar livres da guerra.

Como a mente e o significado afetam o nosso corpo físico na prática? As pesquisas mostram que eles agem por meio do sistema nervoso autônomo, a parte involuntária do sistema nervoso. Como a mente e o significado afetam os nossos sentimentos, um processo que eu chamo de mentalização? Por meio do sistema nervoso autônomo e das conexões psiconeuroimunológicas descobertas recentemente. Este tema é analisado no próximo capítulo.

14

A Mente como Assassina

Na época de prestar o meu exame de mestrado em Calcutá, na Índia, eu não me sentia preparado, absolutamente; a ansiedade tomou conta de mim. Quanto mais eu me preparava, quanto mais eu estudava, mais angustiado ficava. Então, um dia antes do exame, tive uma crise de palpitação cardíaca que não quis ceder. Com o consentimento da minha família, desisti de prestar o exame. Algumas horas depois dessa decisão, a palpitação cessou milagrosamente.

Essa foi a minha primeira experiência com o efeito que a mente tem sobre o corpo, efeitos que às vezes são incluídos sob a denominação de "mente como assassina". Existem muitos desses efeitos. Por exemplo, muitas pessoas relatam que, quando estão mentalmente abatidas ou deprimidas, ficam mais suscetíveis a resfriados ou a males semelhantes; é razoável teorizar que isso acontece porque a depressão deixa o sistema imunológico vulnerável.

Não é apenas a sua mente que produz efeitos desastrosos sobre a sua saúde; também a mente de outra pessoa pode matá-lo se o seu sistema de crenças permitir que isso aconteça. Documentos comprovam que é assim que o vodu age (Dossey 1991).

Felizmente, existem também efeitos mente-corpo que fazem parte do que podemos chamar de "mente como curadora" (que serão estudados em capítulos subseqüentes); assim, a mente também produz recompensas. Mas ambos os fenômenos, "mente como assassina" e "mente como curadora", remetem para a visão "mente acima do corpo"; eles são novos na medicina ocidental (Pelletier 1992) e ainda considerados suspeitos pelos praticantes da medicina ocidental convencional.

Qual é a razão da relutância da medicina oficial ocidental em aceitar e compreender a doença ou a cura mente-corpo? Ela pode ser resumida numa única palavra: dualismo. Para um médico ocidental, a medicina mente-corpo evoca imagens de uma mente dualista separada do corpo (uma alma desencarnada, por assim dizer) atuando sobre o corpo. Isso não é palatável porque em outros campos (física e biologia), a ciência erradicou o dualismo em favor de um monismo baseado na matéria — tudo é matéria (e seus correlatos, energia e campos de força).

Assim, a mente é vista como parte do corpo — especificamente do cérebro. Nessa visão, a idéia da mente atuando causalmente sobre o corpo é circular — corpo atuando sobre o corpo sem uma causa! A doença (ou a cura) mente-corpo não é admissível por causa dessa circularidade e dessa quebra de lógica.

Repetindo pela enésima vez, numa fundamentação metafísica em que a ciência é conduzida *dentro da consciência,* mente e matéria separadas podem operar sem dualismo. Não muito tempo atrás, quando lhe perguntavam "O que é a mente?" o cientista respondia, "Isso não importa". E quando perguntado, "O que é a matéria?" ele respondia "Isso não importa", relembrando a quem perguntasse a circularidade do ato de pensar sobre essas coisas. Mas hoje não é mais assim.

Mente e matéria são ambas possibilidades quânticas dentre as quais a consciência pode escolher. "O que é a mente?" O novo cientista responde: "A mente consiste naquelas possibilidades de consciência que, quando sofrem colapso, lhe dão significado e a experiência do pensar." E para "O que é a matéria?" a resposta do novo cientista é: "A matéria também consiste em possibilidades quânticas de consciência, aquelas que, quando sofrem colapso, lhe dão as sensações físicas do ver, do tocar, do ouvir, do cheirar e do saborear." A consciência é claramente a mediadora entre a mente e a matéria em sua interação mútua, e então abre-se espaço para a doença e também para a cura mente-corpo.

Existem atualmente muitos bons livros sobre o tema da medicina mente-corpo (por exemplo, Pelletier 1992; Goleman e Gurin 1993), mas a maioria deles sofre seriamente de preocupação e inquietude. Esses têm uma tendência a serem demais cautelosos em torno da idéia de uma consciência causalmente potente e de uma mente separada e independente do cérebro. Espero que o paralelismo psicofísico que esbocei aqui resolva isso.

Como a Mente Pode Ser Assassina

Vamos ser mais sistemáticos e analisar em detalhe as sólidas evidências acumuladas em favor da idéia de que a mente pode causar a doença. Antes, porém, o que queremos dizer quando afirmamos que a mente causa a doença?

Em termos quânticos, a mente ajuda a consciência a processar significado. Então, novamente, a doença pode ser devida a representações defeituosas no corpo físico (o modelo alopático). No modelo da medicina mente-corpo, a doença pode também ser causada por um processo falho no nível mental, dando significado defeituoso a eventos físicos, mentalizando o sentimento — dando significado a sentimentos de significado neutro.

Grande parte dos dados da doença mente-corpo (enfermidade psicossomática) revela que ela tem relação com o *stress*. Antes de mais nada precisamos definir alguns termos. Um estressor é um agente externo, como por exemplo, uma morte na família, um problema ou um exame de matemática, um emprego enfadonho, e assim por diante. O *stress* é o modo como a pessoa reage ou responde a um estressor, isto é, que significado mental ela atribui ao estressor e como mentaliza o sentimento associado com a reação ao estressor.

Naturalmente, numa dada cultura, os significados se tornam um tanto fixos, caso em que o *stress* associado a muitos estressores comuns produz uma resposta estressante semelhante na maioria das pessoas, de modo que se pode falar em uma resposta que se situa numa faixa média. Uma pesquisa importante realizada por Richard Rahe (1975) mede esse *stress* médio em "unidades de mudança de vida" (lcu, *life change units*, em inglês) — o grau de ajustes de vida que um estressor exige. Por exemplo, no estudo de Rahe, uma doença simples tem um nível de *stress* de 25 lcu, enquanto a morte de um cônjuge atinge 105 lcu.

O *stress* pode provocar um ataque cardíaco. Assim, um *stress* aparentemente simples, como um exame, pode matar uma pessoa. O ataque cardíaco mata mais pessoas nas segundas-feiras do que em outros dias da semana. Isso é chamado de "síndrome da segunda-feira negra". Explicação? É na segunda que voltamos de um final de semana descontraído, e imaginamos como será horrível o trabalho a ser feito, maçante, difícil, e assim por diante.

É famosa a reportagem do *New England Journal of Medicine,* de 1991, que mostra uma correlação impressionante entre níveis de *stress* mental e a suscetibilidade ao resfriado comum. Nessa pesquisa, o psicólogo Sheldon Cohen, da Carnegie Mellon University, injetou em voluntários quantidades calculadas de vírus do resfriado ou de um placebo inofensivo. Entre os que receberam o vírus (de qualquer uma das cinco espécies utilizadas), constatou-se que a probabilidade de pegar um resfriado foi diretamente proporcional à quantidade de *stress* na vida da pessoa (segundo a própria estimativa dos voluntários).

Existem atualmente pelo menos evidências preliminares de que o *stress* pode causar doenças no sistema gastrointestinal. Um exemplo é a úlcera gástrica. Desconsidere o que alguns alopatas dizem, que a úlcera é causada por uma bactéria. O *stress* pode causar doenças graves no sistema respiratório (por exemplo, asma) e no sistema imunológico (por exemplo, doenças auto-imunes, em que o sistema imunológico ataca as próprias células do corpo) e talvez o câncer.

O câncer é um crescimento descontrolado de determinadas células do corpo. Quando funciona normalmente, o sistema imunológico deveria ser capaz de eliminar essas células de funcionamento anormal. Mas a mente estressada leva ao mau funcionamento do sistema imunológico, causando assim o câncer. Essa pode não ser a história inteira do câncer, mas é um modelo plausível.

A mente, agindo em conjunto com o cérebro, pode afetar o sistema imunológico? Essa questão requer atenção especial.

Psiconeuroimunologia

Dois grandes médicos da Grécia antiga, Hipócrates e Galeno, acreditavam que os pensamentos e as emoções fluíam para os vários sistemas do corpo e os afetavam diretamente por interação de contato. As pesquisas avançadas atuais confirmam a verdade disso; daí a preponderância de termos como psicobiologia e psiconeuroimunologia na medicina moderna.

Imagine que, seguindo um determinado estímulo, você fique muito irritado e muito aborrecido. A sua mente está dando significado ao estímulo que você recebeu e que está produzindo a sua raiva. O cérebro está mapeando a sua mente, mas pode o cérebro comunicar seus mapas ao corpo, especificamente ao sistema imunológico? A resposta é sim. O cérebro faz isso por meio de moléculas descobertas recentemente chamadas neuropeptídeos. A nova sabedoria adquirida — a mente afeta o cérebro que afeta o sistema imunológico — tornou-se o tópico de um campo inteiramente novo, a psiconeuroimunologia (abreviada como PNI).

Antes de aprofundar-nos na PNI, pode ser útil uma pequena introdução ao sistema imunológico para compreendermos por que, antes da PNI, ele era considerado independente do cérebro.

Os órgãos do sistema imunológico são também chamados de órgãos linfóides, porque produzem linfócitos, as importantes células brancas do sangue, mediadoras da resposta imunológica no corpo. A produção inicial de linfócitos ocorre na medula óssea. Um conjunto de linfócitos chamado células T, quando está nas fases iniciais de desenvolvimento, reside na glândula timo (no peito, atrás do externo,) e se torna o suporte da distinção "eu/não-eu". Os linfócitos viajam através do corpo, e de especial importância são os pequenos exércitos dessas células mantidos em prontidão nos nódulos linfáticos e no baço. O sistema imunológico defende o corpo contra invasores — vírus, bactérias, qualquer objeto estranho "não-eu". Isso parece independente daquilo que o cérebro faz.

A surpresa aconteceu quando um neurologista da Universidade de Rochester, em Nova York, descobriu que todos os órgãos do sistema imunológico têm nervos em toda a sua superfície, sendo então plausível que o sistema imunológico se comunique com o cérebro. Depois, o neurofisiologista Robert Ader (1981) descobriu que o sistema imunológico pode ser condicionado seguindo o mesmo procedimento do condicionamento mental.

Você conhece o caso clássico de condicionamento — a pesquisa básica de Pavlov. Dá-se comida ao cachorro simultaneamente ao toque de uma sineta. Depois de algum tempo, o cachorro saliva sempre que a sineta toca, mesmo não lhe sendo servido nada. Em seu experimento, Ader usou ratos em vez de cachorros.

Assim, fiquemos com o experimento clássico de Ader que o levou a cunhar o termo "psiconeuroimunologia". Ader trabalhava num experimento de condicionamento pavloviano com o objetivo de ensinar ratos a ter aversão à água adocicada. A prática padrão consistia em correlacionar o instante em que os ratos bebiam a água com a ingestão de uma droga (psicofosfamide) via injeção, uma substância que provoca náuseas e vômito. Os ratos aprenderam rapidamente a associar a água doce à náusea. Depois do condicionamento, eles sentiam náuseas apenas com a água doce, e a droga deixou de ser aplicada. Houve uma complicação peculiar, porém. Os ratos também davam sinais de ter aprendido a morrer em conseqüência da ingestão de água doce.

Ader descobriu que a droga produzia uma supressão do sistema imunológico dos ratos. Como resultado do condicionamento, eles haviam aprendido a estimular (ao beber água doce) não apenas o efeito nauseante da droga mas também o efeito de supressão da imunologia. Foi a supressão do sistema imunológico que tornou os ratos propensos à doença e à morte.

Logo se seguiram experimentos com seres humanos. Um dos primeiros desses estudos relacionou o grau de infecção de marinheiros a bordo de um navio com acontecimentos da vida deles. Os marinheiros mais infelizes em conseqüência dos eventos da vida foram os que também apresentaram os maiores índices de infecção. O significado negativo percebido produzia *stress*, que produzia infecção via supressão do sistema imunológico — uma caso claro de psiconeuroimunologia.

Atualmente, se admite que o *stress* (por exemplo, produzido pela morte do cônjuge) pode levar à redução do funcionamento do sistema imunológico pela diminuição do seu arsenal de células T assassinas. Resta também pouca dúvida de que a tristeza é um fator que contribui para o câncer de mama em mulheres.

Não se preocupe em demasia com essas considerações sobre o modo como o *stress* afeta negativamente o sistema imunológico. Não esqueça do já mencionado efeito Madre Teresa, demonstrado pelo estudo em que o fato de assistir a um filme de Madre Teresa cuidando amorosamente de pessoas indigentes e moribundas aumentou a função do sistema imunológico dos estudantes, evidenciado pelo aumento num marcador de intensificação imunológica (aumento do IgA salivar). Isso também é psiconeuroimunologia.

Moléculas de Emoção

O que intermedeia a interação do sistema imunológico com o cérebro? Nos anos de 1970, Candace Pert (1997) e outros descobriram que o cérebro secreta certas moléculas chamadas neuropeptídeos, que atuam como intermediárias da analgesia, de mudanças hormonais e de outras reações ao *stress* e doenças dele decorrentes.

Entre os neuropeptídeos, talvez os mais conhecidos sejam as endorfinas, que aderem a pontos receptores específicos no cérebro e no corpo (como num mecanismo chave-fechadura). O modo como as endorfinas (ou a falta delas) pode alterar a nossa experiência de dor (ou de prazer) foi amplamente divulgado pela imprensa popular.

Tome o caso da pimenta malagueta. Por que a pimenta malagueta é agradável (na verdade, o que a pessoa sente é dor misturada com prazer) quando pela sua composição molecular deveria causar apenas dor? A resposta são as endorfinas. Os pesquisadores provam isso usando um bloqueador de endorfinas. Se ingerir pimenta malagueta com um bloqueador de endorfinas, você vai sentir dor pura.

Em 1979, os pesquisadores descobriram que determinados componentes do sistema imunológico, os linfócitos células-T, têm receptores para uma endorfina chamada metionina-encefalina. A descoberta confirmou conclusivamente que os neuropeptídeos, como as endorfinas, são mediadores entre o cérebro e o sistema imunológico. Inversamente, os pesquisadores descobriram também que a glândula timo secreta uma substância chamada timosina fração 5, que estimula os hormônios supra-renais, os quais têm efeito sobre o sistema nervoso central. As endorfinas cerebrais se conectam com o sistema imunológico e a molécula timosina do sistema imunológico se conecta com o cérebro.

A via de mão dupla da conexão psiconeuroimunológica entre o cérebro e o sistema imunológico estava assim estabelecida. Conexões de mão dupla semelhantes estão hoje definidas também entre o cérebro e o sistema endócrino.

Comportamento ou Além?

O jornalista Bill Moyers apresentou uma série de programas de TV sobre a medicina mente-corpo (Moyers 1993). Num dos programas, ele mostrou o caso de uma garota de Minnesota que se recuperou do lúpus com as idéias da PNI de Ader. O lúpus é uma doença auto-imune que afeta os tecidos conectivos (o tecido que conecta, une e dá sustentação a várias estruturas do corpo) e o sangue. O problema com o tratamento do lúpus não é que as drogas alopáticas que o aliviam não sejam conhecidas, mas sim que todas têm efeitos colaterais perigosos.

A garota foi condicionada com o sabor do óleo de fígado de bacalhau e com a fragrância de rosas, aplicados junto com o remédio, cuja dosagem foi sendo gradualmente reduzida à medida que o condicionamento fazia efeito. Em dois anos, ela aprendeu a obter resultado com apenas metade da dosagem e finalmente aprendeu a produzir o mesmo efeito do remédio somente sentindo o gosto e o cheiro dos agentes condicionadores.

Então, o que está acontecendo? O condicionamento a um estímulo é produzido com o nosso hábito de experimentar estímulos somente sobre reflexos múltiplos no espelho da memória. Uma vez condicionado, a evocação do comportamento lembrado via reflexo no espelho da memória estimula o efeito curador de uma droga, mesmo sem sua ingestão.

Isso parece ter uma base comportamental e cerebral, não? As perguntas são: Quem aprende inicialmente? Quem vê o significado? Quem expressa emoção? Quem cria a memória? Quem olha via espelho da memória? O *self* está sempre à espreita atrás da linguagem comportamental.

Você ouve alguém chamá-lo de idiota e se irrita. Um truque da memória, sem dúvida. Mas não haverá efeito se você não souber o significado da palavra "idiota". Por isso, sua reação depende do processamento mental consciente que você fez originalmente com o significado dessa palavra.

Memórias são representações de significado mental. Quando compreendemos que a consciência e a mente estão envolvidas em compor memórias e em olhar através dos reflexos dos espelhos da memória passada, também reconhecemos que consciência e mente podem desfazer o efeito das memórias. Esse desfazer das memórias do corpo é o mecanismo pelo qual técnicas como massagem terapêutica e Rolfing funcionam (mais informações sobre este assunto no próximo capítulo).

À medida que o mecanismo de interações mente-corpo se torna claro, torna-se claro também que esse "mecanismo" é unicamente um instrumento para uso da consciência. Em última análise, é a consciência que experimenta estados de espírito e suas alterações, emoções, *stress*, doença e cura. Sem dúvida, algumas de nossas experiências conscientes são condicionadas, mas há sempre escopo para uma nova escolha, para criatividade. O papel crucial da criatividade na cura é discutido no capítulo 16.

Antes de poder entender a cura, precisamos abordar a questão de como as pessoas processam significado, especialmente o significado emocional, do porquê pessoas diferentes processam o significado de maneira diferente e de como isso afeta a saúde delas.

Gunas Mentais e *Doshas* Físicos Criados pela Mente

A abordagem habitual dos proponentes da medicina mente-corpo consiste, primeiro, em demonstrar com dados que a mente causa a doença, depois, expor por meio de estudos relacionados com a psiconeuroimunologia e com matérias afins os mecanismos pelos quais a mente afeta o corpo e, finalmente, descrever as técnicas da medicina mente-corpo. Creio que podemos melhorar isso.

A abordagem direta não explica por que nem todas as pessoas contraem doenças mente-corpo, por que a resposta ao *stress* não é universal. Dados revelam que pessoas otimistas, comprometidas com seu trabalho e com o controle sobre ele, e que consideram os estressores como desafios a serem vencidos não sofrem os efeitos maléficos do *stress* (O'Regan e Hirshberg 1993). Também entre nós existem Forrest Gumps, a versão hollywoodiana de pessoas mentalmente lentas que passam pela vida sem sentir *stress*, como uma brisa.

Ouvi dizer que Forrest Gump morre e é barrado por São Pedro nos portões de pérola do céu. "Calma, Forrest Gump. Estou impressionado por você ter passado a vida sem cair presa da angústia emocional do *stress*, mas isso não é suficiente. Preciso ter certeza de que a sua mente funciona pelo menos em condições mínimas. Você precisa responder a três perguntas para provar o seu QI mental."

"Tudo bem", diz Forrest Gump.

"A primeira pergunta", diz São Pedro. "Quantos segundos há num ano?"

"Essa é fácil", diz Forrest Gump. "Doze."

Confuso, São Pedro pergunta, "Como você chegou a essa conclusão?"

"É só contar: segundo de janeiro, segundo de fevereiro, ..." Forrest Gump continua contando até dezembro.*

São Pedro o interrompe. "Muito bem, muito bem, entendi. Essa você ganhou. Agora, a segunda pergunta: Quantos dias da semana começam com a letra 't'?"

"Quatro", responde Forrest Gump.

"Como pode ser isso?", pergunta São Pedro, muito impressionado.

"*Tuesday* (terça-feira), *Thursday* (quinta-feira), *today* (hoje) e *tomorrow* (amanhã)", responde Forrest Gump.

São Pedro disfarça uma risadinha. "Bem, bem... vou considerar essa também. Mas a terceira você precisa responder corretamente. Qual é o nome de Deus?"

"Andy", diz Forrest Gump, sem hesitar.

"Como assim?", pergunta um São Pedro exasperado.

"Bem, aprendi cantando hinos na igreja. Andy [*and He*] *talks with me, Andy [and He] walks with me...*"**

São Pedro, divertido e abrindo o portão, diz: "Vou ter de aceitar também essa."

Acredito que as lições de individualidade da medicina do corpo vital — Ayurveda, medicina chinesa tradicional e a homeopatia, todas administradas individualmente — são essenciais aqui. Há individualidade na nossa reação mental aos estressores.

A questão é esta: Como processamos a nossa mente? Visto que a mente é um sistema quântico, há apenas três modos de processá-la: criatividade fundamental (a capacidade de dar saltos quânticos a partir de contextos conhecidos de significado mental); criatividade situacional (a capacidade de criar significado novo a partir de uma combinação de contextos conhecidos); e condicionamento (utilizando significado mental conhecido). Isso nos dá três qualidades da mente.

---

* Forrest Gump se referia ao dia dois de cada mês que em inglês são indicados com números ordinais. (N.T.)

** [E Ele] fala comigo, [e Ele] anda comigo. (N.T.)

A descoberta dessas qualidades da mente foi uma conquista da filosofia e da psicologia indianas, as quais as chamam de *gunas*. Introduzimos esse termo anteriormente, em relação ao modo como processamos o corpo vital (capítulo 9). Para evitar confusões, vamos empregar o termo *gunas* mentais para denotar as qualidades da mente. Também individualmente as qualidades recebem um nome específico: em sânscrito, a criatividade fundamental se chama *sattva*; a criatividade situacional é *rajas* e o condicionamento é *tamas*.

Agora podemos determinar a importância do conceito de qualidades quânticas da mente (*gunas* mentais) — criatividade fundamental (*sattva*), criatividade situacional (*rajas*) e condicionamento (*tamas*): o uso desequilibrado dessas qualidades produz certos defeitos, *doshas* em sânscrito, no corpo físico, no cérebro. Nós os chamaremos de *doshas* cérebro-mentais (para evitar confusão com as contrapartes deles no corpo vital, defeitos ou *doshas* que surgem no corpo físico em decorrência do uso desequilibrado das qualidades do corpo vital; ver capítulo 9).

Não é difícil ver o que são esses *doshas* cérebro-mentais. Um s*attva* mental desequilibrado, demasiadamente ativo, cria o intelectual — aquele que descobre contextos novos apenas para pensar mais, não para viver em equilíbrio. Em outras palavras, um intelectual se separa do corpo. James Joyce escreveu uma frase enigmática sobre um personagem em um de seus romances: "O senhor Duffy vivia um pouco distante do seu corpo." Essa frase descreve o intelectual de modo perfeito.

Não resisto a contar-lhe uma história de Nasrudin muito pertinente neste contexto. Mulá Nasrudin, aqui como barqueiro, conduzia um pândita a um determinado destino. Assim que iniciaram a viagem, o pândita começou a dar a Nasrudin uma amostra do seu conhecimento, nesse caso, de gramática. Mas Nasrudin ficou entediado e não fez questão de ocultar o fato. O pândita se irritou e reagiu: "Se você não conhece gramática, metade da sua vida está perdida." Nasrudin não replicou. Depois de algum tempo, o barco teve problemas e começou a adernar. Nasrudin perguntou ao pândita se ele sabia nadar, ao que este respondeu que não, e ainda acrescentou que a idéia de fazer exercícios físicos o aborrecia. Então foi a vez de Nasrudin dizer: "Nesse caso, toda a sua vida está perdida, pois o barco está afundando."

Um *rajas* mental muito ativo produz hiperatividade no nível do cérebro físico. Pessoas hiperativas têm uma capacidade de atenção pequena, uma vez que a necessidade de atenção da criatividade situacional é consideravelmente menor do que a da criatividade fundamental; elas têm um estilo de vida agitado, sempre voltadas para conquistas mentais.

A inércia mental em excesso, ou *tamas*, dá origem à lentidão mental do cérebro, uma letargia cerebral básica que impede a pessoa de se envolver com o aprendizado e o processamento mental.

Do mesmo modo que os *doshas* físico-vitais, esses *doshas* cérebro-mentais normalmente são misturados, o que resulta em mais quatro tipos: o intelectual hiperativo, o intelectual mentalmente lento (idiota *savant*), o hiperativo mentalmente lento e a mistura dos três.

Embora esses *doshas* cérebro-mentais residam no cérebro, eles governam a nossa atitude com relação a todas as emoções. Das pessoas dos três *doshas,* só a mentalmente "preguiçosa" evita a dupla cérebro-mente e vive no corpo, e não apenas nos três chakras inferiores, mas também no coração. As pessoas dos dois outros *doshas* mentalizam os seus sentimentos. Pessoas com predomínio da intelectualidade reprimem as emoções e em conseqüência disso tendem a sofrer de depressão crônica. Pessoas com *dosha* rajásico dominante — hiperatividade — são do tipo expressivo; elas se irritam facilmente e tendem à raiva intensa e à hostilidade como reação ao *stress*. A hiperatividade também pode estar associada à ansiedade.

Na Índia, é preciso esperar muito nos aeroportos porque os aviões raramente estão no horário. Para passar o tempo, às vezes fico observando as pessoas e comprovo rapidamente, na prática, a classificação tríplice dos *doshas* cérebro-mentais. Algumas pessoas parecem estóicas, mas se você lhes der uma oportunidade, começarão imediatamente a se queixar. São os intelectuais. Há as que se mostram ansiosas; elas são impacientes e agitadas, muito propensas a irromper num acesso de raiva. São os hiperativos. Mas algumas não se incomodam com a situação e parecem estáveis. Não imagine que elas alcançaram o muito almejado estado de serenidade mental, porém. Não; essas pessoas são apenas mentalmente lentas para processar os fatos e acontecimentos.

Filmes como *Forrest Gump* parecem representar a idéia de que apenas os simplórios podem ser felizes, atenciosos para com as outras pessoas. Pode haver alguma verdade nisso em culturas muito motivadas e competitivas como a dos Estados Unidos, porque a maioria das pessoas nesse país sofre de *sattva* ou *rajas* (ou ambos) superativo e, assim, dos *doshas* do intelectualismo e/ou da hiperatividade, enquanto apenas um pequeno número "desfruta" das amenidades de *tamas,* lentidão mental, no nível cerebral.

Finalmente, ao pensar em corrigir os *doshas* cérebro-mentais precisamos lembrar o conceito de *prakriti* (capítulo 9). Todos temos (devido a propensões decorrentes de outras reencarnações e de desenvolvimento nas fases iniciais da vida) uma homeostase natural dos três *doshas,* embora um ou dois deles dominem. Isso é *prakriti.* É o afastamento com relação ao *prakriti* que nos traz problemas de saúde e é isso que precisa ser corrigido.

A regra geral prática é esta. O excesso de intelectualismo tende à repressão das emoções. O excesso de hiperatividade tende à expressão das emoções. Aprofundaremos essa questão na próxima seção.

Resposta à Emoção

Como respondemos às emoções? No Ocidente, especialmente nos Estados Unidos, existe um forte condicionamento cultural contra a expressão das emoções. Expressar emoções é considerado um sinal de fraqueza e, por isso, quase universalmente, os homens ocidentais aprendem a suprimi-las. Com relação às mulheres, porém, o condicionamento cultural contra a expressão das emoções não é tão profundo.

Entretanto, nem todos os homens ocidentais suprimem suas emoções. Por exemplo, se uma pessoa tem um sentimento exagerado de auto-importância, ela condescende com a expressão das emoções, dispensando o recato social de defender a própria *persona.* Encontramos pessoas assim em toda parte. Sob *stress* emocional, essas pessoas têm reações bem conhecidas de mau humor ou irritabilidade. Podemos ver nisso uma relação com os *doshas* cérebro-mentais. Quase universalmente, os intelectuais conseguem administrar a repressão de suas emoções. Mas nem todas as pessoas com hiperatividade dominante como *dosha* cérebro-mental suprimem as emoções. Isso é especialmente verdade quando, por desequilíbrio do *prakriti* do indivíduo, a hiperatividade se desenvolve em excesso. Assim, o *dosha* da hiperatividade, quando excessivo, pode resultar facilmente em expressão diante do *stress* emocional.

Há mais um aspecto a considerar aqui. Com sorte, o indivíduo sempre encontra outra pessoa que possibilita a manifestação das emoções; essa pessoa pode ajudar a amortecer o choque negativo das expressões emocionais.

Essa era a regra nas sociedades tradicionais, e por isso o impacto da expressão emotiva sobre a saúde era relativamente menor. Mas hoje tudo isso está mudando.

O que a expressão desprotegida de emoções sob *stress* mental e emocional nos causa? Atualmente, podemos compreender isso bastante bem (Goleman e Gurin 1993). A resposta ao *stress* é uma função do sistema nervoso autônomo, e esse sistema tem dois componentes: o simpático e o parassimpático. Como diz o nome, o sistema nervoso simpático simpatiza conosco e produz na fisiologia a mudança que precisamos para "sobreviver" ao estímulo responsável pelo *stress*. O sistema parassimpático controla a "resposta de relaxamento", que visa devolver o equilíbrio ao corpo.

Assim, o que a exposição prolongada aos estímulos estressantes produz em nós se permitimos a expressão emocional em resposta a um excesso do *dosha* cérebro-mental da hiper-atividade? Em geral, a expressão produz um desequilíbrio nas atividades do sistema nervoso simpático e parassimpático, e o resultado final é o sistema ficar num estado permanente de estimulação simpática.

O que acontece então? Irritabilidade crônica e tensão nervosa podem levar à insônia. Isso é só o começo. A irritabilidade crônica, decorrente da pressa, combinada com a competitividade, dá origem à hostilidade. Finalmente, o que antes era hiperatividade mental expressa através de programas de condicionamento do cérebro se torna manifesto nos órgãos físicos, que começam a funcionar num nível hiperativo e conseqüentemente a desenvolver a doença. Muitas vezes a doença se aloja em um órgão apenas.

Desse modo, a estimulação crônica devida à expressividade da resposta emocional tem sido associada especialmente a problemas cardíacos e à hipertensão. Mas os problemas cardíacos não são a única conseqüência dessa expressão. Se a expressão ocorre através do sistema digestivo gastrointestinal, a conseqüência é a úlcera. Se a expressão se dá através dos sistemas de eliminação do corpo, as doenças são a síndrome de intestino irritável ou distúrbios da bexiga. Se a expressão é através do sistema imunológico, provocando reação imunológica excessiva aos antígenos, o resultado é alergia. Se a expressão é através do sistema respiratório, a doença é a asma. E assim por diante.

Por que a expressão se fixa num órgão específico e não em outro? Essa é uma pergunta fundamental. Estou convencido de que isso tem relação com a resposta do corpo vital onde se encontra a origem dos sentimentos, os chakras.

Lembre que emoções diferentes são sentidas em chakras diferentes. Por exemplo, irritabilidade e raiva são sentidas no chakra do umbigo. Isso acontece quando não estamos conseguindo o que queremos, quando o nosso ego é afrontado. A substância cerebral, o processamento de significado de acordo com o *dosha* cérebro-mental, amplifica o sentimento vital nesse chakra. Desse modo, a irritabilidade crônica se expressa nos órgãos do chakra do umbigo, muitas vezes como úlcera péptica.

Mas quando a irritabilidade dá lugar à hostilidade, que é uma resposta de quem tem excesso de hiperatividade cérebro-mental, onde a energia vital é sentida? A hostilidade vê o mundo como um inimigo, como o *não-eu*. Isso acontece quando a energia vital no chakra do coração está em depleção e invade o chakra umbilical. Assim, a reação hostil leva inevitavelmente à doença de órgãos no chakra do coração. Se a reação hostil é direcionada a pessoas, o órgão afetado é o coração. Se ela é dirigida ao ambiente, o órgão afetado é o sistema imunológico.

Em vez de hostilidade, estágios avançados de irritabilidade e competitividade também podem dar origem à frustração, que é um sentimento do chakra da garganta (que surge quando esse chakra está com depleção de energia vital). Quando a mente entra na ação, o sentimento de frustração é amplificado. A amplificação repetida da frustração se expressa como doença do chakra da garganta, isto é, como asma.

Se a emoção expressa é medo ou insegurança, é o chakra da raiz que está envolvido. Quando amplificado pela mente, este pode levar a problemas relacionados com os órgãos associados a esse chakra, como diarréia e síndrome de intestino irritável.

Quando o sentimento tem ligação com o chakra do sexo, como no caso de concupiscência não satisfeita, a amplificação mental faz surgir doenças do segundo chakra (chakra do sexo). O aumento da bexiga, responsável por problemas urinários em muitos homens com 60 anos ou mais, é uma doença desse tipo.

Repressão de Emoções

O que a repressão da resposta emocional da mente produz em nós? Como teorizaram corretamente Freud e os psicanalistas, a supressão mental, ou repressão, pode ser descrita (os psicanalistas chamam isso de "conversão") como certos estados cerebrais que causam sintomas físicos (falsos), mas sem a presença de mudanças fisiológicas. Isso é chamado de mecanismo de defesa, porque a mente e o cérebro "defendem" o organismo do embaraço de um ponto de vista cultural. Originalmente, essa era a verdadeira doença psicossomática — doença sem nenhuma base fisiológica. (Infelizmente, muitos ainda acreditam que as doenças mente-corpo não têm efeitos fisiológicos.)

Podemos tentar delinear a doença psicossomática "real" do mesmo modo. Por exemplo, o psiquiatra John Sarno escreve:

> Meus pacientes mostram que a psicologia subjacente é a mesma para a conversão e para as desordens mente-corpo. É como se o cérebro tivesse decidido que os sintomas da conversão não são mais convincentes como doença, e então tivesse começado a produzir processos que apresentassem reações fisiológicas evidentes. Para isso, ele envolveu os sistemas autônomo e imunológico na produção dos sintomas (Sarno 1998, p.46).

Entretanto, num modelo como esse, uma pergunta permanece sem resposta e envolta em mistério: Como o cérebro, sendo uma máquina, decide produzir uma reação psicossomática, e como ele escolhe a localização dessa reação?

O mistério fica solucionado quando observamos o papel da consciência na tomada de decisões e o papel do corpo vital na escolha da localização da reação psicossomática na emoção. Cada emoção tem uma contraparte no corpo vital, um sentimento associado a ela. O sentimento está conectado com movimentos do corpo vital-físico num determinado chakra. As representações físicas dos movimentos vitais que sentimos envolvem o(s) órgão(s) correspondente(s) e também os músculos em que os órgãos estão inseridos. Quando a mente reprime a emoção por intermédio do cérebro e da sua conexão com os órgãos físicos através dos nervos e dos neuropeptídeos, os movimentos do corpo vital no chakra correspondente são reprimidos junto com os programas que executam as funções das representações físicas, os órgãos. É esse processo o responsável pelo efeito somático, a experiência da doença localizada num órgão específico por causa de uma mudança real na fisiologia nesse local.

O psiquiatra Wilhelm Reich era especialista em problemas de repressão devidos ao intelectualismo; ele descreveu os sintomas desta maneira:

> ... risadas altas, desagradáveis; aperto de mão exageradamente firme; cordialidade apática, invariável; demonstração presunçosa de conhecimento adquirido; repetição freqüente de espanto, surpresa ou satisfação, etc., sem motivo; adesão irrestrita a pontos de vista, planos e metas estabelecidos; modéstia aparatosa na conduta; grandes gestos ao falar; busca infantil do favor das pessoas; alarde em assuntos sexuais; exibição de encanto sexual; flerte promíscuo; companheirismo pseudo-exuberante... (citado em Grossinger 2000, p. 433).

Como um terapeuta lida com um paciente que apresenta esse tipo de comportamento? O terapeuta reichiano responde que é pelo confronto. Eis um exemplo:

> Por exemplo, o paciente pode admitir que, naturalmente, mostrou desdém pelas pessoas no passado, que o distanciamento é um dos seus vícios. O terapeuta pode responder: "Não, é neste momento. Você está sendo desdenhoso agora, neste instante. Mesmo que finja participar desta sessão, a sua expressão diz que você está apenas sendo indulgente comigo, mostrando desprezo por mim." Se o paciente afrontado e embaraçado nega isso, o terapeuta pode replicar: "Sinta a sua boca. Os seus lábios estão congelados num riso de escárnio. Você nem os sente mais." Ao se observar, o paciente percebe, espantado, que isso é verdade. Automaticamente, ele esboça um sorriso nervoso. Um método terapêutico poderia então ser uma massagem nos lábios para restabelecer a sensação (Grossinger 2000, p. 434).

Essa repressão emocional realizada pela mente, por mentalização — dando significado a um sentimento e, neste caso, transformando-o em algo a ser evitado — quando crônica, torna-se repressão das funções do órgão no chakra que corresponde a esse sentimento. Crucial nesse processo é a conexão do cérebro com esses vários órgãos via sistema nervoso e neuropeptídeos (como na psiconeuroimunologia).

Em particular, se a função do sistema imunológico é reprimida, podemos contrair várias doenças auto-imunes. O câncer pode ser resultado de uma redução da atividade do sistema imunológico. A repressão no chakra da testa pode ser responsável por dores de cabeça e enxaqueca causadas por tensão. E repressão no chakra da coroa leva à depressão no nível psicológico (ver também Page 1992), que é um fator que contribui para a síndrome de fadiga crônica.

Entretanto, é mais comum a repressão gravar-se nos músculos. Isso acontece porque, quando estamos na defensiva, tendemos a tensionar os músculos. Quando reprimimos a experiência mental-emocional, reprimimos também a tensão muscular e nunca relaxamos os músculos completamente. Desse modo, a repressão da mente se traduz como repressão da atividade muscular. Os músculos retêm uma "memória corporal", por assim dizer, do trauma emocional reprimido. Creio que é correto dizer que um músculo conserva uma memória quando ele está engessado numa certa posição e não consegue relaxar essa posição.

O físico Fred Alan Wolf (1986) elucidou como os músculos guardam a memória. Cada músculo, que é um conjunto de células longas com até 30cm de comprimento, contém muitos núcleos celulares e muitas fibras pequenas chamadas miofibrilas. As miofibrilas são compostas de unidades repetidas de sarcômeros num arranjo longitudinal ao longo do eixo cilíndrico do músculo. A bioenergética muscular depende do fluxo livre de íons de cálcio. Quando um músculo é tensionado (como quando um trauma emocional está sendo defendido e reprimido), os sarcômeros musculares são invadidos por esses íons de cálcio. Mesmo depois do desenlace do incidente traumático, algum excesso de cálcio pode permanecer no sarcômero. Esse excedente continua a manter a tensão no músculo, a qual se torna uma memória do trauma reprimido.

O que significa a repressão repetida de uma resposta emocional em termos de memória de tensão muscular? Falando de modo mecanicamente quântico, em experiências subseqüentes desse estímulo, como a mente não pode produzir o colapso de certos estados mentais de percepção da resposta emocional, a memória de um músculo em particular nunca "sofre colapso". Assim, esse músculo em particular não é reativado por experiências emocionais subseqüentes se o mecanismo de defesa mental está sempre estimulado.

É provável que emoções reprimidas em todo o corpo dêem origem a doenças graves, como a fibromialgia, um estado de dor muscular generalizada. Uma doença aparentada com essa é a síndrome de fadiga crônica, cujo principal sintoma no corpo físico é a fadiga total. Se os sentimentos são reprimidos em todos os chakras do corpo, praticamente todos os movimentos do corpo vital correspondentes serão reprimidos. Isso pode se manifestar como falta de vitalidade geral, o que explica a fadiga crônica. Se a repressão dos sentimentos envolve mais partes estruturais do corpo onde os órgãos estão inseridos, mas não os órgãos em si, a falta de energia vital pode ser sentida como dor em todo o corpo — fibromialgia.

Uma observação sobre a dor. Uma edição antiga da *Newsweek* trazia na capa uma manchete que prometia novidades na compreensão da dor. Entretanto, uma rápida passada de olhos pelo artigo deixava o leitor decepcionado. A fibromialgia, dizia o artigo, é real, porque uma nova técnica de ressonância magnética (MRI) confirma que, quando um paciente com esse mal chora de dor, certas áreas do cérebro ficam ativas. Bom. Mas então o artigo não tem muito mais a dizer, a não ser que pode haver uma relação genética para a fibromialgia.

A dor é interessante porque, sendo uma sensação, ela deve ter uma ligação com a energia vital mas o papel dos nervos também é inegável, uma vez que entorpecendo-os (anestesia local), podemos amortecer também a dor. Assim, a dor é uma sensação mentalizada, uma sensação ligada à repressão da energia vital em qualquer parte estrutural do corpo e interpretada pela mente como dor, porque é indesejável. Essa é uma mentalização bastante persistente, obviamente com milhões de anos de idade e tem muito valor para a sobrevivência.

A Personalidade com Propensão à Doença

Existirá algo como um tipo de personalidade que desenvolve uma doença mente-corpo específica? Por exemplo, a doença das coronárias está ligada à personalidade do tipo A, pessoas que reagem rapidamente com raiva e hostilidade, especialmente com hostilidade, a uma situação estressante. Essa relação é válida para outros tipos de doença em que a mente pode estar envolvida?

Numa época, houve um volume considerável de literatura relacionando o câncer com o tipo de personalidade B, associada à incapacidade de expressar emoções, à não-assertividade e mesmo à falta de esperança. Mas essa relação não foi demonstrada clinicamente sem controvérsias.

Assim, não existe uma personalidade típica propensa ao câncer. Isso é compreensível. Nem todas as pessoas com personalidade do tipo B desenvolvem câncer porque, em algumas, essa personalidade está próxima do seu *prakriti*, da sua natureza; mesmo pessoas do tipo A podem ficar com o sistema imunológico desordenado e, em conseqüência, desenvolver um câncer se não souberem trabalhar com sua hostilidade de modo adequado.

Por outro lado, também é verdade que nem todos os cânceres têm origem no nível mental, como venho afirmando o tempo todo. Alguns têm origem no nível vital; são devidos a desequilíbrios da energia vital no chakra do coração. Outros têm origem genética, e existem também inúmeras combinações de desequilíbrios físicos, vitais e mentais que podem contribuir para o aparecimento desse mal.

Há respaldo clínico (Freedman e Booth-Kewley 1987) para a idéia de que existe algo como uma personalidade com propensão à doença. Freedman e Booth-Kewley empreenderam o estudo da relação específica de tipos de personalidade com asma, doenças coronarianas, úlceras, dores de cabeça e artrite. Eles encontraram poucas evidências de alguma ligação específica de qualquer dessas doenças com um tipo de personalidade. Em vez disso, os dados mostraram a existência de uma personalidade propensa à doença com características como depressão, raiva/hostilidade e ansiedade.

Creio que essa descoberta é totalmente coerente com a idéia dos *doshas* cérebro-mentais. Como mencionamos anteriormente, algumas pessoas têm uma mistura de *doshas* cérebro-mentais que se manifesta como uma personalidade com mais de uma disposição predominante para a emoção, tanto a repressão da emoção (depressão) como sua expressão (irritabilidade, hostilidade, e assim por diante). Tudo o que podemos dizer sobre essas pessoas é que elas são propensas à doença.

Aqui surge uma pergunta: Se tenho uma personalidade propensa à doença, não parece que sou responsável pela minha doença? Eu não deveria então me sentir culpado?

Muitos professores nova-era não teriam dúvidas em lançar toda a culpa das doenças que você possa ter em suas costas (Por que você está se escondendo atrás do seu problema cardíaco?); mas, na verdade, sabemos de fato que a sua doença foi produzida no nível mental e não no nível físico ou mesmo vital? (E mesmo se foi no nível mental, é a mente condicionada a responsável. Você fica um pouco impotente.) O fato é que em geral não sabemos; não podemos saber sem o poder da intuição profunda.

Ao mesmo tempo, o que me impede de assumir a responsabilidade de curar a mim mesmo se quero curar-me? Só quando assumo essa responsabilidade é que posso envolver-me verdadeiramente com as técnicas avançadas da cura mente-corpo (capítulos 15-17).

A Mentalização Desnecessária dos Sentimentos Pode Ser Prejudicial à Saúde

Um sentimento é um sentimento é um sentimento. Ele não é intrinsecamente bom ou mau. Os valores que damos aos sentimentos, nossos gostos e aversões, são criações mentais que resultam da "tarefa" da mente de dar significado a tudo o que ela é capaz de processar. Esse é um dos modos como mentalizamos os nossos sentimentos de valor neutro.

Os antropólogos descobriram que alguns nativos esquimós por eles encontrados não tinham uma palavra para raiva. Isso deve significar que a raiva, como expressão emotiva, não fazia parte do mundo social dos esquimós. Naturalmente, isso mudou depois que eles começaram a interagir com os antropólogos americanos: eles tiveram que criar uma palavra para raiva, para descrever a irritabilidade e as frustrações que viam no comportamento dos antropólogos.

Pense num sentimento como o medo. Se um tigre invade os meus limites, o medo, a drenagem de energia vital pelos meus chakras da raiz e do umbigo, me fornece uma corrente física de adrenalina que ajuda a minha reação de "fuga" ou (raramente, nesse caso) de "luta" a um tigre no meu refúgio. Trata-se de um sentimento necessário, necessário para a sobrevivência da nossa espécie e, sem dúvida, a evolução darwiniana ajudou a transformá-lo num instinto. Mas, e se eu imaginar um tigre na minha sala de estar e essa fantasia me provocar medo? Eu posso ter um arrepio em todo o corpo e borboletas no estômago por causa desse medo imaginado, e mesmo um afluxo de adrenalina, mas esse é um caso da mente acima do corpo vital, uma mentalização desnecessária de um sentimento que todavia é natural e útil (ver Dantes 1995).

Algo como a destruição das duas torres gêmeas do World Trade Center, em Nova York, no dia 11 de setembro, acontece, e o medo, de fato, é uma reação natural imediata dos nova-iorquinos. O medo os protege do perigo imediato que os eventos poderiam ter significado — mais ataques terroristas. Mas então a mídia reage, os políticos reagem, o evento é transmitido repetidamente na TV, e o que acontece com a psique nacional? Muitas crianças de Nova York, muitas pessoas de todo o país, não conseguiram dormir à noite durante meses porque continuavam sofrendo do medo causado no dia 11 de setembro. Essa é uma mentalização desnecessária do medo em grande escala, realizada pelos meios de comunicação e pelos políticos.

O Resultado Final

O resultado final é este: a mente dá significado tanto ao físico quanto ao vital. O modo como a mente processa o significado depende das três qualidades que trazemos conosco (talvez até de vidas passadas): *sattva* (criatividade fundamental), *rajas* (criatividade situacional) e *tamas* (condicionamento). Elas criam os três *doshas* cérebro-mentais: intelectualismo, hiperatividade e lentidão mental no processamento cerebral.

Os dois primeiros *doshas,* quando agravados para além do *prakriti,* o nível homeostático natural, produzem uma tendência à repressão e à expressão, respectivamente, das emoções. Essas duas tendências podem levar à doença no nível físico. Além disso, a mentalização desnecessária dos sentimentos, dando significado e valor a sentimentos gerados por fantasias mentais, pode produzir doença em pessoas de todos os três *doshas* cérebro-mentais.

Como Devemos Lidar com o Significado?

Sabendo que o significado contribui para as nossas enfermidades e doenças, se ficar doente você pode ser tentado a pensar se a doença pode ter sido causada por você, se você deve ser considerado culpado. É lamentável, mas isso apenas agrava a sua situação.

Se o significado é algo intrínseco ao modo como a mente processa as coisas, se somos impotentes, atribuindo o significado de causadoras de doença às nossas experiências no mundo, incluindo as doenças de que nos recuperamos, qual a melhor estratégia para lidar com a mente? Algumas pessoas dizem que, deste ponto de vista, pensar na doença objetivamente é o melhor que se tem a fazer. Mas como Dossey (2001) mostra corretamente, negar o significado é também atribuir ao significado um significado negativo.

Negar o significado das nossas doenças é como os ateus negarem a existência de Deus. Ah, se pudéssemos ser verdadeiramente agnósticos!

Assim, o que é uma boa estratégia? Como disse Epicteto, "As coisas em si são sempre neutras; é a percepção que temos delas que as torna positivas ou negativas". Se atribuímos um significado mental negativo a um evento, isso gera uma incongruência com o nosso estado normal de felicidade. Em vez disso, suponha que interpretemos tudo de modo que a congruência seja mantida!

O místico indiano Swami Sivananda criou uma estratégia global excelente para lidar com a mente que atribui significado; vou dividi-la com você.

Um rei tinha um companheiro/ministro de quem gostava muito, exceto por uma coisa que o irritava demais. O ministro tinha o hábito de dizer "Tudo o que acontece é para o bem" a tudo o que acontecia à sua volta, fosse bom ou ruim. Então, um dia o rei cortou o polegar enquanto manuseava uma faca, e o ministro, que estava presente, disse imediatamente: "Tudo o que acontece é para o bem." Esse comentário deixou o rei furioso, a ponto de mandar o ministro para a prisão. Para se consolar, ele foi caçar sozinho na floresta.

Ele deve ter-se distanciado muito e ultrapassado as fronteiras do reino, pois deparou com uma tribo que o capturou. Infelizmente para ele, essa era uma tribo que oferecia sacrifícios humanos à sua divindade. Assim, o rei foi levado a um sacerdote para ser oferecido em sacrifício. Enquanto banhava o rei, o sacerdote percebeu o polegar ferido; como uma pessoa com defeito não podia ser oferecida à divindade, o rei foi recusado e em seguida libertado.

O rei voltou ao seu palácio mergulhado em pensamentos, e compreendeu que o ditado do ministro era correto. De fato, o polegar cortado salvara a sua vida. Assim que chegou ao palácio, ele libertou o ministro e lhe disse: "Você tinha razão sobre mim; afinal, tudo o que me aconteceu foi para o meu bem. Mas eu o joguei no calabouço pelo que você disse, o que não parece ter sido bom para você. Como explica isso?"

O ministro respondeu: "Grande rei, ao jogar-me na prisão salvastes também a minha vida. Do contrário, eu o teria acompanhado na caçada, teria sido capturado, e como não tenho nenhuma imperfeição, teria sido oferecido em sacrifício."

Em Resumo

Este capítulo tratou do modo como a mente causa a doença. Conserve o resumo que segue, reflita sobre os principais pontos abordados e procure aplicá-los:

- O modo como a sua mente reage aos agentes causadores de *stress* (os estressores) determina se os efeitos desses agentes serão adversos ou não.

- A sua mente afeta o seu cérebro, com o qual está correlacionada por meio da consciência. O seu cérebro está ligado ao seu sistema imunológico por meio do movimento dos neuropeptídeos. Assim, a sua mente, por meio do cérebro, pode afetar o sistema imunológico.

- É você que atribui significado aos estímulos e é você que decide enterrar estímulos desagradáveis no seu inconsciente. Reconhecidamente, é o seu eu condicionado, mas você tem a escolha de sair do seu casulo condicionado, se assim desejar.

- O modo como você processa o significado das suas emoções depende da sua tendência ou qualidade mental; se você tem uma propensão predominante de criatividade fundamental (*sattva*), uma predominância de criatividade situacional (*rajas*) ou se o condicionamento (*tamas*) o domina. Essas qualidades, *sattva, rajas* e *tamas*, são os seus *gunas* mentais com que você processa a sua mente quântica.

- Se a sua qualidade dominante para o processamento mental é a criatividade fundamental, *sattva,* você desenvolve o *dosha* cérebro-mental dominante ou o defeito do intelectualismo. Se a sua qualidade mental dominante é *rajas*, você desenvolve o *dosha* cérebro-mental dominante da hiperatividade. E com *tamas* como sua qualidade mental dominante, você desenvolve o *dosha* cérebro-mental dominante da preguiça mental.

- Qual é (quais são) o(s) seu(s) *guna(s)* mental(is) dominante(s)? Qual é (quais são) o(s) seu(s) *dosha(s)* cerebral(is) dominante(s)?

- Toda pessoa saudável tem um nível de base natural (nível homeostático) dos três *doshas* cerebrais, chamado *prakriti* em sânscrito. Você pode imaginar qual seja o seu nível de base natural *prakriti* do *doshas* cerebrais?

- O excesso de *dosha* cérebro-mental do intelectualismo está associado à repressão das emoções e à personalidade tipo B, que às vezes tem relação com o câncer; estabelecer esse vínculo, porém, é tema controverso.

- O excesso de *dosha* cérebro-mental da hiperatividade está associado à personalidade tipo A, e todos os estudos concordam em que o excesso de hiperatividade leva a doenças cardíacas.

- O excesso de *dosha* cérebro-mental da hiperatividade e do intelectualismo pode ser a causa de uma personalidade propensa a doenças.

- É melhor evitar a mentalização de sentimentos — dar significado aos sentimentos. Além disso, a saúde exige um mínimo de fantasia que leva a emoções negativas — sentimentos que são prejudiciais à nossa mente e fisiologia.

- A melhor estratégia para um relacionamento mente-corpo saudável é ver o lado positivo de tudo. Desenvolva essa capacidade. Ela o ajudará a submeter o ego e a abrir espaço para o *self* quântico.

15

Explicação Quântica das Técnicas da Medicina Mente-Corpo

Sabendo como as doenças mente-corpo são produzidas, as idéias básicas sobre como preveni-las deveriam ser bastante óbvias. Isso nos ajudaria a entender a eficácia das técnicas em voga atualmente.

As técnicas que analiso aqui existem há décadas pelo menos, e algumas são muito antigas, praticadas há milênios. Isso cria um problema. Por causa do excesso de familiaridade e em virtude de sua validade empírica demonstrada, alguns de nós (os que acreditam) aceitam sem restrições a validade teórica dessas técnicas. Naturalmente, o campo oposto reage adversamente; na verdade, essa validade, no sentido teórico, nunca foi plenamente demonstrada. Vou mostrar neste capítulo que ao introduzir no cenário o pensamento quântico e do primado da consciência, a validade teórica reforça também a validade empírica dessas técnicas.

No nível mais superficial, tratamos os sintomas da mente que são os correlatos mais próximos da doença. Isso é semelhante à medicina alopática, que trata os sintomas do corpo em vez dos sintomas da mente. Você tem problemas com a hostilidade, que está lhe "causando" (ou talvez cause no futuro) problemas cardíacos; por isso, modifique o seu comportamento. A sua enfermidade física está sendo "causada" pela sua negatividade; procure transformar a negatividade com a aplicação do poder do pensamento positivo.

Naturalmente, se o seu sistema de crenças é basicamente materialista, você não acredita na eficácia causal da consciência, e a mente para você é apenas uma parte do cérebro. Então o que importa é o comportamento, e a mudança dele é a sua única ferramenta para a cura mente-corpo.

A mudança do comportamento dá resultado? Pode um comportamento hostil, por exemplo, ser mudado por "reprogramação" da mente? Podem bons pensamentos manter-nos afastados de pensamentos violentos? Você pode abandonar a idéia da hostilidade? As pessoas vêm tentando mudar o comportamento violento desse modo há milênios, sem nenhum resultado perceptível. O comportamento violento não muda. Encare este fato: na melhor das hipóteses, as técnicas de modificação do comportamento equipam as pessoas com mecanismos de confrontação. Elas nos ajudam a enfrentar situações de danos menores. Elas são melhores do que não fazer nada; elas lhe dão mais tempo, mas isso é tudo.

Você deve ir além da mudança de comportamento e do pensamento positivo. Suponha que você admita que a mente é separada do cérebro. Suponha que você abra a sua mente apenas para permitir a eficácia causal da consciência — isso é causação descendente. Então você pode deixar que a sua consciência e a sua mente explorem novos estados que ainda não foram mapeados no seu cérebro, novos estados que contêm estados de saúde que você se permite imaginar ou visualizar (se você for bom em visualização). Duas terapias extraordinárias que podem ajudá-lo são a hipnose e o *biofeedback*.

Hipnose e *Biofeedback*

O que é hipnose? É o poder que a nossa consciência tem de prestar atenção a estados da mente de modo a mudar a nossa identidade, evitando assim as exigências comuns específicas do ego que o mundo físico impõe sobre nós. Como a individualidade do ego não é real, mas uma identidade de que a consciência se reveste, a consciência naturalmente tem a capacidade de mudar essa identidade. Por isso, o poder do hipnotismo se adapta facilmente numa ciência dentro da consciência.

A forma de hipnotismo de aplicação mais aceita é aquela em que outra pessoa (um hipnotizador) nos ajuda a chegar a esses "outros" estados mentais, de preferência ao nosso estado habitual de experiência, inclusive da nossa identidade usual. Mas a auto-hipnose, em que chegamos a esses estados hipnóticos por nós mesmos, é realmente muito mais comum. Na verdade, mestres espirituais nos dizem há milênios como evitamos a realidade por meio da auto-hipnose criada pelo nosso condicionamento, o hábito de processar tudo pelo reflexo no espelho da nossa memória.

Digamos que alguém ou algum estímulo faça surgir uma reação hostil em você. Em vez de recorrer a bons pensamentos, se você utiliza a auto-hipnose para levá-lo a um estado de relaxamento intenso, será essa uma estratégia melhor para mudar o seu comportamento hostil? A resposta é sim. Assim a hipnose, tanto a induzida com a ajuda de outros como na forma auto-induzida, pode ser usada para controlar um comportamento negativo.

A hipnose pode ser usada como forma de terapia para uma doença mente-corpo — e, nesse sentido, para qualquer doença? Novamente a resposta é sim. As pesquisas mostram que a prática regular da auto-hipnose, especialmente quando usada como técnica complementar, ajuda o indivíduo a administrar a dor, a administrar a pressão sanguínea, a administrar uma relativa estabilidade das funções controladas pelo sistema nervoso autônomo, a estabilizar a taxa de açúcar no sangue em diabéticos, e mesmo a reduzir a intensidade das crises de asma (Goleman e Gurin 1993). Esse é um registro de desempenho muito bom para a auto-hipnose.

No lado negativo, se a pessoa reluta em admitir o poder da sua imaginação, a probabilidade de a hipnose dar resultados será menor.

Felizmente, a outra técnica, o *biofeedback*, pode funcionar praticamente para todos, mas a pessoa precisa estar motivada. A idéia é simples. Há muitas funções biológicas ou neurofisiológicas que podem ser monitoradas e amplificadas por uma máquina, e os dados podem ser reintroduzidos na pessoa com a ajuda de qualquer um dos cinco sentidos. Estudando o *feedback* e vendo como os seus estados conscientes de experiência afetam a neurofisiologia (o que está sendo realimentado), você pode aprender gradualmente a exercer um controle voluntário sobre algumas funções do sistema nervoso autônomo. Por fim, você aprende a alcançar estados profundos de relaxamento a partir dos quais fica mais fácil controlar e regular as funções autônomas, inicialmente através de máquinas de *feedback*, mas aos poucos mesmo sem o uso das máquinas.

A idéia básica, naturalmente, é que a consciência atuando sobre estados mentais pode afetar estados psicológicos, e vive-versa. A mudança da fisiologia produzirá uma mudança no estado mental consciente. Essa idéia pode ser um anátema para o materialista rígido, mas é importante para a ciência dentro da consciência, onde psique e soma são ambos reconhecidos apenas como possibilidades correlacionadas de consciência. A mudança de um produz naturalmente mudança no outro. Como a hipnose, o *biofeedback* também tem sido usado na terapia para auxiliar nas condições ou problemas de doença crônica, como dores de cabeça.

Liberando a Memória

Uma vez que permitamos o primado da consciência, fica fácil pensar sobre outro tipo de cura mente-corpo. Na teoria psicanalítica, o terapeuta parte do pressuposto de que as pessoas muitas vezes reprimem no seu inconsciente a lembrança de um trauma infantil; mais tarde, surge um comportamento prejudicial a partir do processamento no inconsciente. Mas como o sujeito não sabe de onde vem o seu comportamento, ele não pode fazer nada a esse respeito.

A tarefa da psicanálise na cura mente-corpo é tornar conscientes essas lembranças inconscientes, por meio da terapia. Formas mais recentes de psicanálise — por exemplo, a psicodinâmica — têm o objetivo específico de analisar as reações emocionais atuais (como hostilidade) em termos de lembrança passada.

A psicanálise funciona? Os behavioristas às vezes fazem pouco da psicanálise porque ela reconhece implicitamente a eficácia causal da consciência e também porque na visão de mundo behaviorista/cognitiva é impossível distinguir entre o consciente e o inconsciente. A física quântica nos possibilita entender a distinção entre o que os psicólogos chamam de consciente e de inconsciente (veja o capítulo 6).

O inconsciente é o consciente sem percepção, quando não ocorre nenhum colapso quântico. A consciência se recusa a produzir o colapso de uma lembrança traumática por causa da dor envolvida. A terapia pode ajudar a abrandar o medo da dor, e assim, quando a lembrança traumática vem à tona, a consciência é capaz de reconhecer, lembrar e ficar ciente dela. O poder curativo dessa percepção pode ser enorme (Sarno 1998).

Mencionei no capítulo anterior a repressão da lembrança traumática no corpo, na forma de estados de excitações musculares esqueletais que não sofreram colapso. Na técnica indiana da hatha ioga, as posturas de ioga têm o objetivo de liberar tensões musculares que não sofreram colapso tornando-se consciente delas, aliviando assim a dor. Técnicas recentes como o Rolfing têm o objetivo de produzir o mesmo resultado.

Psicologia dos Chakras

Em seguida, temos a psicologia dos chakras. A psicologia dos chakras se serve da psicoterapia para remover um bloqueio ou desequilíbrio na energia vital de chakras individuais.

Alguns psicólogos vão longe demais ao sugerir que todas as doenças têm uma causa última; nós as causamos pela confusão das nossas intenções. Mas não podemos; não temos no nosso ego o poder da intenção ou da causação descendente. Em vez disso, o que acontece é que os nossos pensamentos condicionados ampliam inadequadamente o movimento da energia vital para dentro e para fora dos chakras, aumentando uma desarmonia já existente nos chakras. A psicologia dos chakras procura harmonizar essa desarmonia. Apresento abaixo uma descrição de chakra a chakra de como a psicologia dos chakras funciona para a cura (para mais detalhes, ver Page 1992).

Se a doença tem relação com o chakra da raiz (sistemas de eliminação), o problema é insegurança, a falta de uma base saudável maior. Lembre-se: em nossa cultura procuramos obter mais solidez assistindo a cenas de sexo e violência na TV, mas essa não é uma maneira saudável. O que é um embasamento saudável? Tarefas simples, como praticar jardinagem ou caminhar com os pés descalços no chão podem ajudar a firmar-nos, mas isso é trabalhar com energia vital no nível vital. Para trabalhar sobre o desequilíbrio da energia vital por meio da mente, podemos usar a imaginação e a visualização. Por exemplo, feche os olhos e imagine raízes saindo do seu chakra da raiz, penetrando no solo e chegando até o centro da terra.

Para o segundo chakra, podemos usar nossos relacionamentos sexuais para reequilibrar um desequilíbrio da energia vital. Você esteve ignorando o seu lado feminino (se é homem) ou o seu lado masculino (se é mulher), as partes que Carl Jung chama de *anima* e *animus*? Para integrar o masculino e o feminino dentro de você (o que equilibra a sexualidade) durante a união sexual, visualize a si mesmo como macho e como fêmea. Essa prática pode ser realizada mesmo sem sexo.

Para o trabalho com o chakra do umbigo, como você lida com a amplificação mental da raiva e da irritação que se torna crônica? Se a observar, você verá como a sua pressa e impaciência mentais são fatores importantes. Por isso, o trabalho psicológico aqui é acalmar (analisado mais adiante).

A hostilidade é uma contração da energia no coração; por isso o objetivo básico da psicoterapia nesse chakra é expandir o coração. Como Swami Sivananda, um mestre espiritual da Índia que viveu no século passado, costumava advertir, "Seja bom, faça o bem". Isso expande o coração. Também amar a si mesmo liberta você para amar os outros e expele a hostilidade.

Desde tempos remotos, o chakra do coração é representado simbolicamente como o desabrochar da flor de lótus. O lótus cresce no lodo, e assim, é um bom símbolo para a transformação do negativo, um potencial para o trabalho do chakra cardíaco.

Muitas vezes a energia vital de outras pessoas (não-localmente) nos atinge no chakra do coração, especialmente quando somos simpáticos. Se esse for o caso, precisamos tentar ser objetivos e não nos identificar com os problemas do outro (empatia). Além disso, podemos nos visualizar colocando um refletor em torno do nosso corpo para devolver toda a energia vital recebida sempre que interagimos com uma pessoa de energia negativa.

A visualização é de grande ajuda para lidar com a supressão do sistema imunológico. Você pode, por exemplo, visualizar células-T cheias de energia lutando contra agentes que querem invadir o seu corpo e vencendo a batalha. Você pode visualizar a sua dor de cabeça e diminuí-la. De fato, algumas pessoas visualizam a dor de cabeça indo embora, literalmente. A visualização dirigidas é utilizada rotineiramente para aliviar dores crônicas e para acelerar a cura e abrandar o incômodo causado por ferimentos (Achterberg 1985). A visualização é útil para trabalhar com os chakras em geral.

Para o desequilíbrio da energia vital do chakra da garganta, para lidar com a frustração da expressão, a tarefa psicológica é encontrar caminhos para a criatidade. Se é muito difícil encontrar esses caminhos na esfera pública (nem todos nascem com talento), envolva-se com áreas de criatividade menores, particulares. Por exemplo, seja criativo fazendo jardinagem, cozinhando, relacionando-se, cantando num grupo pequeno, saindo para dançar, escrevendo um diário, compreendendo idéias científicas.

No caso de bloqueio de energia vital por supressão no chakra da testa, a pergunta a se fazer é a seguinte: O que esse bloqueio está me impedindo de realizar? A resposta, naturalmente, é que ele o está impedindo de expressar plenamente as suas possibilidades, não o deixando concentrar-se com facilidade. (Quando estamos com dor de cabeça, não conseguimos nos concentrar.) Mentalmente, você está levando a si mesmo e a seu repertório de capacidades muito a sério. Solte-se. Existem muito mais possibilidades a explorar; aprenda a brincar com elas.

Fico feliz em relatar que as nossas conferências sobre a nova ciência normalmente transmitem humor e produzem riso regularmente. Na conferência européia de psicologia transpessoal, realizada em Assis, Itália, em 2000, praticávamos todos os dias a meditação do riso, durante meia hora. E quem não ouviu falar de Swami Beyondananda zombando dos pesquisadores nova-era nas conferências sobre Ciência e Consciência, em Albuquerque?

Para trabalhar com energia bloqueada no chakra da coroa, que causa depressão, uma das melhores ferramentas psicoterapêuticas é a meditação (ver a seção seguinte) sobre a paz (Goswami 2003).

O trabalho com o chakra da coroa é muito importante. Lembre-se da canção de libertação em *My Fair Lady:* "*The rain in Spain stays mainly in the plain*" [A chuva na Espanha cai principalmente na planície]. Com a mesma melodia, sussurre "*The pain of strain is mainly in the brain*" [A dor da tensão está principalmente no cérebro]. Isso se deve à correlação direta do cérebro com a mente. Assim, precisamos realizar as práticas relacionadas com a energia vital para ampliar a meditação sobre a paz, práticas como a hatha ioga, o *pranayama,* o tai chi e outras (capítulo 11).

Um método comum para a cura de todos os chakras é visualizar regularmente uma energia vital saudável em cada chakra. Lembre-se da meditação sobre os chakras feita com outra pessoa, no capítulo 11. Essa meditação, que também envolve muita visualização, pode ser feita para curar os chakras.

Meditação

No nível seguinte de sofisticação, se não somos um materialista ferrenho, podemos investigar a causa do comportamento que está causando o problema de saúde. Nesse nível, estamos prontos para lidar com a causa do nosso comportamento, os *doshas* cérebro-mentais: intelectualismo excessivo e hiperatividade excessiva.

Como lidamos com o intelectualismo excessivo? O intelectualismo nos mantém distantes do corpo, afastados da experiência das emoções. As emoções se tornam um incômodo, algo vergonhoso, algo a ser reprimido a qualquer custo. Naturalmente, o remédio consiste em dar atenção ao corpo. Fazer exercícios é bom, receber massagens é bom, abraçar pessoas é bom.

Abraçar é uma prática muito eficaz. Muitos anos atrás, eu era um intelectual. Na época em que eu desenvolvia um trabalho espiritual intenso na década de 1980, o *dosha* cérebro-mental do intelectualismo, embora não fosse ainda um problema de saúde, tornou-se para mim um obstáculo à abertura espiritual. Lembro-me de ter participado de um *workshop* em que o coordenador (o médico Richard Moss) prescreveu "fisicalidade suculenta" para mim, a ser administrada na forma de abraços pelos meus companheiros de curso. Funcionou.

Uma técnica complementar é a meditação com o propósito de tomar consciência dos sentimentos de modo a não reprimi-los com atitudes defensivas ou racionalização. Os intelectuais são bons em concentração ou atividade focalizada. Por isso, a meditação concentrada (por exemplo, a repetição de um mantra) é um procedimento natural para os intelectuais. Para tomar consciência do seu padrão do *dosha* cérebro-mental, eles devem praticar ainda o exercício da testemunha imparcial — deixar que tudo passe pela percepção interior sem julgamento, exatamente como faz um jurado com os depoimentos no tribunal do júri.

Como se comporta a pessoa com hiperatividade excessiva? O objetivo básico aqui é desacelerar. O que o "desacelerar" produz?

Faça uma experiência. Faça um intervalo para um cafezinho neste exato momento, enquanto está lendo este livro. Não se apresse; o livro não vai fugir. Prepare o café (ou o chá) como um ritual, prestando atenção a cada etapa. Quando o café estiver pronto, sente-se com uma xícara. Leve lentamente a xícara até a boca e sorva um gole. Observe a resposta. "Ahhh..." Você se sente relaxado; você se sente feliz.

É fácil racionalizar a felicidade, identificá-la com o gosto pelo café. Mas um pequeno exercício o convencerá facilmente de que a felicidade não é inerente ao café; ela resultou da expansão momentânea da sua consciência. Desacelerar, primeiramente e acima de tudo, é um modo de expandir a consciência que produz felicidade e beatitude.

Agora você pode perceber do que a hiperatividade o está privando — da beatitude. Quanto mais você condescende com a hiperatividade, mais ela lhe rouba a sua beatitude. Primeiro vem a insônia. Sono é beatitude, pois é consciência não interrompida. Em seguida aparecem os problemas de relacionamento — mais separação e menos beatitude. Finalmente, a doença — a separação chegou ao máximo. A desaceleração, por si só, abre espaço para a dissolução da separatividade.

Em 1991, fui convidado a fazer uma palestra sobre consciência e física quântica numa conferência de ioga na Índia, e estava me levando muito a sério. Então, um dos professores presentes me perguntou: "O que você faz quando está sozinho?" A minha inflação psicológica desmoronou por completo. Tive de admitir para mim mesmo que, quando estava sozinho, eu ficava irrequieto e aborrecido, sempre tentando encontrar alguma coisa para fazer. Compreendi que precisava desacelerar.

Como se desacelera? Basta apenas fazer várias paradas para um cafezinho durante o dia. A resposta mais importante aqui é também meditação, mas a abordagem à meditação é diferente.

A hiperatividade em crianças é comum nos Estados Unidos, e essas crianças com freqüência sofrem de um distúrbio de falta de atenção. Naturalmente, isso acontece quando a hiperatividade já é patológica, mas o déficit de atenção normalmente acompanha a hiperatividade mesmo em adultos. Por isso, os hiperativos precisam aprender a focalizar a atenção, que é o objetivo de formas habituais de meditação chamadas de meditação de concentração, como a repetição mental incessante de um mantra, a exemplo do que se faz na Meditação Transcendental. Inicialmente, é útil aprender a concentrar-se também em outros objetos, como na chama de uma vela, na respiração, e assim por diante.

A meditação nessa forma de concentração adquiriu hoje fama de produzir uma "resposta de relaxamento" graças à pesquisa pioneira de Herbert Benson.

Depois de praticar a meditação de concentração por algum tempo, você perceberá que manter a concentração por períodos prolongados é difícil, se não impossível.

Faça uma pequena prática. Sente-se confortavelmente, feche os olhos, respire traqüilamente, e repita um mantra comum como a palavra sânscrita "Om" em sua mente. Sem dúvida, a mente se distrairá, mas logo que você perceber a distração, reconduza a mente de volta ao mantra, com firmeza. Faça isso durante cinco minutos.

Em seguida, abra os olhos. Quantas vezes você se afastou do mantra? Cinco vezes? Vinte e cinco vezes? É difícil, não é? É bastante trabalho. E é preciso muita prática para aquietar a mente o suficiente para manter a atenção durante um certo tempo.

Descobrimos assim uma maneira melhor de manter a atenção — o relaxamento, a meditação perceptiva. Essa meditação perceptiva é a mesma que descrevi como antídoto ao intelectualismo excessivo.

Ioga

Existem técnicas sofisticadas e sutis que lidam com a raiz dos *doshas* cérebro-mentais, os próprios *gunas* mentais. Lembre que os *doshas* cérebro-mentais são produzidos pela aplicação desequilibrada dos *gunas* mentais, as qualidades mentais com as quais nascemos. O intelectualismo é o resíduo do uso desequilibrado de *sattva* — criatividade fundamental. A hiperatividade é o resultado do uso desequilibrado de *rajas* — criatividade situacional e solução de problema. Se pudermos equilibrar as qualidades de *sattva* e de *rajas* (e também de *tamas* — inércia — porque não usamos *tamas* o suficiente quando *sattva* e *rajas* dominam a nossa persona), os *doshas* cérebro-mentais não nos assediarão mais.

Em princípio isso é fácil. Pessoas de *sattva* precisam envolver-se mais com os problemas do mundo e com a vida em geral, o que exige apenas capacidades rajásicas. Pessoas de *rajas* precisam se interessar mais pela criatividade fundamental, no contexto do pensamento em si, no domínio arquetípico do amor, da beleza e da justiça. Tanto as pessoas *sattva* como as pessoas *rajas* precisam dedicar-se ao relaxamento para equilibrar *tamas* em sua vida.

Na prática, esses truques de equilíbrio são a essência do que na Índia se chama de ioga. A palavra sânscrita *ioga* significa "união" ou "integração". O objetivo da ioga é integrar o *self* separado, o ego, e a unidade universal chamada *self* quântico. Mas por que envolver o *self* quântico na cura?

Se você não é materialista, terá o hábito de usar as forças da mente (ou seja, a consciência) para induzir a cura mente-corpo. A consciência tem apenas uma força, uma maneira de manifestar a sua intencionalidade no mundo, e essa maneira é a liberdade de escolha, o livre-arbítrio, para escolher dentre as possibilidades quânticas a única realidade de experiência manifesta. Mas essa escolha livre é o domínio do *self* quântico. Temos livre-arbítrio para curar-nos somente até o ponto em que formos capazes de atuar a partir da nossa autoconsciência quântica. Daí a importância da ioga.

220

Como o *sattva* ou criatividade fundamental nos leva para além da mente, usar a qualidade de *sattva* já é ioga; ela se chama jnana (sabedoria) ioga. Por outro lado, *rajas* é a tendência a utilizar as descobertas de *sattva* para propósitos mundanos de construção e expansão, utilizando as habilidades da criatividade situacional e da solução de problemas. *Rajas* pode ser usada para engrandecimento pessoal, que serve apenas ao ego. Se, entretanto, os atos de *rajas* são realizados com altruísmo para o bem do mundo, então esses atos também se tornam ioga. Isso se chama karma (ação) ioga. Na verdade, karma ioga é melhor quando realizada a serviço do amor, e a ioga do cultivo do amor é chamada bhakti (amor) ioga.

Assim, o ato de equilíbrio para a pessoa com *sattva* excessivo é continuar a praticar jnana ioga com um pouco de karma ioga e bhakti ioga. E o ato de equilíbrio para a pessoa de *rajas* é a prática de karma ioga em conjunto com jnana e bhakti ioga.

Há ainda outro equilíbrio que precisa ser estabelecido — o equilíbrio entre a mente, o vital e o físico. Isso se chama raja ioga, codificada pelo grande iogue Patanjali (Taimni 1961). A raja ioga incorpora hatha ioga (posturas físicas) e *pranayama* (exercícios respiratórios). É desnecessário mencionar, o que se conhece por ioga no Ocidente é a combinação de hatha ioga e *pranayama*. Mas o objetivo da raja ioga é integrar a ação do corpo físico, o corpo de energia e o corpo mental, de modo que o ego possa se integrar com o *self* quântico. Assim, as práticas iniciais da hatha ioga e do *pranayama* são complementadas com práticas de meditação.

Ao praticar hatha ioga, a sua primeira impressão pode ser a de que se trata apenas de exercícios de alongamento. Entretanto, você está deixando de entender um ou dois aspectos. Primeiro, as posturas de hatha ioga são feitas lentamente; assim, a consciência se expande enquanto você faz o alongamento. Segundo, na hatha ioga é preciso prestar atenção ao que acontece internamente, ao fluxo da energia vital. O segundo objetivo da hatha ioga é praticado mais diretamente no *pranayama* ou exercícios respiratórios. A pessoa começa a perceber os movimentos da energia vital à medida que presta atenção à respiração. Observe que prestar atenção à respiração também tem o efeito de desacelerar a respiração e assim de reduzir a atividade dos nossos órgãos internos (Goswami 2003).

O que a desaceleração e a expansão da consciência produzem? Desaceleração significa menos colapso quântico; no período intermediário entre colapsos quânticos, há oportunidade para processamento inconsciente, para a proliferação de possibilidades quânticas. Isso abre espaço para saltos quânticos criativos para novos contextos. A expansão da consciência ajuda a mudar a nossa identidade para além do ego, abrindo espaço para que o salto quântico entre no quadro.

Ciência Cristã e Cura pela Fé

Podemos também reconhecer que a mente atribui significado e que uma mente defeituosa atribui significados defeituosos; é o significado defeituoso que em última análise produz a doença. Então, por que não corrigimos essa tendência da mente de atribuir significado defeituoso?

Curiosamente, Mary Baker Eddy, de reconhecida fama, fundou a tradição da Ciência Cristã com esse objetivo. Os adeptos da Ciência Cristã aprendem que a doença é uma ilusão (o que é verdade no sentido essencial do Vedanta) e a mente (ou seja, a consciência) tem o poder de curar qualquer doença pela compreensão de que a doença é uma ilusão. Há também cristãos carismáticos que acreditam na cura pela fé, seguindo uma passagem bíblica.

Infelizmente, embora haja sem dúvida evidências de sucesso tanto na Ciência Cristã quanto na cura pela fé, também é uma verdade indubitável que esses métodos dão menos resultados do que mais. Então, o que acontece?

Além disso, as técnicas que analisei acima, mudança do comportamento, meditação e ioga, funcionam melhor como técnicas de prevenção de doenças mente-corpo e controle do *stress*. Elas têm um sucesso bastante limitado na cura real de doenças graves. Novamente, o que acontece?

Até aqui, ainda não abordamos a forma mais espetacular da cura mente-corpo — a cura mente-corpo que é cura quântica, que exige um aspecto fundamental da natureza quântica da mente, os saltos quânticos descontínuos. Esse é o assunto do próximo capítulo.

PARTE 4

O Caminho da Cura para a Inteligência Supramental

16

Cura Quântica

O fenômeno mais conhecido da cura mente-corpo é o efeito placebo, já mencionado. O médico prescreve aos pacientes pílulas de açúcar, como se fossem remédio autêntico, e esses pacientes apresentam um índice de cura significativamente maior quando comparados com um grupo de controle que recebe as mesmas pílulas de açúcar, mas sabendo perfeitamente o que elas contêm. Assim, a crença mental (ou fé) que um paciente deposita numa pílula e num médico é muito importante para a cura física (Benson 1996).

O efeito placebo vem sendo estudado pela ciência há pouco tempo, mas há relatos sobre o seu uso que remontam a um passado muito distante. Ouvi histórias a respeito de muitos sábios da Índia que tinham o poder de curar. Mas, estranhamente, eles davam alguma coisa para o paciente ingerir por via oral: "Tome isto, e você ficará bem." Essa alguma coisa podia ser uma fruta ou algum preparado, mas de qualquer modo irrelevante para a doença. E isso produzia a cura. Placebo?

Para muitos médicos convencionais, qualquer cura que utilize uma técnica de medicina alternativa é cura obtida por meio do efeito placebo. Biologicamente, existem muitas características humanas, como consciência, comportamento ético, estética, que a biologia tem dificuldade de explicar. Os biólogos atribuem imediatamente essas características à causa ubíqua do "benefício de sobrevivência". Mas eles não se preocupam em explicar de onde vem a prerrogativa da sobrevivência, que não é uma propriedade física nem química da matéria. Do mesmo modo, os médicos alopatas nunca perguntam: De onde provém a eficácia do placebo? Também, misteriosamente, as curas por placebo, embora reais, muitas vezes são apenas temporárias. Por quê? Ninguém pergunta.

Há então todos aqueles casos de curas espontâneas obtidas mediante inúmeros estímulos, procedimentos médicos e, às vezes, apenas com intenções claras e fé (Schlitz e Lewis 1997). Na ciência, fenômenos inusitados com freqüência nos dão mais indicações sobre o sistema com que estamos lidando. Assim, qual é a explicação desse fenômeno incomum específico?

A visualização exerce grande influência sobre o corpo (capítulo 15). De fato, ela vem sendo usada com algum sucesso no tratamento de pacientes com câncer (Simonton *et al.* 1978). Mas a visualização é eficaz para algumas pessoas e ineficaz para muitas outras, embora estas a pratiquem com perfeição. Por quê?

Atualmente, parece haver um consenso, que inclui também praticantes convencionais, de que um ambiente amoroso pode favorecer a cura. Do mesmo modo, o efeito perceptível da oração, feita por grupos de oração para a cura de pacientes, tem sido tão bem demonstrado que muitos praticantes da medicina convencional estão convencidos da eficácia causal da oração. Assim, cada vez mais, deparamos com tentativas de criar um ambiente amoroso e uma atmosfera de oração mesmo em hospitais de orientação convencional. Mas raramente um praticante convencional se preocupa em perguntar: Por que um ambiente amoroso favorece a cura? Qual é a origem da eficácia causal da oração?

Por último, mesmo profissionais convencionais aceitam o fato de que um bom relacionamento médico-paciente acelera a cura. Se a cura é um fenômeno material e objetivo, então, também esse aspecto é difícil de entender.

Não estamos levando em conta um elemento importante da cura nesses exemplos. Não estamos considerando o aspecto quântico. Existem alguns aspectos explicitamente quânticos da cura mente-corpo (ver também capítulo 6): o salto quântico, a não-localidade quântica, a causação descendente e a hierarquia entrelaçada. Enquanto não incluirmos a física quântica da cura mente-corpo, a nossa compreensão de alguns dos seus êxitos não será completa.

A doença mente-corpo consiste em distúrbios físicos em que a imposição de significado mental estabelece desarmonia em nossos corpos físico e vital. Assim, a cura mente-corpo deve envolver mudanças no significado-contexto que a mente estabelece para o funcionamento defeituoso dos corpos vital e físico. Às vezes, essa mudança no contexto de processamento do significado pela mente acontece simplesmente pelo rearranjo de contextos antigos. É quando os métodos contínuos da medicina mente-corpo — auto-hipnose, visualização, meditação e assim por diante — funcionam. Mas às vezes, como nos casos mencionados — alguns casos de placebo, de cura espontânea e de cura por meio da visualização — a mudança contextual não pode acontecer no nível da mente em si. Nesses casos, cura mente-corpo é uma denominação imprópria.

Os contextos do pensamento mental provêm do domínio supramental da consciência; para mudar para um novo contexto, nós, seres mentais, teremos de saltar para o supramental. Esse salto é um salto quântico descontínuo, e é por isso que esse tipo de cura é cura quântica.

"Cura quântica" é uma expressão que já foi intuída criativamente, embora em formas rudimentares, pelo menos por dois médicos, Larry Dossey e Deepak Chopra. Dossey (1989) enfatizou a natureza quântica da cura de um paciente por outro (cura por outro, como às vezes é chamada), como por meio da oração, como evidência da não-localidade quântica. Chopra (1989) intuiu corretamente a natureza quântica da autocura: que ela consiste em saltos quânticos. Já apresentei o trabalho deles no capítulo 5. Acrescento aqui mais alguns detalhes. Vamos começar nossa discussão com o trabalho de Chopra.

O Salto Quântico de Chopra

Na década de 1980, o médico Deepak Chopra buscava uma explicação para a autocura. Quando lhe perguntaram se alguém podia afirmar que conhecia a cura do câncer, ele respondeu: "Se um paciente pode promover o processo de cura a partir de dentro, isso seria *a* cura do câncer."

Se essas palavras relembram Mary Baker Eddy, para quem a cura aconteceria naturalmente se a mente compreendesse que toda doença é ilusão, isso não é casual. Tanto Chopra quanto Baker Eddy apresentam a idéia de cura como autodescoberta. Mas Chopra deu um importante passo além. Em *Quantum Healing*, [A Cura Quântica] ele disse: "Muitas curas com origens misteriosas em comum — cura pela fé, remissões espontâneas e o uso eficaz do placebo, ou 'remédios fictícios' — também apontam para um salto quântico. Por quê? Porque em todos esses casos, a faculdade de percepção interior parece ter promovido um salto drástico — um salto quântico — no mecanismo de cura."

Chopra introduziu a consciência e a física quântica na cura mente-corpo, numa tentativa de iniciar um novo modelo científico desse fenômeno de autocura para além da física, da química e da biologia clássicas, que não têm explicação para ela. Nesse livro seminal, *A Cura Quântica*, Chopra sugeriu que a interação mente-corpo na autocura ocorre mediante um "corpo mecânico quântico" e é mediada pela "beatitude" — pela consciência.

Ressaltando mais uma vez, a cura mente-corpo não é cura cérebro-corpo. Fundamental na cura mente-corpo é a causação descendente: um pensamento, uma emoção, uma crença inicia o processo de cura. Mas a capacidade do cérebro para a causação descendente é dúbia. Assim, os cientistas que estudam a cura mente-corpo implícita ou explicitamente adotam um modelo de interação mente-corpo dualista. Infelizmente, também esse modelo está cheio de dificuldades.

Se a mente e o corpo são duas substâncias separadas, como podem interagir sem um intermediário? Como essa interação seria coerente com a lei de conservação da energia no mundo material? Daí a brilhante sugestão de Chopra: o intermediário na interação mente-cérebro é a consciência. Como a consciência intermedeia a interação da mente e do corpo? "Por meio do corpo mecânico quântico", diz Chopra, um pouco vagamente, "a cura mente-corpo é cura quântica."

A imprecisão da idéia de Chopra desaparece quando compreendemos que a consciência intermedeia a interação mente-corpo pela natureza "quântica" tanto da mente quanto do corpo. Se mente e corpo são objetos newtonianos da física clássica, não existe modo de intermediar sua interação sem uma revisão fundamental da física conhecida. Mas se tanto objetos físicos quanto objetos mentais são possibilidades quânticas dentro da consciência, então a consciência pode produzir simultânea e não-localmente o colapso das possibilidades de um corpo e de uma mente correlacionados para criar o evento real da sua experiência (experiência da consciência).

O enigma da cura mente-corpo é: como um pensamento, um objeto não-material, pode levar o cérebro a fazer um objeto material, um neuro-peptídeo, por exemplo, que iniciará uma comunicação com o sistema imunológico ou com o sistema endócrino, conduzindo finalmente à cura? Do ponto de vista desse novo paralelismo psicofísico, a consciência reconhece e escolhe simultaneamente o pensamento de mudança de contexto da autocura (dentre todas as possibilidades quânticas que a sua mente e o seu corpo supramental oferecem) junto com o estado cerebral que tem a nova molécula neuropeptídeo (figura 17).

Naturalmente, aqui, o salto quântico de criatividade para o supramental é crucial para a cura. Esse é o conceito que eleva a cura quântica de idéia plausível a uma condição de princípio explicativo legítimo.

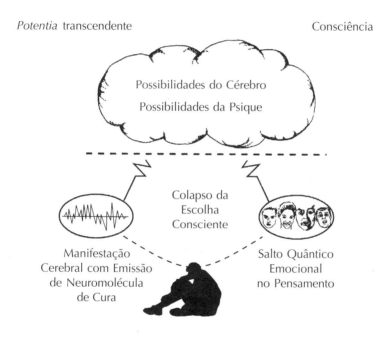

Fig. 17. Como a cura mente-corpo se processa.

A Não-Localidade de Dossey na Cura

Dossey (1989) enfatiza a não-localidade como sinal revelador do *quantum* e da consciência na cura. (Richard Feynman [1981] demonstrou há algum tempo que um computador clássico não consegue simular a não-localidade.) O estudo analisado pelo cardiologista Randolph Byrd (1988) é um dos melhores para indicar a não-localidade quântica da cura. O estudo de Byrd, envolvendo 393 pacientes da Unidade de Atendimento Cardíaco do Hospital Geral de San Francisco, observou o efeito da oração à distância feita por vários grupos de oração domiciliar.

Os 393 sujeitos foram divididos num grupo de 192 pacientes que receberam orações feitas por quatro a sete pessoas diferentes e um grupo de controle de 201 pacientes que não receberam o benefício da oração. Nem o médico nem os pacientes sabiam quem pertencia a qual grupo. Byrd concluiu que o efeito da oração, mesmo quando não-local, foi notavelmente positivo. Por exemplo, os pacientes que receberam oração precisaram ingerir cinco vezes menos antibióticos e demonstraram propensão três vezes menor de acumular líquido nos pulmões (edema pulmonar), ambos resultados estatisticamente significativos.

Como a oração funciona? Podemos facilmente integrar num único modelo a não-localidade de Dossey na cura por outro e o salto quântico de Chopra na autocura. Quando alguém reza por você à distância com intenção pura, a consciência, sendo não-local e unitiva, produz simultaneamente colapso da intenção de cura na sua mente e na telepatia mental (embora você comumente possa não ter consciência disso devido ao ruído — eventos de consciência secundários — no seu complexo mente-cérebro). Daí em diante, o mesmo processo, a cura quântica, opera como na autocura.

Em outras palavras, esse tipo de cura por outro também envolve a cura de si mesmo. E isso se aplica à maioria, mas não a todos, os casos de cura espiritual por outro: O outro (curador) transfere não-localmente a intenção no nível em que a escolha e o colapso quântico acontecem, o nível do *self* quântico ou da consciência de unidade.

Criatividade: Causação Descendente na Cura

Muitos médicos têm citado exemplos de cura espontânea, alguns deles tão surpreendentes quanto o desaparecimento de um tumor maligno da noite para o dia (Chopra 1989; Weil 1995; Moss 1984). Mencionei duas dessas histórias anteriormente.

Como eu já disse, os profissionais da medicina convencional incluem os casos de remissão espontânea da doença na categoria geral do efeito placebo ou, se o conceito de placebo não se aplica, mantêm silêncio sobre esses casos. De um modo ou de outro, eles perdem uma excelente oportunidade de um novo *insight*. Entretanto, aos poucos, uma nova hipótese vem sendo considerada no âmbito da profissão médica — a de que, em muitos casos de doença, o nosso corpo já tem a sabedoria necessária e o mecanismo de cura; precisamos apenas descobri-lo e manifestá-lo (O'Regan 1987; Weil 1995). Também essa idéia é limitada porque aquilo que é atribuível apenas à consciência (o poder de criatividade e a causação descendente) é atribuído ao causalmente impotente corpo físico, que é um mero *hardware*.

Mas suponha que reconheçamos corajosamente o poder de cura da consciência. A consciência possui a sabedoria necessária (no seu compartimento supramental), o mecanismo (a escolha de um novo contexto para o processamento mental do significado das emoções) para a cura. Ela tem também o poder de descobrir o que é preciso (o poder de dar o salto quântico do *insight*) e tem o poder de manifestar o *insight*, desbloqueando o sentimento vital no chakra apropriado, desbloqueando o programa vital, e assim desbloqueando também os órgãos físicos correlacionados, o que reanima as funções apropriadas dos órgãos.

Na verdade, a fé na palavra de um médico como no efeito placebo oferece ao paciente apenas um vislumbre da sua própria capacidade de cura. Para manifestar verdadeiramente essa capacidade, todo o programa de criatividade é essencial — desde passar por todos os estágios do processo criativo até terminar numa mudança do contexto do modo de vida do indivíduo.

Agora a questão crucial: se a cura quântica implica criatividade da mente, podemos desenvolver um programa de ação para a nossa própria cura baseados nessa idéia? É verdade que a criatividade é acausal. Costumávamos chamá-la de *insight* criativo da graça de Deus. Mas também é verdade que o envolvimento no processo criativo nos seus quatro estágios (preparação, incubação, *insight* e manifestação com compreensão) ajuda os atos criativos. O que isso acarretaria no caso da cura mente-corpo?

Suponha que, em vez de uma crença de que as pessoas estão tomando algum tipo de remédio, como no efeito placebo, os pacientes ajam com a convicção (inabalável por causa da urgência da situação) de que já têm o mecanismo para a cura, que precisam descobrir e manifestar. O primeiro passo de uma questão criativa assim é então a preparação.

Os pacientes seriam incentivados a pesquisar sua doença (com muita ajuda dos médicos, naturalmente) e a meditar sobre ela. Essa meditação mostrará imediatamente o papel dos *doshas* cérebro-mentais no modo como lidamos com o *stress* mental e como os nossos hábitos de mentalização das emoções e repressão ou expressão de emoções, conforme seja o caso, contribuem para a doença.

Uma das causas-raiz do acúmulo de *stress* mental também ficará clara: a velocidade mental — pressa e azáfama — aumentando a busca de desejos com realizações, ansiedades e devaneios. Assim, o propósito do estágio preparatório é desacelerar a mente e criar uma mente aberta, receptiva, o que é um primeiro passo essencial em direção à criatividade.

No estágio seguinte, os pacientes e seus médicos tentariam várias técnicas novas (para o paciente) da medicina mente-corpo. Esse é o estágio da criatividade em que usamos estímulos não aprendidos para gerar ondas de possibilidade sem colapso da mente e do supramental, mas não escolhemos entre as possibilidades. Como somente a escolha pode criar um evento de percepção consciente (Goswami 1993), estou falando sobre o processamento inconsciente — processamento sem percepção.

Existem casos bem conhecidos de terapia da arte em que as pessoas curam a si mesmas mergulhando na beleza e espiritualidade da arte. A terapia da arte não é eficaz para todos, mas como ela é possível, mesmo dando resultado para algumas pessoas apenas? A imaginação mental da cura inspirada pela arte logo abre caminho para o processamento inconsciente, revelando um novo panorama de possibilidades. Mais cedo ou mais tarde, um gatilho aparentemente inconseqüente precipita o salto quântico do *insight*: simultaneamente, o novo contexto supramental e a *gestalt* mental que o representa parecem se manifestar em percepção consciente. O *insight* leva à mudança contextual corretiva na maneira como a mente maneja as emoções.

A manifestação do *insight* começa imediatamente: Livres das algemas da mentalização, os sentimentos e as matrizes vitais voltam a se tornar funcionais, levando, às vezes dramaticamente, à cura do órgão correlacionado.

Já mencionei que existem relatos de alguns êxitos no tratamento de pacientes com câncer com o uso da visualização criativa (Simonton *et al.* 1978), aos quais o cenário precedente se aplica. A seguir uma descrição particularmente tocante da cura quântica de uma pessoa por meio da visualização:

Quando eu estava no México, comecei a sentir dor no peito. Atravessei a fronteira e fiz um exame de ressonância magnética que mostrou uma massa no timo ligando com a aorta. Decidi esperar, mas um novo exame seis meses depois mostrou que a massa continuava ali.

Resolvi passar uma semana no centro de cura Carl Simonton, na Califórnia. Por recomendação dos terapeutas, ocupei o meu tempo imaginando "tubarões comendo células cancerosas". Quando a semana estava quase terminando, tive uma visão espontânea, extremamente vívida, que não constava do programa. Vi a massa no timo como um pedaço de gelo que começou a se derreter na forma de gotas enormes. Nunca na minha vida eu tivera imagens tão nítidas que se formaram por si próprias. E eu soube instantaneamente que as gotas eram lágrimas. Durante toda a minha vida, por todas as perdas sofridas, eu nunca conseguira chorar. Agora, a opressão que eu estivera sentindo se dissipava; as mortes e os abusos na infância, a relação não resolvida com meu ex-marido. Subitamente, a emoção emergia, e era muito forte.

Quatro meses depois, fiz outro exame MRI, e a massa havia desaparecido, sem deixar um vestígio sequer. Não recebi nenhum novo tratamento. O que quer que essa massa tenha sido, os médicos disseram que a única maneira de dizer que ela estivera ali era por meio dos dois primeiros exames (citado em Barasch, *The Healing Path*, 1993, pp. 273-274).

Evidentemente, a experiência liberou a repressão de emoções acumuladas durante toda uma vida. E não há dúvida de que a experiência foi súbita e inesperada, um salto quântico verdadeiro.

Nesse modo de ver as coisas, uma remissão espontânea corresponde a um *insight* criativo, quando somos capazes de escolher "o caminho da cura" dentre uma miríade de possibilidades geradas por processamento inconsciente. Essa escolha é tarefa da consciência unitiva no seu *self* quântico.

Como a pessoa experimenta essa escolha do *insight* de cura, essa experiência do *self* quântico? As experiências variam. O exemplo anterior foi uma visão. O médico Richard Moss (1981, 1984) fala de uma paciente com câncer que participou de um dos seus seminários; mencionei esse caso anteriormente. Durante o seminário, ela teve um comportamento rebelde, não reagindo às várias tentativas de Moss para energizá-la. Mas num determinado momento Moss conseguiu romper a couraça e ela respondeu participando de uma dança espontânea que produziu uma experiência do tipo "ah-ha" extraordinária. Na manhã seguinte, a paciente acordou sentindo-se tão bem que Moss não hesitou em encaminhá-la para um exame geral. Milagre dos milagres, o câncer havia desaparecido.

A paciente do relato de Moss teve a experiência "ah-ha" do *insight* criativo. Mas pacientes também relatam a experiência da escolha em si, quando a pureza da intenção de cura se cristaliza. Como exemplo, segue a descrição do médico Deepak Chopra sobre a cura de uma paciente com câncer por meio do *insight* repentino:

> [Uma] senhora tímida, na faixa dos 50 anos, procurou-me há dez anos queixando-se de fortes dores abdominais e de icterícia. Acreditando que ela sofria de cálculos biliares, encaminhei-a para cirurgia imediata. Mas logo que a incisão foi feita, descobriu-se um grande tumor maligno que chegara até o fígado, com ramificações em toda a cavidade abdominal.
>
> Julgando o caso inoperável, os cirurgiões fecharam a incisão sem fazer mais nada. Como a filha insistiu que não se revelasse a verdade à mãe, eu disse à minha paciente que os cálculos haviam sido removidos com sucesso. Julguei que a família lhe daria a notícia no momento oportuno...
>
> Oito meses depois, espantei-me ao ver a mesma senhora novamente no meu consultório. Ela voltara para exames de rotina, que não revelaram icterícia nem dores, nem qualquer sinal de câncer. Só depois de passado um ano ela me fez uma confissão estranha. "Doutor", disse ela, "eu tinha tanta certeza de que estava com câncer dois anos atrás que, ao saber que se tratava apenas de cálculos biliares, jurei a mim mesma que nunca mais ficaria doente um dia sequer na minha vida." O câncer dessa senhora não tornou a aparecer.
>
> Essa senhora não usou nenhuma técnica; ao que tudo indica, ela se curou em virtude de uma resolução profunda e inabalável, o que foi suficiente.... Devo chamar esse caso de evento quântico, devido à transformação fundamental que se processou num nível mais profundo do que o dos órgãos, tecidos, células ou mesmo do DNA, diretamente na fonte de existência do corpo no tempo e no espaço (Chopra 1989, pp.102-103).

Tenho citado vários casos de cura espontânea de câncer e afirmado que em cada um deles a causa é um *insight* quântico. Para ver claramente o papel dinâmico que o *insight* desempenha, pode ser útil investigar um pouco mais profundamente o que precisa estar envolvido nesses casos de cura do câncer (Weil 1995).

Sempre há pressão sobre as células do corpo para que se tornem malignas, uma condição em que elas não morrem no tempo esperado, não ficam no mesmo lugar, e em geral não se ajustam a leis celulares de comportamento normal. Mas as células malignas não representam o câncer, mas só as sementes do câncer.

Isso acontece porque as células malignas se diferenciam umas das outras por exibirem antígenos anormais ("não-eu") nas suas membranas superficiais. Assim, o sistema imunológico, cuja função é distinguir "eu e não-eu", pode reconhecê-las e livrar-se delas. Desse modo, o câncer só se torna realidade quando, por alguma razão, a função desse sistema imunológico normal é inadequada (devido a um defeito físico ou vital) ou reprimida (devido aos *doshas* cérebro-mentais). Por exemplo, quando a mentalização e o intelectualismo excessivos levam à repressão de sentimentos no chakra do coração, ocorre também uma repressão dos programas do sistema imunológico relacionados com os sentimentos (veja o capítulo 14).

Assim, a cura espontânea do câncer deve ser atribuída à investida repentina de uma onda dinâmica tão forte na atividade do sistema imunológico que o tumor canceroso é eliminado em poucos dias, e mesmo em poucas horas. Suponha que a inadequação ou repressão do sistema imunológico se deva a um processamento mental defeituoso — mentalização e intelectualismo excessivos cobrando a sua parte. Um salto quântico ao supramental é acompanhado por uma mudança no processamento do significado mental; isso libera o bloqueio de sentimentos no chakra do coração. Isso então pode ter o efeito dinâmico desejado sobre o sistema imunológico com a reativação do programa vital dele que elimina as células cancerosas com tal vigor que pode efetivar a cura rapidamente.

O que dizem os dados sobre a remissão espontânea do câncer? O pesquisador Brendan O'Regan (O'Regan e Hirshberg 1993), do Instituto de Ciências Noéticas, que talvez tenha realizado a pesquisa mais extensa sobre o assunto, citou três tipos de casos de remissão espontânea: (1) remissão pura — remissão sem tratamento alopático depois de feito o diagnóstico; (2) remissão com algum tratamento depois do diagnóstico, mas claramente inefi-caz; e (3) o tipo mais raro de remissão, em que as "curas são súbitas, com-pletas e sem tratamento médico", associado a curas espirituais.

Essa terceira categoria passa como cura quântica com uma clara expe-riência (ou *insight*) "espiritual" descontínua. Para as outras duas categorias, a cura pode ser devida a um rearranjo situacional de programas anterior-mente conhecidos da mente que levam a uma adaptação da nova situação e cura. Mas a cura também pode ser devida ao mesmo tipo de salto quântico descontínuo, como no caso de pacientes da categoria três, exceto que os participantes não eram suficientemente observadores para perceber a singu-laridade do momento criativo. Creio que isso se deveu à falta de preparação; o *insight* não foi particularmente significativo para eles, de modo que não o perceberam.

É importante também discutir o estágio final do processo criativo (Goswami 1996, 1999) — manifestação — neste modelo de criatividade de cura quântica. A manifestação não se completa apenas com a reativação das matrizes vitais necessárias para o funcionamento normal do(s) órgão(s) envolvido(s). Depois da remissão, o paciente precisa trazer à manifestação algumas mudanças no estilo de vida que sejam correspondentes à mudança de contexto no processamento mental de sentimentos para que a remissão seja estável e permanente. Por exemplo, um estilo de vida que produz intelectualismo excessivo e reações defensivas deve dar lugar a um modo de vida mais equilibrado.

Por que a maioria dos casos de cura por placebo parece ser apenas cura temporária? Creio que esses não são casos de cura quântica autêntica reali-zada pelo *self*. Em vez disso, a fé de que "estou recebendo remédio do meu médico, em quem confio" leva a um rearranjo de contextos de significado conhecidos da mente que possibilita uma adaptação temporária da mente. Em outras palavras, são exemplos de cura devida à criatividade situacional que acontece espontaneamente sem a participação do *self* consciente.

Vejamos novamente o caso do ex-editor da *Saturday Review,* Norman Cousins (1989), que escreveu sobre a sua autocura de uma condição conhe-cida como espondilite ancilosante, uma doença degenerativa que produz o fenecimento do tecido conectivo da espinha. Os especialistas estimaram que a possibilidade de sua recuperação era de uma em quinhentas. Ele interrom-peu a medicação normal e a substituiu por megadoses de vitamina C, tudo com total conhecimento do seu médico. Rumores sugerem que ele pode ter usado também homeopatia. Mas, o que é muito importante, ele assistiu a filmes divertidos (por exemplo, as comédias de W. C. Fields e dos irmãos Marx) e leu os seus livros cômicos preferidos. Milagrosamente, Cousins recuperou-se totalmente de sua enfermidade e retomou a sua tão produtiva vida.

Creio que Cousins passou de uma doença grave para a cura seguindo mais ou menos os estágios do processo criativo. O primeiro estágio, a sua intimidade com a medicina padrão e com tudo o que a acompanha, foi a preparação. O segundo estágio, assistir a filmes cômicos e ler coisas engraçadas, permitiu-lhe o relaxamento importantíssimo do modo "ser" de criatividade alternando com o modo "fazer" de tomar Vitamina C. Finalmente, ele deu o salto quântico que o levou à recuperação, e pelo quanto se sabe, concretizou mudanças no estilo de vida.

Muito importante, a cura criativa é uma idéia que pode ser testada em termos médicos. Podemos estudar clinicamente três grupos de pacientes e comparar os seus níveis de cura:

1. Um grupo de placebo convencional em que os pacientes receberão um xarope ou outro tipo de placebo receitado por um médico para estimular uma crença.

2. Um grupo de cura criativa em que os pacientes terão conhecimento e conduzirão o seu próprio processo criativo em cooperação íntima com um médico no estágio de preparação (como fez Cousins). Esse grupo também passará pelo estágio de manifestação, se a cura criativa ocorrer.

3. Um grupo de controle, que utilizará placebos com total conhecimento, mas que não se envolverá com o processo criativo de cura.

Hierarquia Entrelaçada

Um médico (da medicina convencional, naturalmente) vai ao céu e depara com uma longa fila diante dos portões celestiais. Ele não está acostumado a esperar na fila; por isso vai direto a São Pedro, o responsável pela liberação da entrada. Depois de ouvir os seus argumentos, São Pedro balança a cabeça: "Sinto muito, doutor. No Céu, mesmo médicos precisam esperar para entrar." Mas nesse exato momento, alguém vestindo um jaleco branco de médico passa correndo pelo portão, sem prestar atenção à fila.

"Hei", exclama o nosso médico. "Lá vai um médico que não precisou esperar na fila! Como o senhor explica isso?"

"Ah", responde São Pedro com um riso disfarçado. "Aquele é Deus; às vezes ele pensa que é médico."

O que quero deixar claro aqui é que o papel do médico na cura criativa precisa mudar radicalmente. Na medicina convencional, a hierarquia imposta pelo médico na relação médico-paciente é notoriamente uma só: os médicos tendem a pensar que são deuses, hierarquicamente superiores a seus pacientes, que não sabem nada sobre saúde e cura. Numa conferência recente sobre filosofia da saúde realizada na Universidade do Oregon (Evans 2003), um médico de família disse: "Na interação médico-paciente típica, o médico pergunta, 'Como vai?' e o paciente responde, 'Eu esperava que o senhor me dissesse como estou'."

Mas é claro que essa atitude não tem um bom fundamento, exceto talvez no nível material do corpo físico; os pacientes sabem muito bem o que acontece em seus corpos sutis.

Na verdade, a relação médico-paciente não é senão uma hierarquia simples; ela é entrelaçada para além da crença. Vou repetir uma história (Locke e Colligan 1986). Um médico estava tratando um paciente com asma que respirava com dificuldade. Naturalmente, quando o médico ouviu falar de um remédio novo, pediu uma amostra para a empresa, recebeu-a e a entregou ao paciente. O paciente ficou aliviado em poucos minutos; mesmo os brônquios pareciam permanecer abertos durante mais tempo.

Curioso para testar a eficácia do medicamento, o médico receitou ao paciente um placebo. A dificuldade de respirar recorreu. Com isso, o médico ficou convencido de que o remédio era eficaz e solicitou mais amostras para a empresa. Imagine a sua surpresa quando a companhia farmacêutica lhe escreveu dizendo que, na primeira vez, havia equivocadamente enviado um placebo. Assim, o que explica a eficácia do assim chamado remédio? Obviamente, a crença do *médico* no medicamento.

A hierarquia simples é prejudicial à criatividade. Se os médicos forem autoritários, seus pacientes não se sentirão encorajados a pensar criativamente sobre a sua situação. Por isso, na medicina criativa, a hierarquia simples médico-paciente, hoje vigente, precisa dar lugar a uma relação de co-aprendizagem — uma hierarquia entrelaçada.

Além disso, os praticantes convencionais de medicina desenvolveram o hábito de considerar a cura como uma ciência objetiva. Entretanto, a cura é arte e também ciência, subjetiva e também objetiva. Você pode aprender tudo o que há para aprender sobre ondas estacionárias na corda do violão, e mais toda a física relacionada com esse instrumento musical, mas esse conhecimento não substitui a arte de tocar o violão, que exige criatividade de quem toca. A cura criativa, acima de tudo, exige criatividade na relação médico-paciente, e essa criatividade começa com uma hierarquia entrelaçada — uma circularidade hierárquica de níveis em que cada nível afeta os outros *ad infinitum*.

Um dos aspectos mais desejáveis na mudança de paradigma que estamos testemunhando na medicina é que já está ocorrendo uma transição da hierarquia simples para a entrelaçada nas relações médico-paciente. Ilustrarei esse fato com a história do psicólogo Arnold Mindell e sua descoberta do conceito de corpo-de-sonho — a personalidade real total da pessoa se manifestando em canais diferentes — enquanto ele tratava um paciente terminal com câncer no estômago.

Durante uma das sessões interativas, o paciente teve um *insight* criativo de que queria "explodir" em auto-expressão como nunca fizera até então. Pouco antes da internação, o paciente teve um sonho que relatou a Mindell. No sonho, ele tinha uma doença incurável que só poderia ser tratada com um remédio que agisse como uma bomba. De repente, Mindell teve o seu próprio *insight*; ele viu a unidade subjacente no conceito do corpo-de-sonho do câncer do paciente, a bomba do sonho do paciente, e a necessidade de explodir em expressão.

As experiências criativas do médico e do paciente não terminaram apenas com as realizações, mas os dois completaram também o estágio da manifestação. O paciente deixou o hospital vivo e continuou vivo durante alguns anos, manifestando uma mudança no estilo de vida com a sua capacidade de expressão que acabara de descobrir. E Mindell ficou famoso com seu bem-sucedido trabalho com o corpo-de-sonho com seus pacientes.

17

A Doença e a Cura como Oportunidades para Despertar para a Inteligência Supramental

Inteligência é a capacidade de responder adequadamente a uma situação. Por exemplo, a inteligência medida pelo teste do QI é a nossa capacidade de solucionar problemas, tomada como mental, e assim algorítmica, lógica e quantificável. Existe uma inteligência além dessa inteligência mental?

Outro tipo de inteligência observada nos nossos dias é a inteligência emocional, graças a uma exposição popular de Daniel Goleman (1995). Quando deparamos com uma situação emocional, a capacidade mental para a solução de problemas não ajuda muito.

Então, o que é inteligência emocional? O psicólogo Peter Salovey (Salovey e Mayer 1990) a define como capacidades em cinco diferentes esferas de experiência: autoconhecimento (consciência da natureza emocional própria de cada um); administração da emoção; controle das emoções a serviço da motivação direcionada a objetivos; empatia (a capacidade de interagir com a emoção de outras pessoas, mas mantendo a própria objetividade); e controle de relacionamentos emocionais.

O leitor perceptivo já perceberá que muitas técnicas da medicina mente-corpo analisadas num capítulo precedente (capítulo 15) têm o objetivo de ajudar-nos a desenvolver a inteligência emocional — por exemplo, treinamento da percepção e da empatia e psicologia dos chakras. Assim, a inteligência emocional é um elemento essencial na manutenção de uma boa saúde e no controle da doença.

Como a inteligência emocional se desenvolve com a percepção e a psicologia dos chakras? Com o treinamento da percepção, aprendemos a sentir as emoções, a descobrir os chakras e a desenvolver a capacidade de movimentar a energia vital para dentro e para fora dos chakras por meio da imaginação, da massagem e assim por diante (capítulos 11 e 15). Com o treinamento da empatia, aprendemos a sentir as emoções que a interação com uma pessoa emocionalmente perturbada (não-localmente) desperta em nós, sem nos identificarmos com elas. Com a psicologia dos chakras, aprendemos a parar mentalmente, ampliando as expressões da energia vital do corpo vital. Esse treinamento então nos capacita a motivar-nos para objetivos e a criar empatia com outras pessoas, e também a mostrar um número considerável de habilidades de relacionamento.

Podemos também ver por que a inteligência emocional nos ajuda a lidar melhor com doenças mente-corpo do que quando usamos unicamente a inteligência mental. Enquanto a inteligência mental tende a nos levar à mentalização e à criação mental da emoção, a inteligência emocional ajuda a nos livrarmos de alguns males da mentalização e da criação mental de emoções.

Contudo, tanto a inteligência mental quanto a inteligência emocional são desenvolvidas e aplicadas por métodos contínuos. Elas não conseguem curar quando a mente se enreda em crises contextuais sérias e o seu hábito de mentalizar sentimentos provoca, primeiro, desequilíbrio da energia vital e, por fim, uma doença física. Vamos encarar isso. As técnicas da medicina mente-corpo são fundamentalmente mecanismos de enfrentamento; elas ajudam a manter o controle sobre uma situação difícil. Mas elas não podem transformar a mente; não conseguem mudar o hábito da mente de mentalizar e fantasiar sentimentos.

Veja um exemplo, o caso de uma doença cardíaca. Devido ao *stress* do ambiente e ao seu estilo de vida, os sentimentos surgem no seu chakra do umbigo, você os mentaliza, e então tem emoções de raiva e irritação. Quando o hábito mental se torna crônico, a energia flui para o chakra do umbigo, saindo do chakra do coração, que agora está exaurido, e você sente a emoção da hostilidade. A hostilidade crônica para com as pessoas que lhe são próximas causa uma grande desordem nos movimentos da energia vital relacionados com o coração físico. Uma matriz vital defeituosa leva a uma representação defeituosa no nível físico, e você acaba tendo uma doença cardíaca.

Agora, você se dedica à meditação e ela lhe dá uma resposta relaxante. Como você está aprendendo a ser emocionalmente inteligente, você visualiza a paz para compensar a sua hostilidade. E essas coisas certamente o ajudarão a manter sob controle os problemas com o coração. Mas elas irão curá-lo? De modo nenhum. O hábito da mentalização assumirá o comando sempre que o estímulo for bastante forte, e você terminará sofrendo um ataque do coração.

Veja outro exemplo. Você está inquieto com alguns sentimentos românticos no seu chakra cardíaco, o início da mentalização. Você não sabe o que fazer com sentimentos românticos, e por isso começa a reprimi-los. As energias vitais associadas ao seu sistema imunológico são assim reprimidas, condição que acaba reprimindo o sistema imunológico no nível físico. Quando o sistema imunológico deixa de realizar sua tarefa normal de eliminar células que crescem de modo anormal, você desenvolve um câncer.

Agora você pratica técnicas da medicina mente-corpo — começa a visualizar um sistema imunológico saudável e tudo aquilo. Mas você não se cura. O que fazer?

Mais um exemplo. Muitos homens têm um aumento da próstata quando começam a envelhecer. Isso é um incômodo porque os obriga a urinar várias vezes durante a noite, o que prejudica o sono. Se essa é uma doença mente-corpo, como ela surge? Numa idade mais avançada, alguns homens fantasiam demais sobre sexo, têm pensamentos voluptuosos, e tudo o mais. Isso produz muita energia vital no chakra do sexo; esse excesso produz muito hormônio testosterona, que promove o aumento da próstata.

Agora, suponha que esses homens tentem a inteligência mental e emocional para refrear suas fantasias libidinosas. Eles podem fazer isso? Muitos fariam, se pudessem. Mas não é fácil. Por quê?

A solução de um problema está muitas vezes além do nível do problema. Os problemas aqui mencionados — hostilidade, falta de amor e luxúria — têm apenas uma solução, amor, amor incondicional.

Tive um amigo que ao chegar à idade madura de 60 anos começou a expor abertamente na sua mesa de trabalho fotos retiradas das páginas centrais da *Playboy*. Quando seus visitantes faziam objeções, ele mostrava outro cartaz com a frase: "Velhos lascivos também precisam de amor." Nesse sentido, ele estava certo.

Mas o amor incondicional não é uma coisa mental; não é nem mesmo uma energia de sentimento. O amor é um contexto, um arquétipo, em que muitos dos nossos pensamentos e sentimentos se baseiam.

Onde reside o amor? Além do corpo vital e da mente; ele é um elemento do corpo supramental. Para desenvolver o amor incondicional é preciso um salto quântico do vital-mental para o supramental. O amor é uma assinatura fundamental da inteligência supramental.

Mais formalmente, o que é inteligência supramental? O domínio supramental da consciência contém as leis e os contextos arquetípicos dos movimentos físico, vital e mental. Quando o movimento mental fica desequilibrado e o rearranjo de contextos antigos, aprendidos, não consegue mudar um hábito mental, é hora de abandonar a mente e saltar para o supramental. Quando o movimento da energia vital está igualmente desequilibrado e a matriz vital está defeituosa, é hora de saltar para o supramental e criar uma nova matriz da função vital desejada. O supramental tem o arquétipo para ela. Inteligência supramental é a inteligência que nos capacita a fazer essas incursões ocasionais ao supramental conforme seja necessário.

No passado, entendemos as coisas muito mal. Por exemplo, quando o médico Walter Cannon falava sobre a "sabedoria do corpo", eu creio que ele se referia a essa inteligência supramental que estou apresentando. Do mesmo modo, Andrew Weil chama o sistema de cura do corpo de "potencial inato para manter a saúde e vencer a doença". Manter a saúde é uma característica dos nossos sistemas condicionados, o trio corpo-energia corpo-mente, mas vencer a doença é outro assunto. Pode exigir uma saída dos sistemas condicionados. Pode exigir a inteligência supramental.

A cura quântica, que discuti no capítulo anterior, é uma porta para a inteligência supramental. Os casos de cura espontânea que foram relatados são principalmente exemplos de saltos quânticos inesperados; aconteceram sem nenhum processo que os sustentasse. É por isso que eu os chamo de porta aberta. Quando a pessoa se envolve num processo criativo ou na exploração do amor dentro de um relacionamento de hierarquia entrelaçada para promover os saltos quânticos para o supramental, ela não está mais na porta. Ela entrou no domínio da inteligência supramental. E quando esses saltos quânticos ocorrem de modo fácil e sem esforço, conforme seja apropriado, ela está estabelecida na inteligência supramental.

A Doença como Oportunidade

Mencionei anteriormente que muitos curadores mente-corpo acham que a doença é uma criação do paciente. "O que você ganha criando a sua doença?" — é a pergunta habitual que fazem ao paciente. Esse tipo de pergunta apenas confunde os pacientes e faz com que se sintam culpados.

Entretanto, o curador mente-corpo está vendo aqui uma oportunidade que o paciente precisa ver se está pronto para ela. A pergunta correta é esta: "Agora que você tem a doença, você pode dar a ela um significado positivo, em vez de um negativo? Imagine que você assuma responsabilidade pela doença e se pergunte: Por que criei essa doença para mim mesmo? O que quero aprender com ela?"

O ideograma chinês que representa uma crise significa tanto perigo quanto oportunidade. Na doença, quase todos nós vemos apenas o perigo — o perigo do sofrimento, talvez mesmo o perigo da morte. Em vez disso, suponha que você a veja também como uma oportunidade de sondar mais profundamente o seu interior, o seu domínio supramental da consciência.

A doença é uma expressão de enorme incongruência. Se a doença está no nível físico, um ferimento, por exemplo, a representação física do órgão ferido é incongruente com a sua matriz vital e nega o sentimento de vitalidade nesse órgão. Isso cria uma incongruência que experimentamos como doença. Se a doença se origina no nível mental por causa de uma mentalização do sentimento, a incongruência estará em todos os níveis — mental, vital e físico. Pensamos uma coisa, sentimos outra e agimos de uma terceira maneira.

Anos atrás, um jornalista estava fazendo uma reportagem sobre Gandhi, e por isso precisou assistir a várias de suas palestras. O repórter ficou impressionado porque Gandhi não consultava nenhuma anotação enquanto fazia as palestras; então perguntou à Sra. Gandhi sobre o fato. Ela respondeu, "Bem, nós, pessoas comuns, pensamos uma coisa, dizemos outra e fazemos uma terceira — mas para Gandhiji tudo é uma coisa só." Gandhi era coerente no pensar, no falar e no agir.

Como restabelecemos a coerência de modo que a mente, as energias vitais e as representações físicas atuem em harmonia? A resposta é a inteligência supramental.

Uma doença mente-corpo é uma oportunidade fantástica, uma chamada para acordar, para despertar a nossa inteligência supramental. É como ser atingido por uma bastonada, mas com resultado absolutamente eficaz. Entretanto, até agora, muito poucas pessoas usaram essa inteligência com sucesso.

Uma Goswami trabalha às vezes com Swami Vishnuprakashananda, de Rishikesh, na Índia. Swamiji era um renunciante em busca da realização divina quando ficou tão doente do sistema gastrointestinal que não pôde comer nada durante 29 dias. Ele teve a intuição de ir deitar-se no templo Anant Padmanava, na cidade de Trivandram, sul da Índia, e assim o fez. De repente, ele foi agraciado com uma visão, um salto quântico para o supramental; ele ficou curado, e o seu contexto de vida mudou para sempre. O seu medo da morte desapareceu sem deixar vestígios.

Hoje ele vive pelo menos parte do tempo naquele estado que o grande sábio indiano Sri Aurobindo chamava de "mente intuitiva". Esse é o modo de viver supra-racional, supramental, em que você espera ouvir a sua intuição antes de agir com relação a tudo que não seja trivial (Goswami, 2003).

Quando nos envolvemos com a inteligência supramental nos atos de criatividade, podemos usar um salto quântico de *insight* criativo a serviço da criatividade externa, ou podemos explorar a nós mesmos na criatividade interna (Goswami 1999). Do mesmo modo, se estamos interessados na inteligência supramental apenas para curar a nossa doença, é como envolver-nos com a criatividade externa. Isso é bom, mas estamos limitando a aplicação.

É totalmente possível utilizar a busca da inteligência supramental na criatividade do domínio vital-físico com objetivos de crescimento espiritual. Então é como a criatividade interna — é fantástico. Leia o livro *Peace, Love, and Healing*, de Bernie Siegel, para conhecer histórias de pessoas excepcionais que seguiram esse caminho da doença à cura, e daí à totalidade.

Havia numa aldeia um rabino muito devoto a Deus e que vivia falando sobre a graça divina. Certo dia, uma inundação começou a se formar no rio local. Um dos vizinhos do rabino foi até ele e o avisou da enchente iminente. "Rabino, por que não vem conosco?", insistiu ele. "Não se preocupe, a graça de Deus me salvará", respondeu o rabino. O vizinho sacudiu a cabeça e foi embora.

A enchente veio e o nível da água atingiu a varanda da casa do rabino. Outro vizinho chegou num bote e pediu-lhe que se juntasse a ele. O rabino agradeceu e disse: "A Graça de Deus virá e me salvará."

O rio continuou a subir e já inundava toda a casa do rabino, menos o telhado, e foi ali que ele buscou refúgio. O xerife da vila enviou um helicóptero para resgatar o rabino, mas ele estava irredutível. "A graça de Deus me encontrará."

Então, o rabino se afogou. Uma vez no Céu, ele foi diretamente a Deus e perguntou-lhe emocionado: "Deus, eu O amei durante toda a minha vida. Onde estava a sua Graça quando precisei dela?"

Deus respondeu: "Eu te enviei a minha Graça três vezes. Primeiro, na forma de um carro, depois na forma de um bote e uma terceira vez na forma de um helicóptero. Mas você não a viu."

Esse rabino teve de morrer para ver a Graça. Para alguns de nós, é preciso ficar doente para ouvir o chamado da Graça. Se esse é o caso, precisamos começar com a doença para explorar o supramental. Se a doença tem origem no nível mental, e as técnicas da medicina mente-corpo convencionais são incapazes de controlá-la, podemos morrer como o rabino da história ou envolver-nos na cura mente-corpo em busca de um *insight* de cura supramental, conforme descrevemos no capítulo anterior.

Neste capítulo, analiso o caso em que a doença está no nível vital e mostro como podemos usar a doença nesse nível para despertar para a inteligência supramental.

Para muitos de nós, não é necessário adoecer antes de prestar atenção ao chamado da inteligência supramental. Podemos começar com saúde e explorar criativamente o vital-físico. Há uma tradição espiritual na Índia e no Tibete que se baseia nessa idéia. Naturalmente, estou falando do tantra. As artes marciais desenvolvidas na China e no Japão têm um objetivo semelhante (ver mais adiante).

Doença do Corpo Vital e Cura Quântica

Uma vez instaladas as funções vitais no *hardware* do corpo físico, os órgãos, nós esquecemos os contextos supramentais (os conteúdos das funções vitais) e as matrizes vitais necessárias para estruturar os órgãos programados e mantê-los em funcionamento. Quando lidamos com os movimentos programados condicionados de um órgão vivo, podemos até dar-nos ao luxo de esquecer a consciência, o programador. Mas quando algo dá errado com um programa, o que fazer? Como exemplo sempre válido, lembre-se do programa das células imunológicas (o programa responsável pela eliminação das células anormais que não cessam de se reproduzir) que se torna defeituoso e por isso causa câncer.

Precisamos compreender três causas subjacentes à disfunção dos órgãos. A causa pode estar no nível mental. Por exemplo, a repressão mental de sentimentos no chakra do coração causará a repressão do programa do sistema imunológico e provocará o câncer. Isso já foi discutido. A causa pode estar também no nível físico, um defeito do aparato genético do corpo responsável pela formação das representações, tema a ser desenvolvido mais adiante.

A terceira possibilidade é que as matrizes vitais (no nosso exemplo) dos programas do sistema imunológico, deixam de funcionar devido a mudanças no ambiente contextual do corpo físico. Não podemos consertar isso com as técnicas da medicina do corpo vital (descrita na parte 2) por causa do salto contextual envolvido. Precisamos invocar novas matrizes vitais para as mesmas funções vitais para que lidem com o novo contexto. Mas para isso precisamos da orientação do supramental.

Assim, precisamos dar um salto quântico do vital diretamente para o supramental, evitando a mente. O supramental é o reservatório das leis do movimento vital e das funções vitais. Há uma distribuição de probabilidades repleta de matrizes vitais a que a consciência pode recorrer para fazer uma representação da mesma função vital. Usamos o salto quântico de criatividade para o supramental para escolher uma nova matriz vital para fazer uma forma que se ajuste ao novo contexto. Essa nova matriz vital então possibilita a criação de novos programas para acionar o nível dos órgãos físicos ou mesmo reconstituir o próprio órgão para executar a função vital exigida.

Agora a pergunta crucial. Se a cura quântica envolve a criatividade do corpo vital, podemos desenvolver um programa de ação de cura de nós mesmos baseado nessa idéia? O que o processo criativo implicaria no caso da criatividade de um corpo vital enfermo para levá-lo da doença para a cura?

Um problema é que poucas pessoas hoje têm acesso aos movimentos do seu corpo vital; que dirá dar saltos quânticos do vital para o supramental. Por isso, é necessária uma preparação, talvez mais rigorosa até do que na cura mente-corpo.

O objetivo do estágio preparatório é desenvolver uma pureza de intenção de cura (uma questão importante no nível do sentimento vital), desacelerar o corpo vital, que deve curar, e criar uma abertura e receptividade com relação aos sentimentos. Há técnicas para desacelerar o fluxo da energia vital — os exercícios de *pranayama* desenvolvidos na Índia e os movimentos do tai chi chinês são exemplos. Como podemos abrir-nos no nível do sentimento do nosso ser?

Por meio de relacionamentos íntimos. Questões urgentes surgirão ao buscarmos relacionamentos com total honestidade. Isso talvez implique deixar que o seu companheiro expresse sentimentos livremente. Lembre-se do filme *Mulheres Perfeitas,* em que os maridos transformavam suas mulheres em robôs condicionados para que fossem submissas. O fato é que, na cultura ocidental, tanto homens quanto mulheres fazem isso com seus companheiros (as mulheres um pouco menos) na esfera emocional. Fazer o contrário é um desafio.

No estágio seguinte, os pacientes e seus médicos tentam várias técnicas novas (novas para o paciente) da medicina do corpo vital — acupuntura, medicina dos chakras, homeopatia e assim por diante. Esse é o estágio do processamento inconsciente em que usamos estímulos não aprendidos para gerar nos níveis vital e supramental (que dirige o vital) ondas de possibilidade que não sofreram colapso; mas nós, no nosso ego, não temos capacidade para escolher entre as possibilidades.

Assim, esperamos que a inteligência supramental desça e crie o mesmo tipo de revolução no nível do sentimento, como o *insight* criativo no nível mental faz para o pensamento mental. O efeito líquido do salto quântico, a revolução, será a vinda à existência de novas matrizes vitais para ajudar a consciência a reconstruir o órgão doente e os programas para que ele realize as funções vitais. Como os nossos sentimentos estão relacionados com o funcionamento dos programas que acionam os órgãos, assim que as matrizes vitais comecem a funcionar suavemente, haverá um desbloqueio do sentimento no chakra apropriado correspondente ao que antes era o órgão doente.

Esse desbloqueio de sentimento num chakra chega com tal força que é chamado de abertura do chakra. Por exemplo, se o câncer no nível vital é curado dessa maneira, o chakra do coração se abrirá. E, de fato, isso é como o *samadhi* ou a experiência "ah-ha" da criatividade interna ou externa (mental). É uma experiência transformadora. Se o chakra do coração se abre desse modo, o seu coração está aberto tanto para o amor romântico quanto para a compaixão universal.

O estágio final do processo criativo é a manifestação. Como na cura mente-corpo, a manifestação não está completa apenas com a reconstrução da representação física (*software*) necessária para o funcionamento adequado do(s) órgão(s) envolvido(s). Depois da ocorrência da remissão, o paciente precisa tentar trazer à manifestação a compaixão transformadora universal que se dirige para tudo e para todos. Do contrário, a energia do coração voltará a se contrair, com conseqüências desastrosas. Em outras palavras, quando o supramental ouve o seu chamado e lhe ensina um novo truque, você deve levar a lição a sério e tentar vivê-la o máximo possível.

Do mesmo modo, a cura quântica do nível vital de doenças em qualquer chakra abre esse chakra, e expressões egóicas de sentimentos são transformadas em expressões universais (ver o capítulo 11). Quando curamos criativamente uma doença no chakra da raiz, os nossos sentimentos de competitividade e medo se transformam em cordialidade confiante e coragem. A cura quântica de uma doença relacionada com o chakra do sexo transforma as energias da sexualidade e luxúria em respeito pelo *self* e pelos outros. Do mesmo modo, a cura quântica no umbigo nos eleva do falso orgulho e da baixa auto-estima para a verdadeira valorização de si mesmo.

No chakra da garganta, a cura quântica transforma os sentimentos de frustração e liberdade egóica da fala em liberdade real de auto-expressão. A cura quântica do chakra da testa transforma a confusão egóica e a clareza comum em compreensão supramental intuitiva. Finalmente, se a doença do chakra da coroa é curada por um salto quântico, esse salto nos levará dos sentimentos de desespero e satisfação, próprios do chakra da coroa, para a alegria espiritual.

Criatividade do Corpo Vital-Físico para a Pessoa Sadia

O que é a criatividade do corpo vital-físico para uma pessoa sadia? Lembre novamente que os chakras são lugares no físico onde os planos do corpo vital (campos morfogenéticos) estão representados no físico como órgãos. Esses são os lugares onde sentimos os movimentos da energia vital associados aos programas que executam as funções dos órgãos importantes do nosso corpo.

Naturalmente, nós nos identificamos com esses movimentos quando eles se tornam condicionados no nosso ser vital, dando-nos uma *persona* vital. Ou melhor, deveríamos dizer *personae*, plural, porque em cada chakra temos um ego-*persona* vital, associado aos nossos padrões habituais de sentimento nesse chakra. A criatividade do corpo vital-físico para uma pessoa sadia é movimento criativo de energia vital para além dos movimentos condicionados do ego/*persona* vital físico.

Como uma pessoa sadia se envolve com o despertar da inteligência supramental usando a criatividade do corpo vital-físico, o processo criativo e o sentimento como veículo (em oposição ao pensamento)?

Descrevi em outro lugar o processo criativo envolvido no alcance do superconsciente, do estado supramental chamado *samadhi* (Goswami 2000). O processo criativo, como foi esclarecido anteriormente, consiste em quatro estágios: preparação, incubação, *insight* e manifestação. A preparação para o *samadhi* é constituída de muitas disciplinas da mente, incluindo a importante prática de internalização da nossa vida, de prestar atenção ao que acontece internamente, mais do que desperdiçar todo o nosso esforço em atividades externas.

O estágio seguinte da preparação é aprender a concentrar-se num pensamento em particular (meditação de concentração, ver o capítulo 15). Sem dúvida, logo percebemos que é impossível nos concentrarmos por muito tempo porque o nosso organismo não foi feito para isso. Assim, aprendemos a relaxar e a praticar a concentração alternadamente.

Em seguida, entramos no domínio do pré-consciente, o domínio das experiências de percepção secundária associadas a cada um dos nossos pensamentos condicionados. Nesse domínio, temos um livre-arbítrio cada vez maior, e podemos escolher o pensamento novo que pertence ao supramental, que é uma experiência de *self* quântica, quando queremos. Nessa experiência, há imediação; a divisão sujeito-objeto não é tão proeminente quanto no pensamento ordinário. Há separação, mas quase imperceptível. Isso é *samadhi* — uma experiência de unicidade do *self* quântico universal, e ao mesmo tempo uma experiência do ser supramental, incondicionado, em verdadeira consciência.

Suponha agora que façamos essa prática não com pensamentos, mas com sentimentos. Vamos trabalhar com um sentimento do chakra do coração — o romance. Concentro-me nesse sentimento e ao mesmo tempo relaxo, com ou sem o objeto do meu romance. O tantra o denomina "caminho da mão esquerda", porque os praticantes às vezes realizam essa prática com o companheiro no ato do abraço sexual. Mas é muito difícil transcender a necessidade do orgasmo, a expressão habitual da sexualidade.

Se conseguimos tocar de leve o movimento "descendente" da energia vital para o segundo chakra, e continuamos observando a energia no coração, chega um momento em que estaremos no pré-consciente; estaremos dançando com o *self* quântico de nova expressão criativa do romance — romance universal ou amor incondicionado. Se permanecemos nessa dança durante algum tempo, mais cedo ou mais tarde caímos no *self* quântico do *insight* supramental, um sentimento universal de amor incondicional.

Como mencionei anteriormente, com alguma prática a energia vital pode ser sentida como correntes ou formigamentos nos pontos de chakra do corpo. Esse sentimento criativo de amor incondicional é sentido como uma corrente que sobe desde o chakra da raiz (ou de outro chakra inferior). Essa energia que sobe recebe no tantra o nome de subida da kundalini *shakti*. *Kundalini* significa "enrolada", e *shakti* significa "energia, energia vital".

Imaginamos que a energia está enrolada no chakra da raiz, onde permanece disponível (a metáfora é a da energia potencial de uma mola). De vez em quando, espontaneamente, a energia potencial se transforma em energia cinética, movimentando-se de um lado para o outro, mas esses movimentos apenas aumentam a confusão das pessoas com relação ao domínio da energia vital. (De fato, muitas pessoas parecem sofrer quando a sua kundalini faz esse movimento casual; leia Kason 1994, Greenwell 1995.)

Por outro lado, a experiência da subida da kundalini é um movimento orientado. O processo parece criar um novo caminho; a energia é sentida como se subisse por esse novo caminho, num canal direto ao longo da espinha.

A confusão se cria porque na literatura tântrica esse caminho de energia vital ao longo da espinha é chamado de *sushumna,* e presume-se que ele exista antes mesmo da experiência do despertar da kundalini. Ele não é novo, absolutamente. Mas, certamente, esse é um pensamento da física clássica. No pensamento quântico, o *nadi sushumna* é apenas um caminho possível até ocorrer o despertar da kundalini. Só então se pode dizer que ele se materializou. Desse modo, não há problema em dizer que o canal é uma criação nova da experiência do despertar da kundalini. A energia que sobe por esse canal dá ao praticante um sentimento intenso do amor universal intemporal que tem valor transformador. (Isto é, a pessoa tem a oportunidade de se transformar caso complete o estágio de manifestação da criatividade.)

A tradição tântrica diz que, se a kundalini se eleva desde o chakra da raiz por um novo canal ao longo da espinha até chegar ao chakra da coroa, a kundalini está totalmente desperta. Então, o controle dos movimentos da energia vital se torna fácil e sem esforço. Esse é o despertar da inteligência supramental com o domínio vital-físico da experiência.

Saúde Positiva

Eu gostaria de introduzir agora o conceito de saúde positiva como um paralelo ao conceito de saúde mental positiva apresentado pelo psicólogo Abraham Maslow. Maslow pesquisou pessoas mentalmente saudáveis e descobriu que cerca de 5 por cento delas têm dezesseis características de personalidade que não estão presentes nas pessoas comuns. Dentre essas características, as principais são a criatividade, o amor incondicional, a independência ambiental e o humor.

Essas são características da inteligência supramental que se desenvolvem com a transcendência da mente para o supramental. Creio também que um estudo semelhante deve ser conduzido com pessoas fisicamente saudáveis, especialmente com as que trabalham com sua energia vital, que têm experiências com a kundalini ou experiências de subida do *chi* no sistema chinês/japonês de artes marciais.

A psicóloga Uma Goswami levanta outra questão importante. Ela sustenta que pessoas com saúde mental positiva irradiam emoções positivas, como paz. Ela cita o exemplo do grande sábio da Índia, Ramana Maharshi, em cuja proximidade muitas pessoas têm experiências profundas de paz. Ela chama isso de saúde mental radiante (Goswami 2003).

Eu tive essa experiência de contato com uma pessoa de saúde mental radiante, o filósofo-místico americano Franklin Merrell-Wolff (Goswami 2000). Em 1984, eu ainda estava buscando, ainda tateava no escuro à procura de uma solução para a pergunta: "A consciência produz o colapso da onda de possibilidade quântica?" Intuí que a consciência é a chave também para a salvação pessoal. Mas eu estava cansado, infeliz, e tinha dúvidas sobre a minha procura quando encontrei Franklin no seu rancho em Lone Pine, na Califórnia.

Ele estava com 97 anos de idade e se recusou a falar sobre física quântica comigo, porque "isso me dá dor de cabeça". Então, apenas me sentei com ele no jardim. Em poucos dias, eu estava admirado de ouvir sussurros sobre mim mesmo em que eu era descrito como um físico "prazeroso". Ao fazer um exame de mim mesmo, descobri que toda a infelicidade desaparecera, substituída por uma alegria espiritual que permaneceu durante todo o tempo que fiquei no rancho de Franklin.

Acredito que existem pessoas de saúde positiva e radiante entre nós em cuja presença sentimos vitalidade e formigamentos inexplicáveis no corpo, a leveza parece penetrar em todo o corpo e a alegria borbulha. Esses estados de saúde estão ao alcance de todos nós, mas disponíveis apenas se estamos prontos para perseguir criativamente o domínio da energia vital da consciência.

Não seria ótimo se alguns profissionais da saúde fossem pessoas despertas para a inteligência supramental usando o caminho da criatividade vital-física? Não seria fantástico se abandonássemos a nossa preocupação excessiva com a doença e passássemos a nos dedicar à saúde? Se aprendêssemos a ver o copo meio cheio em vez de meio vazio? Sem dúvida, isso ajudaria a erradicar o medo da morte que estimula a nossa preocupação com a doença.

Uma Perspectiva Saudável para a Morte e o Morrer

Em resposta à pergunta sobre a principal causa dos elevados custos com a saúde nos Estados Unidos, muitos dizem que é o dinheiro que gastamos para manter pessoas vivas nos seus últimos meses de vida. A morte não é considerada apenas dolorosa e indesejável, mas também essencialmente um encontro com o grande vazio, o nada, o fim — e aí está a origem do medo da morte.

Mas uma ciência em harmonia com o primado da consciência logo nos diz outra coisa. A consciência é o fundamento do ser; ela nunca morre. Além disso, temos os corpos sutis mental e vital dos quais a personalidade nasce a partir do condicionamento. Quando observamos o condicionamento mental e vital, descobrimos que esse é o resultado da modificação da matemática, os algoritmos, que determinam as probabilidades associadas às possibilidades quânticas.

A memória "quântica" dessas modificações não está escrita em nenhum lugar local; por isso ela pode sobreviver à existência local de um espaço-tempo para outro, dando origem ao fenômeno popularmente chamado de reencarnação. O que sobrevive então não são "corpos", mas *predisposições* para usar a mente e o corpo vital, predisposições que são popularmente denominadas carma.

Mas por que reencarnamos? Porque o despertar para a inteligência supramental leva tempo. Ele exige muitas permutas e combinações de padrões vitais e mentais (que os orientais chamam de carma) e muitos saltos quânticos para aprender finalmente os contextos que constituem a inteligência supramental.

É esse carma acumulado em nossos corpos vital e mental que explica por que nascemos com determinados *gunas* vitais e mentais, que, no nosso processo de crescimento, levam aos *doshas* vital-físicos e cérebro-mentais.

Assim, dessa perspectiva o que é a morte? A morte é uma parte importante da nossa jornada de aprendizado (Kübler-Ross 1975). A morte é um período prolongado de processamento inconsciente, o segundo estágio mais importante da criatividade (Goswami 2001). As evidências disso encontram-se nas experiências de quase-morte.

As experiências de quase-morte (EQMs) são conhecidas há algum tempo. Pessoas que poderiam ser consideradas clinicamente mortas, devido a uma parada cardíaca, por exemplo, depois de serem ressuscitadas, relatam experiências numinosas — saídas do corpo, encontro com um mestre espiritual, passagem por um túnel, e assim por diante. Como explicamos essas experiências, que exigem uma cisão sujeito-objeto, quando uma pessoa está clinicamente morta? A explicação é o processamento inconsciente.

Os sujeitos das EQMs processavam possibilidades inconscientemente enquanto estavam "mortos"; só depois de reanimados é que sua onda de possibilidade produziu colapso e que a sua experiência ocorreu retroativamente. Esse colapso retroativo de todo um caminho de eventos que conduz ao evento presente é chamado de "escolha demorada" na física (Goswami 2000; Helmuth *et al.* 1986; Schmidt 1993). Conclui-se que, se os pacientes não fossem reanimados, eles continuariam o processamento inconsciente até o seu nascimento seguinte.

A Cura como Recuperação da Totalidade

Em inglês, a palavra "cura" (*healing*) tem a mesma raiz etimológica de "totalidade" (*wholeness*). Isso quer dizer que, no seu sentido último, cura significa alcançar a totalidade. O que isso implica?

Patanjali dizia que a causa básica de todo o nosso sofrimento é a ignorância. A doença fundamental, a doença-raiz, é o pensamento ilusório de que estamos separados do todo, e que Patanjali chama de ignorância. Curar a doença da separatividade é compreender que somos o todo, que nunca estivemos separados, que a separação é uma ilusão.

Depois de curar a si mesma dessa maneira, a pessoa pode curar seus semelhantes. O filósofo Ernest Holmes (1938), que fundou uma tradição de cura chamada Ciência da Mente, sabia que, para curar outra pessoa, não é preciso força de vontade, mas conhecimento da verdade: "A cura não é realizada pela força de vontade, mas pelo conhecimento da Verdade. Essa Verdade é que o Homem Espiritual já é perfeito, não importa a aparência que possa ter."

No entanto, seria errado dizer que a compreensão da verdade cura automaticamente uma condição patológica do corpo físico (de quem compreendeu) para o qual a separação (estrutura, por exemplo) tem uma inércia enorme. O que a compreensão faz é libertar quem compreendeu da ilusão de identidade com o corpo físico, da ilusão de identidade com qualquer sofrimento, seja ele doença ou morte.

Estratégia para uma Saúde Positiva

Nesta cultura materialista, quando falamos de estratégias para uma boa saúde, incluímos boa higiene, boa nutrição, exercícios e exames médicos regulares. Estamos falando realmente de cuidado com o corpo físico. Em contraposição, a saúde positiva começa quando passamos a cuidar também dos corpos vital, mental, supramental, e mesmo do corpo de beatitude.

O que significa uma boa higiene para o corpo vital ou mental? Assim como a higiene física nos recomenda evitar ambientes físicos prejudiciais, a higiene vital e mental nos orienta a evitar a poluição vital e mental.

A psicóloga Uma Goswami destaca exatamente isso quando diz: "As emoções são mais contagiosas do que as bactérias e os vírus." Assim, precisamos evitar a contaminação por emoções negativas e, igualmente, por pensamentos negativos, como parte da boa higiene para os corpos sutis.

A nutrição também deve incluir o vital e o mental. Visto que o alimento fresco (cozido e cru) tem mais energia vital do que o alimento velho, mesmo quando este está bem conservado, devemos preferir o alimento fresco. Em questões de nutrição tanto do corpo físico quanto do vital, podemos ter como ponto de referência o vegetarianismo. De modo especial quando consideramos o modo como a carne de gado e de aves é processada neste país (Robbins 1996), precisamos preocupar-nos com a energia vital que extraímos desses produtos. Quem come a carne de um animal cheio de medo e infeliz, de energia vital negativa (carne "raivosa"), só pode absorver energia vital negativa: raiva, luxúria, medo, insegurança e competitividade.

Nutrição do mental significa alimentar-nos com boa literatura, boa música, poesia, arte — que podem ser chamados de "alimentos da alma". Esse não é um alimento menos importante do que o alimento físico. Devemos preferir um entretenimento que provoca risos e alegria a um que nos faz sentir "pesados". Essa é a regra geral para a nutrição mental.

Como exercitamos o vital e o mental? Aqui, as tradições orientais deram uma contribuição importante com relação a exercícios para o corpo vital. As posturas da hatha ioga e os exercícios respiratórios (*pranayama*) vieram da Índia, o tai chi veio da China e o aikidô, do Japão. Mas como salienta Uma Goswami, não se envolva com esses exercícios com a pressa instigando a sua mente. Pelo contrário, relaxe. O objetivo é desacelerar e prestar atenção ao seu espaço interior de energia vital.

Para o corpo mental, o exercício é a concentração — por exemplo, a repetição mental de um mantra como *om*. Você pode praticá-lo enquanto trabalha ou pode sentar-se e praticar uma meditação de concentração, como a meditação transcendental (ver também o capítulo 15). Mas concentração é trabalho, e ela o deixa cansado, até você descobrir como alternar concentração com relaxamento. Desse modo, a concentração prolongada é possível sem fatigar o sistema nervoso.

A alternância de concentração e relaxamento poderá eventualmente levá-lo à experiência do fluxo, quando então você dança com o *self* quântico, quando saltos quânticos para o supramental têm probabilidade de acontecer. Esse é o exercício para o corpo supramental.

Nos meus *workshops*, muitas vezes conduzo os participantes numa meditação de fluxo, seguindo uma idéia que originalmente veio do místico cristão Irmão Lourenço. Irmão Lourenço, um cozinheiro simplório e de bom coração, adotava a prática que ele chamava de "praticando a presença de Deus" para alcançar a iluminação. Na minha versão, você começa sentando-se confortavelmente. Em seguida, sinta o corpo durante alguns instantes para trazer energia para ele e, por fim, leve a energia do amor para o coração. Há várias maneiras de fazer isso.

Pense numa pessoa amada (o seu relacionamento mais importante) ou reverenciada (por exemplo, Jesus, Buda, Maomé ou Ramana Maharshi), ou simplesmente no amor de Deus. Ao sentir a energia no coração, libere a sua atenção. Dirija parte da atenção para o que está acontecendo ao seu redor — sons, cenas, e mesmo tarefas domésticas. Deixe que ela se desloque do coração (ser) para a periferia e da periferia para o coração, formando um fluxo.

Imagine-se tomando uma ducha com uma touca de banho. A água molha todo o seu corpo, menos a cabeça. Assim também as atividades mundanas afastam a sua atenção dos sentimentos que se manifestam nos chakras, mas nunca do seu coração. Quando se habituar com o exercício, você poderá fazer o que, Irmão Lourenço fazia: viver a vida no fluxo.

Saltos quânticos criativos ocasionais são importantes também para o corpo mental, porque só então a mente consegue processar verdadeiramente um significado novo por causa do contexto novo envolvido. Há uma história sobre o artista surrealista René Magritte. Magritte passava por uma rua quando viu um lindo bolo exposto na vitrina de uma confeitaria. Sem pensar duas vezes, ele entrou e pediu o bolo. Mas quando o vendedor ia retirar o bolo do mostruário, Magritte objetou: "Não quero esse bolo, mas um outro." Quando o vendedor lhe perguntou o motivo, Margritte respondeu: "Não quero o bolo da vitrine porque todas as pessoas que passaram ficaram olhando para ele." Do mesmo modo, é mais saudável para a sua mente não processar sempre apenas os pensamentos que todos processam. Daí a importância da criatividade.

Para o corpo de beatitude, o exercício da pessoa preguiçosa é o sono. Mas quando acordamos, embora nos sintamos felizes, continuamos os mesmos, apesar de termos gostado de ficar sem a divisão sujeito-objeto. Isso acontece porque só os nossos padrões habituais de possibilidades estão disponíveis para que os processemos inconscientemente durante o sono comum. Isso muda quando aprendemos a dormir com a criatividade em mente. Então, podemos alcançar estados que são como sono, mas, quando acordamos, explodimos com criatividade interior, estamos transformados. Esse "sono criativo" é o melhor exercício para o corpo de beatitude.

Se a saúde positiva é importante para você, não se esqueça de fazer exames periódicos com pessoas de boa saúde positiva. Na Índia, isso se chama *satsang* — estar na companhia de pessoas que estão pouco ou nada separadas do todo. Para uma pessoa interessada em saúde positiva, satsangs são mais importantes do que *checkups* comuns, do que encontros com máquinas de diagnóstico nos consultórios médicos.

Cura Milagrosa: Criatividade do Físico?

Finalmente, alguns comentários sobre um assunto muito controverso: a cura milagrosa — a cura que parece ser uma violação das leis físicas, porque é realmente instantânea.

Por cura milagrosa não entendo *todos* os casos de cura que acontecem em Lourdes e que são classificados pela Igreja Católica como "cura milagrosa". Pessoas, normalmente de tradição católica, vão a Lourdes com doenças incuráveis, e constatam-se muitos casos de cura entre elas. O neurocientista Brendan O'Regan (1997) estudou esses casos rigorosamente e concluiu que podem ser classificados como cura espontânea. Assim, a maioria deles provavelmente é exemplo de cura quântica da categoria mente-corpo; alguns outros são exemplos de cura quântica do corpo vital-físico.

Mas um número ainda menor pode não corresponder a nenhuma dessas duas categorias. É desses casos que estou falando. Aqui também há algum tipo de cura quântica acontecendo. Mas o que ela envolve?

Em todas as culturas, existem muitas evidências anedóticas a favor dessas curas. Consta que Jesus tinha esse poder. Na Índia, há muitas histórias sobre o poder de cura de um sábio do século XIX chamado Sirdhi Sai Baba que beira o miraculoso. Mais recentemente, Paramahansa Yogananda escreveu (em *Autobiografia de um Iogue*) sobre um sábio chamado Babaji, que reconstituiu todos os ossos quebrados do corpo de um discípulo que saltara de um penhasco para provar a sua fé. Num caso mais recente de cura:

Havia um menino em Nova York, acredito que com 11 anos de idade... que colecionara salamandras quando era menor. As salamandras, quando perdem uma perna, por exemplo, têm a capacidade de reconstituir essa perna. Por esquecimento, ninguém dissera ao garoto que os seres humanos não conseguem fazer isso.

Quando estava com cerca de 11 anos, ele perdeu a perna até a altura da coxa, ou mais ou menos por aí... O médico disse: "Não há o que fazer." Mas os sistemas de crença [do menino] não estavam ligados a essas palavras, e ele simplesmente desenvolveu outra perna. Depois de quase um ano... ele desenvolveu uma perna e começou a formar um pé. Na última vez que ouvi falar dele, ele estava desenvolvendo os dedos do pé (citado em Grossinger 2000).

Eu não sei se esses episódios são verdadeiros; não os verifiquei. Mas suponha que sejam. Existe algum modo de incorporar esse tipo de cura "milagrosa" ao nosso pensamento científico sobre saúde?

Precisamos lembrar que o intelecto supramental provê os contextos de todos os movimentos — físico, mental e vital. Assim, ao desenvolvermos um domínio sobre a inteligência supramental, obtemos a qualidade fácil-sem-esforço sobre os movimentos nas três áreas. Em termos simples, isso significa a capacidade de controlar e manipular os três mundos — físico, mental e vital.

É preciso considerar isso cuidadosamente. Mesmo uma pequena mudança numa lei física pode mudar potencialmente o modo de agir do universo. Obviamente, não podemos contemplar mudanças universais nas leis físicas. Ninguém pode ter esse poder. Mas uma mudança local (manipulação) das leis físicas sem prejudicar nada mais certamente não terá conseqüências desastrosas. A criatividade no domínio do físico deve ser considerada somente dentro desse contexto local. A verdadeira cura milagrosa, creio, pertence a essa categoria.

18

Orientações de um Físico Quântico para a Saúde e a Cura

Leitor: O que o senhor, como físico quântico, nos diz sobre a saúde e a cura que outras pessoas não nos dizem? Qual é a mensagem específica da física quântica para a medicina?

Físico Quântico: Há neste momento um paradigma vigente na medicina, denominado medicina convencional, com validade bastante limitada. Há também muitas tradições e técnicas, algumas antigas, outras mais recentes, sob o rótulo genérico de medicina alternativa ou complementar, que procuram preencher o vazio que a medicina convencional sem dúvida tem.

A medicina convencional se baseia na metafísica materialista, para a qual toda doença pode ser reduzida a algum tipo de distúrbio físico, e portanto também sua cura consiste apenas em resolver o problema material. O outro paradigma, a medicina alternativa ou complementar, consiste em um grande número de técnicas, algumas recentes, outras muito antigas. As técnicas mais antigas da medicina alternativa têm suportes metafísicos que contradizem diretamente a fé materialista da medicina convencional. Mesmo as técnicas mais modernas apresentam anomalias e paradoxos ao pensamento materialista. Mas a principal fraqueza da medicina alternativa é a ausência de unidade metafísica, o que não falta à medicina convencional.

260

O pensamento quântico no contexto do primado da consciência é o caminho, talvez o único, para desenvolver uma Medicina Integral que ofereça um fundamento metafísico para toda a medicina alternativa e mais. Ele integra a medicina alternativa e a medicina convencional com uma demarcação clara dos seus respectivos papéis no paradigma integrado.

L: Mas sem dúvida o senhor está exagerando. Uma das tentativas anteriores de fornecer um guarda-chuva metafísico para a medicina alternativa baseia-se na metafísica holística de que o todo não pode ser reduzido às suas partes; na verdade, ele é maior do que as suas partes. No nível holístico, há muitos fenômenos, energias sutis (vitais), mente, alma e espírito, todos com eficácia causal, que não podem ser reduzidos a átomos, moléculas, células e órgãos do corpo. Uma doença é uma disfunção de todo o organismo e como tal o melhor tratamento é o que leva em consideração o organismo inteiro. Como a sua ciência dentro da consciência é superior a esse paradigma holístico de saúde?

FQ: Definir a metafísica holística desse modo — "O todo é maior do que as suas partes" — tornou-se um problema, embora originalmente se acreditasse que seria a solução. Explico antes a segunda afirmação.

Com o sucesso da biologia molecular, o paradigma materialista pareceu tão formidável que a maioria dos cientistas se convenceu da exatidão básica da idéia de que não existe nada além da matéria; tudo, inclusive as energias sutis, mente, alma e espírito, é matéria. Mas um bom número de cientistas também continuou convencido de que esses fenômenos, energias sutis, mente, alma e espírito, são importantes e têm eficácia causal. Daí a idéia de emergência como base do holismo: o todo é maior do que as partes porque há novos fenômenos emergentes em cada nível de um todo que têm eficácia causal e que não podem ser reduzidos às partes. Fritjof Capra é provavelmente o proponente mais conhecido desse modelo.

Mas para as coisas não-vivas não há necessidade de invocar o holismo. Os átomos são agregados de partículas elementares. Você pode calcular tudo o que é experimentalmente conhecido sobre átomos a partir das partículas elementares e suas interações; nada de extra parece emergir. O mesmo se aplica às moléculas, que são constituídas de átomos. Você pode predizer tudo sobre moléculas baseado nos átomos e nas suas interações. E assim segue.

Tudo a respeito dos sólidos pode ser calculado a partir dos átomos e das moléculas subjacentes e das suas interações, e assim por diante. Somente quando chegamos à esfera dos seres vivos parece que algo emerge no âmbito do conjunto. Se isso se deve ao holismo — o todo é maior do que as partes — então você tem uma dicotomia filosófica — materialismo para os seres inanimados e holismo para os animados.

Hoje a dicotomia se torna um problema. O reducionismo e o holismo são duas metafísicas irreconciliáveis. Por causa dessa incompatibilidade de metafísicas, seria necessário haver dois paradigmas diferentes de medicina: um, reducionista ou convencional, o outro holístico ou alternativo. Que tipo de medicina holística é essa? O bom senso pede que haja uma só medicina.

L: *Já não ouvimos isso antes, de Ken Pelletier, um dos pioneiros da medicina mente-corpo? No seu livro* The Best Alternative Medicine, *ele cita os médicos materialistas Marcia Angell e Jerome Kassirer, como segue:*

> *Não pode haver dois tipos de medicina — convencional e alternativa. Existe apenas medicina que foi adequadamente testada e medicina que não foi, medicina que dá resultados e medicina que pode ou não dar resultados. Depois que um tratamento foi testado rigorosamente, deixa de ser relevante se foi considerado alternativo no início. Se ele for razoavelmente seguro e eficaz, será aceito. Mas afirmações, especulações e testemunhos não substituem as evidências. Os tratamentos alternativos devem ser submetidos a testes científicos tão rigorosos quanto os exigidos para os tratamentos convencionais (Pelletier 2000, p. 50).*

> *De fato, Pelletier concorda com essa exigência de uma "abordagem baseada na evidência" para a medicina e se empenha em mostrar que grande parte da medicina alternativa e complementar está tendo sucesso no teste. Qual é a sua idéia a esse respeito?*

FQ: Esses testes feitos por ensaios clínicos têm conseqüências desastrosas para as técnicas de cura que não fazem parte do sistema predominante, talvez para todas as técnicas de cura. Em primeiro lugar, o que constitui uma evidência? Na tradição alopática, é um ensaio clínico duplo cego em que pacientes escolhidos aleatoriamente recebem o mesmo tratamento, e os outros atuam como grupo de controle. Então se mede o índice de cura.

Esse procedimento é justo para as técnicas de tratamento alternativas? Existem dificuldades. Muitas terapias alternativas são individualizadas; cada pessoa é tratada de modo diferente, embora todas possam receber o mesmo diagnóstico. Suponha que esse problema seja resolvido. Muitas terapias alternativas são programadas para benefícios de longa duração, não para benefícios de curta duração (que, se acontecem, representam uma vantagem). Pode ser difícil incluir benefícios de longa duração no protocolo de testes clínicos.

Além disso, segundo a tradição em que essas terapias alternativas se baseiam, a cura consiste em curar o corpo físico, mas também em curar o corpo de energia não-físico (corpo vital), o corpo mental, e assim por diante. Obviamente, os critérios de medição para esses corpos não-físicos precisam ser diferentes. E esse comentário se aplica mesmo se você pensa, com alguns holistas, que entidades como o corpo de energia e a mente são entidades emergentes (mas um tanto irredutíveis) de um substrato material subjacente.

Outro aspecto veio à tona com os experimentos da parapsicóloga Marilyn Schlitz (1997) e seu colaborador R. Wiseman. Eles demonstraram que há um efeito experimentador definido em situações em que a consciência está envolvida. Em outras palavras, o resultado da medição depende da intencionalidade dos experimentadores. Agora, de acordo com os praticantes da medicina alternativa, a cura certamente se qualifica como um fenômeno que envolve a consciência. Mas então, como devemos avaliar os testes?

O motivo mais importante por que uma abordagem baseada na evidência deve ser considerada com restrições é que essa abordagem converte a medicina numa ciência inteiramente empírica. Isso não é compatível com a tendência geral da ciência. Desde Galileu, o sucesso da ciência provém de um duplo enfoque: a ciência teórica e a ciência experimental. Como Einstein disse a Heisenberg, o que vemos depende das teorias que adotamos para interpretar as nossas observações. Não existe isso de empirismo puro.

Mas suponha que desistamos das abordagens míopes do holismo emergente e da medicina baseada em evidências. Suponha que, em vez disso, voltemos às intuições que estabeleceram as tradições das técnicas não convencionais, intuições que definem a eficácia desses tratamentos com a eficácia de entidades como energias sutis, mente, alma e espírito. É isso que tentei fazer neste livro.

L: Perfeitamente. O senhor está dizendo que uma metafísica unificada para toda medicina oferece uma maneira viável de classificar todas as práticas de medicina correntes, mesmo a convencional. De que modo essa metafísica é superior a outras classificações já tentadas? Por exemplo, um autor classifica todos os diferentes tipos de medicina de acordo com a matriz quádrupla da consciência proposta por Ken Wilber (1993): individual-externa, coletiva-externa, individual-interna, coletiva-interna (Astin 2002). Por exemplo, a alopatia entra na categoria coletiva-externa, enquanto o Ayurveda pertence à categoria individual-interna. Qual é a sua opinião sobre isso?

FQ: Considero positivas essas tentativas de classificação. A que você menciona é complementar ao que proponho neste livro.

Certa ocasião, eu conversava com o médico Elliot Dascher que, na época, estava lendo o meu livro *Criatividade Quântica* (Goswami 1999). Nele eu mostrava que a criatividade se encaixa num esquema de classificação quádrupla: interna-externa e fundamental-situacional. Elliot estava entusiasmado porque, enquanto lia o livro, ocorreu-lhe que se deveria classificar os vários paradigmas da medicina de acordo com as classes de criatividade a que pertencem. Elliot achava que os modelos de medicina podiam também ser divididos em quatro classes: situacional-externa (alopatia); situacional-interna (Ayurveda, medicina chinesa); fundamental-externa (cura espiritual); fundamental-interna (meditação, ioga). Esse tipo de exercício é sempre proveitoso.

L: Como o senhor responderia à pergunta "Quem cura?"

FQ: Dizendo que as tradições antigas da medicina alternativa são criticadas e rejeitadas pelos materialistas por causa do seu dualismo implícito. Mas o paralelismo psicofísico no contexto do primado da consciência (que tem liberdade para escolher criativamente a cura alternativa dentre possibilidades quânticas) resolve esse problema.

A questão da eficácia causal é definida claramente no meu modelo. O material, o vital, o mental e o supramental apresentam possibilidades quânticas à disposição da escolha da consciência. A consciência escolhe dentre essas possibilidades a manifestação que é experimentada com aspectos materiais, vitais, mentais e supramentais.

L: *Mas, se a consciência escolhe, por que não escolhemos sempre "saúde"? Por que sofremos de doenças ou enfermidades?*

FQ: Ah, a sutileza quintessencial da escolha. Nos anos de 1970, Fred Alan Wolf criou o lema da Nova Era: "Nós criamos a nossa própria realidade." A intenção de Wolf era boa, mas ele foi muito mal compreendido. Seguindo a máxima de Wolf, as pessoas tentaram primeiro manifestar Cadillacs. Como não tiveram êxito, resolveram manifestar espaços de estacionamento para seus carros durante algum tempo, e se contentaram com isso!

Mas, brincadeiras à parte, no nosso ego ordinário nós somos ignorantes e condicionados a sofrer porque ignoramos o nosso poder de cura. A escolha sempre acontece com base nas possibilidades oferecidas. Quando estamos no nosso ego, são oferecidas apenas possibilidades condicionadas que têm grande probabilidade, de modo que a escolha criativa da saúde se perde facilmente.

L: *Assim, se ficamos doentes, é necessário um salto quântico se queremos curar-nos com autocura apenas.*

FQ: É isso mesmo. E lembre-se, nem todos estão preparados para saltos quânticos. Para eles, os sistemas médicos, mesmo com suas limitações, são prescrições melhores. Além disso, a criatividade é mais difícil se a doença está mais no nível vital do que no mental, e é um milagre se a doença está só no nível físico.

L: *O senhor mencionou também a pureza de intenções. Qual é a melhor maneira de abordá-la?*

FQ: Sim, a pureza de intenção é essencial para os saltos quânticos. Entretanto, ela é vaga, porque as nossas intenções são muito conflitantes, muito confusas. A boa notícia, porém, é que você pode praticar exercícios para desenvolvê-la. Essa prática consiste em quatro estágios:

1. Você começa formulando a intenção de curar a partir do ego; é aí que você está. Isto é, você tem a intenção de se se curar, de curar da doença que o afeta.

2. No segundo estágio, faça com que a sua intenção egóica de curar a si mesmo se generalize e se transforme na intenção de curar a todos. Afinal, se todos são curados, você está incluído nesse total.

3. No terceiro estágio, transforme a sua intenção numa oração: Que a cura aconteça se ela está em harmonia com o movimento do todo, o *self* quântico universal.

4. No quarto estágio, a oração deve se converter em silêncio, tornar-se uma meditação.

L: Na nossa cultura ocidental, as pessoas não estão familiarizadas com o corpo vital. Como o senhor propõe que nos familiarizemos com o nosso corpo vital?

FQ: Essa é uma boa pergunta. Nesta era materialista, não prestamos muita atenção às sensações que ocorrem no corpo, como formigamento e arrepios, mas esses são bons exemplos dos movimentos do corpo vital, da energia vital.

No capítulo 11, sugeri um método simples para energizar a energia vital na palma das mãos: friccione as palmas uma na outra e depois afaste-as dois ou três centímetros, como no gesto indiano do "namaste". Os formigamentos que você sente nesse simples exercício são os movimentos da energia vital. Se você passar as palmas assim energizadas sobre o rosto, por exemplo, você se sentirá revitalizado.

Talvez você já tenha ouvido falar do Toque Terapêutico, introduzido nos Estados Unidos por Dolores Krieger e Dora Kunz. Quando você passa as palmas energizadas sobre um órgão doente, o órgão recebe uma dose da sua vitalidade, que tem poder de cura. É assim que o toque terapêutico funciona. Creio que aprender a aplicar o toque terapêutico é uma maneira excelente de iniciar-se nos mistérios do corpo vital.

L: É verdade? É tão simples assim?

FQ: Bem, há mais uma coisa. Você precisa ter uma mente aberta.

Na década de 1980, quando essas coisas estavam apenas começando a entrar na psique ocidental, lembro-me de ter recebido um telefonema do

Departamento de Psicologia da Universidade do Oregon, pedindo que eu os ajudasse a avaliar um rapaz que pedia para fazer uma demonstração com a energia vital. Encontrei um jovem de aparência agradável, embora um pouco frustrado. Ele esfregava repetidamente a palma das mãos e pedia às pessoas presentes (psicólogos behavioristas céticos, em sua maioria) que colocassem as mãos no espaço entre as mãos dele, sem tocá-las. Então ele perguntava: "Você está sentindo alguma coisa?" Um a um, todos os psicólogos respondiam não. Finalmente, chegou a minha vez. Coloquei a minha mão no espaço entre as suas palmas e imediatamente senti fortes formigamentos. Mas quando disse isso aos meus colegas psicólogos, ainda assim não acreditaram. Eles achavam que eu estava sendo ingênuo.

L: *Há também uma grande diferença entre homens e mulheres no modo como reagimos à sensação, não?*

FQ: Sim. Os homens são mais mentais, especialmente aqueles que chamamos de intelectuais; para eles, a energia vital tende a ser ativa no chakra da coroa, principalmente no seu movimento de saída. Assim, eles sofrem de apatia, ou mesmo de depressão. A eles falta paixão ou, como diz Richard Moss, "fisicalidade suculenta". Eles precisam trazer a energia vital da cabeça para os chakras inferiores do corpo, especialmente para o coração. Os homens sabem disso por um conhecimento congênito. Essa é razão da popularidade do sexo e da violência na TV. Infelizmente, isso não contribui muito para levar a energia para o coração.

É como uma história dos anos de 1960, que ouvi. Um ocidental abriu um ashram no Himalaia, na Índia, e está ficando famoso com as respostas extraordinárias que dá às perguntas dos visitantes, respostas que parecem mudar a vida das pessoas. Uma nova-iorquina ouve falar dele. As amigas dela insistem: "Por que você não vai vê-lo? Você ficará muito feliz." A esses estímulos a mulher responde: "Ainda não chegou o momento." Passam-se meses. As amigas que voltam de visitas ao guru lembram à mulher: "Ele ficou famoso e está sempre muito ocupado. Agora você só pode vê-lo durante quinze minutos e fazer apenas três perguntas. É bom ir logo e aproveitar o benefício da sabedoria dele." Mas a mulher responde: "Ainda não é o momento."

Meses se passam. A última amiga que voltou depois de receber a bênção do grande guru diz: "A saúde dele está piorando por causa do excesso de trabalho, sem dúvida. Agora ele só a recebe durante dez minutos e responde a uma única pergunta. Não é hora de você ir vê-lo?" A mulher suspira: "Talvez seja." Então ela faz as malas e parte para a Índia; depois de alguns percalços, ela encontra o ashram.

À entrada, o recepcionista a informa da regra mais recente. "A saúde do nosso mestre não está boa. Você pode dirigir-lhe apenas quatro palavras. Não mais. Promete?"

"Prometo. Não tenho mais do que quatro palavras para dizer a ele", responde a mulher.

Finalmente, ela é conduzida ao mestre, que está sentado numa almofada. Para surpresa dos que a acompanham, a mulher não se inclina para saudá-lo. Mas mantém a promessa de dizer apenas quatro palavras ao mestre. Num sotaque nova-iorquino perfeito, ela diz ao mestre (que também é marido dela): "Irving, vamos para casa."

Como mostra essa história, todos os homens precisam ouvir (e quem melhor do que uma mulher para lhes dizer isso?) que todas as tapeações masculinas no mundo exterior não servem para nada se eles não estiverem assentados no seu "lar", no seu corpo físico.

Você se lembra da personagem de Tin Woodsman em *O Mágico de Oz?* Dentre todas as coisas, Tin Woodsman quer um coração, e quem acaba dando-lhe esse coração? Dorothy.

L: Excelente história — engraçada também. Então as mulheres devem estar assentadas no corpo delas!

FQ: Elas estão. Mas elas também têm um problema. As mulheres são seres vitais, em sua maioria. Os movimentos da energia vital geralmente estão concentrados nos chakras inferiores. A energia delas sai do chakra do coração, onde a depleção é sentida como ciúme ou inveja.

Sri Aurobindo brincava dizendo que essa tendência era vampiresca, porque, se você a tem, está sempre tentando sugar a energia vital dos outros para curar a negatividade do coração. Você se torna carente. Assim, o desafio, para as mulheres, é transformar essa energia negativa em positiva (Goswami 2003).

L: O senhor não está sugerindo que intelectuais que sofrem de depressão devem tomar Prozac?

FQ: Ó Deus, não. O Prozac apenas deprime a depressão. Ele também obscurece o modo como experimentamos tudo! Aprender mais sobre energia vital e aprender a movimentá-la de um chakra para outro é muito mais recompensador no longo prazo.

L: *O senhor mencionou* O Mágico de Oz *e estabeleceu um paralelo entre o personagem de Tin Woodsman e o* dosha *cérebro-mental do intelectualismo. A peça conta com mais dois personagens; o Espantalho e o Leão Covarde. O que eles representam?*

FQ: O Espantalho procura o seu "cérebro"; ele representa o *dosha* cérebro-mental da lentidão mental. Então, naturalmente, o Leão Covarde deve representar o *dosha* da hiperatividade. Suponho que isso deve estar bastante claro. O Leão é uma personalidade hiperativa do tipo A, sem dúvida. Mas há uma sutileza interessante aqui. O que o Leão está procurando?

Coragem. Coragem para quê? Para criar. Os hiperativos precisam equilibrar em sua vida a tendência a usar *rajas* em excesso, a criatividade situacional excessiva, com o *guna* de *sattva* — criatividade fundamental. Isso também equilibrará o seu *tamas,* a lentidão, porque sem lentidão não se pode ser criativo (ver também Barash 1993).

L: *Nesse mesmo assunto, como criamos a sensação de abundância de vitalidade?*

FQ: Para isso precisamos sentir energia vital no coração e em todos os chakras em geral, inferiores e superiores.

Então, primeiro des-mentalizamos as nossas emoções. A preocupação é uma das maneiras pelas quais a mente mantém controle sobre a energia vital. Assim, fazemos exercícios que visam substituir a preocupação por paz e amor. Por exemplo, quando se instala a preocupação com dinheiro (insegurança), pensamos no nosso principal relacionamento amoroso (segurança).

Segundo, envolvemo-nos em relacionamentos de hierarquia entrelaçada, com causalidade circular no lugar de causalidade numa só direção. Essa é uma maneira infalível de nos afastar dos nossos padrões habituais dos movimentos mentais e vitais.

Terceiro, a energia vital é abundante na natureza. Há uma prática do tai chi que você pode fazer enquanto está em meio à beleza natural, sob o céu aberto. Abra os braços com as palmas das mãos viradas para cima. Em seguida, diga em voz alta: "Bondade e benevolência na base, sinceridade e cordialidade no coração." Em poucos minutos você sentirá que as palmas estão formigando com energia vital em abundância.

L: O que mais o senhor poderia dizer sobre a des-mentalização?

FQ: A mente procura naturalmente dominar o território vital da nossa experiência dando significado a sentimentos de significado neutro, uma tendência que chamo de mentalização. O truque é mudar esse padrão habitual de modo que a mente possa voltar-se para o supramental, onde ela é serva.

Assim, observamos o modo como mentalizamos os nossos sentimentos, o nosso padrão específico de dar significado aos sentimentos. Quando conhecemos o nosso padrão, com honestidade absoluta, ficamos abertos à mudança. E lembre-se: a melhor maneira de mudar um padrão é sempre dando um salto quântico criativo.

L: Um salto quântico criativo da mente sempre significa uma mudança no contexto em que processamos significado, certo?

FQ: Certo. Os nossos contextos se tornam tão fixos porque a razão funciona dentro de um conjunto de crenças fixas — um sistema de crenças. Se uma dessas crenças precisa mudar, todo o sistema talvez precise ser questionado. O ego-mente condicionado odeia e teme isso.

O erro que cometemos é pensar que podemos mudar a nossa percepção de significado apenas lendo alguma coisa, seguindo um professor ou mesmo envolvendo-nos numa prática, mas isso é apenas preparação.

Você já participou de um curso conduzido por um mestre Zen? Ele pode pegar um leque e perguntar-lhe: O que é isto? Se você responder que é um leque, ele dirá: Eu vou bater em você (sugerindo, se você é bastante perspicaz para compreender, que um leque pode ser usado também para bater). Mas aqui está a questão. Se você intuir e disser: É algo para bater, o mestre Zen não ficará satisfeito. Ele pode dizer algo como: "Trinta por cento", no máximo.

Então, o que está acontecendo? Num famoso livro zen, o autor descreve o estado a que ele chegou depois de cinco dias no *zendo*. Ele correu até o seu professor, arrancou-lhe o leque das mãos e bateu nele. Depois arranhou o próprio corpo com o leque. Essas atitudes de espontaneidade divertida não deixaram dúvidas em seu professor de que o aluno estava agindo a partir do *self* quântico supramental, um estado em que as nossas ações procedem da certeza, não da esperteza.

Você não pode escolher a saúde apenas desejando-a, o que é esperteza. Quando escolhe a saúde inspirado pela certeza, depois de um salto quântico, então você está em condições de dominar a energia para efetuar mudanças no estilo de vida. E mesmo assim, talvez não; isso é muito complicado.

L: *O que é carma do corpo vital?*

FQ: Trazemos conosco determinadas tendências de vidas passadas para esta vida, aquelas que consideramos mais apropriadas para cumprirmos o nosso programa de aprendizado. Esse é o carma vital que nos dá os nossos *doshas*. Se trazemos a tendência de usar energia criativa em excesso *(tejas)* para fazer as representações físicas do vital, desenvolvemos o *dosha* de *pitta*, e assim por diante.

L: *Mas nós não tentamos "queimar" carma vital, tendências vitais herdadas.*

FQ: Por que não? Depois que o trabalho está concluído.

L: *Então por que não equilibrar perfeitamente também os doshas?*

FQ: Não há motivo para isso. A tarefa do corpo físico é fazer representações, e para isso tudo de que precisamos é um corpo em homeostase. Assim, basta manter os *doshas* perto de sua homeostase natural ou *prakriti* de cada indivíduo.

L: *E como fazemos isso?*

FQ: Eis uma receita simples: mantenha uma dieta vegetariana com muitas frutas e vegetais, beba muita água, faça tudo lentamente e dedique bastante tempo a exercícios de relaxamento, inclusive ao sono (Goswami 2003). Há muita sabedoria nisso. Eu acrescentaria outra coisa: dedique-se a atividades criativas (externas e internas).

L: *O que o senhor poderia dizer sobre os exercícios que sugeriu há pouco —
exercícios físicos para o corpo físico, posturas da hatha ioga, práticas respiratórias, tai chi para o corpo vital, concentração e meditação para o corpo mental,
experiências de fluxo para o corpo supramental e sono criativo para o corpo de
beatitude?*

FQ: Esses são exercícios para manter os nossos cinco corpos com saúde
ótima e dinâmica. Em última análise, a nossa melhor estratégia para ter uma
vida saudável é manter o nosso corpo com excelente saúde.

É por isso que eu sempre digo que a nossa tarefa mais importante neste
momento é a reestruturação da educação. Sem que percebêssemos, a educação aderiu ao materialismo e ao cientificismo com fervor religioso, e isso em
nome do secularismo. Que ironia! Assim, mesmo crianças de seis anos de
idade aprendem que tudo é feito de átomos e desenvolvem um preconceito
muito difícil de vencer mais tarde. Se somos apenas a dança dos átomos, que
escolha temos senão a de nos tornarmos confusos e cínicos? (como aqueles
existencialistas que Woody Allen retrata tão bem?)

Espero que a mudança de paradigma em curso se complete brevemente
para que o nosso sistema educacional seja liberal o suficiente para ensinar
alternativas: dar às crianças a escolha da ioga, da meditação, da criatividade,
e da inteligência emocional e supramental.

L: *O senhor mencionou que as pesquisas atuais ajudaram a decifrar o papel
dos diferentes corpos de consciência. O supramental define as leis e os arquétipos do movimento de todos os corpos; a mente dá significado ao vital e ao
físico. O vital contém os corpos morfogenéticos que modelam as formas vivas,
e o físico, com sua divisão micro-macro, atua como o* hardware *que faz representações de* software *do vital e do mental. Qual é a resposta do mundo científico a isso?*

FQ: Boa, pelo que sei. Mas uma dificuldade que temos com relação à mudança desse paradigma em particular é que ele requer uma abordagem
multidisciplinar. Atualmente, os cientistas são muito especializados, em sua
maioria. A medicina está tão especializada que chegamos ao ponto de fazer
piada dizendo que alguém pode se especializar exclusivamente no tratamento do dedo grande do pé direito.

L: *O senhor diz que a doença pode surgir devido ao mau funcionamento e desarmonia em cada um dos cinco níveis da nossa existência, em cada um dos cinco "corpos" de consciência. O senhor diz também que a desarmonia e a doença podem passar de um nível para o outro. Do mesmo modo, a cura em um nível pode irradiar-se para outros níveis.*

Portanto, em cada nível, em cada um dos nossos corpos, há a possibilidade de desenvolver sistemas de tratamento diferentemente chamados de medicina do corpo material, medicina do corpo vital e medicina do corpo mental. Mas então a medicina do corpo vital e a medicina do corpo mental não são alternativas nem complementares; em vez disso, elas definem territórios diferentes de aplicabilidade, dependendo da origem e da quantidade de expansão da doença. Não é assim?

FQ: Você é muito observador. Por exemplo, se a origem da doença é o bacilo da cólera e nós o detectamos imediatamente, será necessário apenas tratamento no nível físico. Assim também, se a doença é devida ao uso excessivo de energia vital num órgão, como no caso de uma úlcera estomacal, bastará recorrer à medicina do corpo vital.

Se, porém, a úlcera é grave e precisa de tratamento imediato, alguma medicina do corpo físico como auxílio complementar é bem-vinda para dar alívio imediato. Se a doença é devida à mente (doença mente-corpo), então o tratamento principal deve ser no nível mental. A medicina vital seria um tratamento secundário complementar, e a intervenção física será necessária só para lidar com alguma situação urgente.

L: *O senhor poderia dar alguns exemplos de quando e como aplicar a Medicina Integral?*

FQ: Freqüentemente, a intervenção nos níveis vital e mental tem uma vantagem tática. Imagine que um órgão não está funcionando adequadamente (independentemente da origem do distúrbio), causando a sensação de muita dor. Podemos tratar a dor com anestésicos. Mas um tratamento muito mais seguro é com acupuntura. (Observe que o efeito físico é o mesmo — emissão de endorfinas.)

Outro exemplo é o *stress* mental, que tem um potencial para criar doença no nível físico. Podemos tratar o *stress* no nível físico tomando remédios que nos acalmariam, mas que muitas vezes acarretam conseqüências desastrosas. A alternativa mental, neste caso a superior, é lidar com o *stress* por meio da meditação e práticas semelhantes, intervenções que não têm efeitos colaterais e que também tratam o problema na origem.

É preciso admitir que existem situações delicadas, como no caso do câncer. A doença é devida a um defeito genético? Podemos responder a essa pergunta até certo ponto considerando a história familiar do paciente. A doença é devida a desequilíbrios da energia vital? Podemos recorrer ao diagnóstico intuitivo para resolver essa questão, até certo ponto. Ou a doença é produto de *stress* mental e repressão de emoção? Então, também até certo ponto, o tratamento deve levar em conta o estilo de vida. Mas o bom senso já pode sugerir um tratamento integral.

No caso do câncer, existe urgência: ele se espalha por todo o corpo. Para impedir que isso aconteça, devemos intervir imediatamente no físico por meio de cirurgia e/ou radiação. Então, em vez de quimioterapia (que tem os efeitos colaterais mais perversos), podemos administrar as técnicas da medicina do corpo vital e da medicina mente-corpo (ambas dentro de um programa de criatividade; veja os capítulos 16 e 17).

Do mesmo modo, no caso de doenças cardíacas, a Medicina Integral diz que intervenção física imediata pode ser necessária, mas um tratamento prolongado deve envolver os níveis vital e mental.

De modo geral, estaremos agindo com segurança se lembrarmos o limite de correspondência — de urgência — para o qual a intervenção em nível físico é uma imposição. Para tratamentos prolongados, os níveis vital e mental são os ingredientes essenciais de um tratamento bem-sucedido; a intervenção em nível físico é opcional, dependendo da compatibilidade.

L: *O aspecto mais importante da sua abordagem neste livro é oferecer explicações teóricas, científicas do porquê e de como as técnicas de sucesso da medicina alternativa funcionam. Ayurveda, medicina chinesa, acupuntura, chakras, cura mente-corpo, cura espiritual, e mesmo a homeopatia, todas são explicadas plausivelmente. Mas o senhor não mencionou a naturopatia. Por quê?*

FQ: A naturopatia, se a entendo corretamente, adota todos os sistemas que você mencionou, todos os sistemas de cura disponíveis na natureza. Assim, acredito que os naturopatas seriam muito felizes com a Medicina Integral desenvolvida aqui, uma vez que integramos todos os vários sistemas que eles usam sob um guarda-chuva paradigmático.

L: *O senhor acha que a sua Medicina Integral é a palavra final?*

FQ: De modo nenhum, mas ela é um bom começo. Estamos começando com uma metafísica correta. Sem dúvida, a teoria oferecida é apenas um esqueleto, e muita carne terá de ser agregada a ele por pesquisas que deverão ser feitas.

L: *Eu gosto também dos outros aspectos importantes do paradigma integrativo: ele nos possibilita considerar a saúde positiva, para a qual o ingrediente é o nível supramental da cura. Esse também é a porta de entrada para a inteligência supramental, não é verdade?*

FQ: Sim. Mesmo a doença pode ser usada como porta de entrada para o supramental, aqueles saltos quânticos de cura quântica! Mas é melhor aproximar-se do supramental pelo lado da saúde; é mais fácil também.

L: *Como o senhor avaliaria a saúde e a cura do passado em comparação com o presente?*

FQ: No passado, a doença era devida a uma capacidade de fazer representações defeituosas do físico (genético), à mudança ambiental das estações e a ataques de vírus e bactérias. Não tínhamos então abordagens para corrigir a primeira, e nem compreensão. Mas a medicina do corpo vital, como no Ayurveda, na medicina chinesa e na naturopatia, nos deu um modo adequado de tratar efeitos sazonais de desarmonia e a maioria das infecções virais, mas não uma maneira tão boa de lidar com infecções bacterianas letais que exigem intervenções de ação imediata.

O sucesso da medicina alopática moderna é uma decorrência dos aspectos de saúde pública da boa higiene, do tratamento de infecção bacteriana (prevenção por vacinação e por antibióticos), e das maravilhas da cirurgia, incluindo os transplantes de órgãos. O fracasso da medicina alopática em ser a nossa salvadora evidenciou-se quando o nosso estilo de vida ficou muito separado da natureza, tão separado que a nutrição adequada do corpo vital começou a sofrer. Então, o *stress* da vida moderna aumentou tanto, que muitas ou a maioria das doenças físicas começaram a ter suas causas em outros lugares, no corpo vital e no corpo mental.

L: *Então, o senhor diria que a Medicina Integral está aparecendo no tempo certo?*

FQ: Exatamente. Hoje, com o desenvolvimento oportuno da Medicina Integral, podemos remover a inadequação da medicina moderna, incluindo as medicinas vital e mental com a física como e quando apropriado. Podemos inclusive prescrever medicina supramental, cura quântica, para aqueles que estão preparados para ela.

A mesma coisa se aplica ao aspecto preventivo da medicina. Até recentemente, o único aspecto preventivo da medicina alopática era a higiene da saúde pública e vacinações. Mas as mudanças no estilo de vida nas últimas décadas do século XX exigiram uma teoria social da medicina, resultando daí o aumento da consciência com relação aos efeitos perniciosos do fumo e do alcoolismo, e aos efeitos benéficos da boa nutrição, dos exercícios e assim por diante. A Medicina Integral sugere outras possibilidades de prevenção, relacionadas tanto com o nível físico quanto com os níveis vital, mental, e mesmo supramental e de beatitude da nossa consciência.

L: *Qual é a descoberta mais influente da Medicina Integral?*

FQ: Trazer o impulso da inteligência supramental para a saúde e para a cura é de suma importância e mesmo de certa urgência. Lembre-se que, mesmo hoje, não temos nenhuma invenção de nível material infalível que possa corrigir defeitos genéticos; a inadequação do próprio aparato de modelação de representações está causando doença. A pesquisa do paradigma materialista decifrou e codificou totalmente a nossa informação genética, mas a aplicação dessa informação para corrigir defeitos genéticos continua apenas como uma promessa. A terapia do gene não está tendo êxito. A abordagem da aplicação da inteligência supramental a esse problema pode ser mais viável

A maior aplicação da Medicina Integral está além da cura da doença. Existe hoje a possibilidade definitiva de compreender a espiritualidade humana como cura e de aplicar o que podemos aprender da cura quântica à cura do nosso ser espiritual. As conseqüências sociais disso seriam enormes.

Epílogo

Um Corpo Sem Idade — Mito ou Ciência?

Até onde podemos ir com saúde positiva? Podemos livrar-nos completamente da doença, mesmo de pequenos distúrbios crônicos? Se podemos contornar totalmente o desgaste do corpo físico, não faz sentido esperar que o próprio envelhecimento cessará? Um dos mitos sempre presentes em todas as culturas é o mito da imortalidade. Mesmo os materialistas se debruçam sobre a imortalidade, recorrendo ao poder promissor da nanotecnologia (Tipler 1994). O médico Deepak Chopra (1993) escreveu um livro mais plausível, sugerindo que à medida que aperfeiçoamos o conhecimento de nós mesmos, talvez possamos alongar também o nosso tempo de vida. Há outros modos de fantasiar sobre a imortalidade?

Os especialistas em envelhecimento levantam o espectro do chamado efeito Hayflick. Em experimentos com culturas de células humanas em tubos de ensaio, o médico Leonard Hayflick (1965) descobriu que elas podem se dividir cerca de 50 vezes. Visto que no decurso da nossa vida o corpo físico se renova continuamente com a divisão celular, essa descoberta limita a longevidade humana a cem anos, aproximadamente.

O que dizer das histórias de pessoas de grande longevidade (talvez chegando aos 150 anos) sobre as quais escreveu o psicólogo Ken Pelletier? Na Índia, é um mito comum a existência de muitos iogues que habitualmente ultrapassam os limites do efeito Hayflick. Como eles conseguem isso?

Uma Goswami (2003) conheceu realmente uma iogue longeva nos tempos de faculdade. Uma visitava com seus pais o extremo sul da Índia, um belo lugar chamado Kanyakumary, quando ouviu falar de uma iogue de 260 anos de idade, chamada Mãe Mayi, que, dizia-se, vivia sob a água a maior parte do tempo. Pediram a Uma que esperasse na praia. O tempo foi passando, e todos os seus companheiros foram embora. Depois de umas quatro horas de espera, um bando de cachorros apareceu do nada, e em seguida Mãe Mayi surgiu da água. Ela não demonstrava ter todos aqueles anos de vida, e embora não falasse, Uma passou um tempo agradável com ela. (Mãe Mayi deixou o corpo desde então, mas há em Kanyakumary um templo em seu nome, e as pessoas do lugar ainda lembram dela.)

Creio que as pessoas podem superar o efeito Hayflick até certo ponto porque, com um estilo de vida tranqüilo, certamente é possível amenizar a necessidade de divisão celular e assim prolongar o tempo de vida.

Mas daí até a imortalidade há um salto quântico a ser levado em conta. A imortalidade é possível?

Se você leu um dos meus livros anteriores, *Física da Alma,* já sabe que a minha resposta à questão da imortalidade é um sim cautelosamente otimista. As minhas razões são parcialmente evidenciais e parcialmente teóricas.

As evidências são incertas, anedóticas na melhor das hipóteses. A narrativa mais persistente é a da ressurreição de Jesus. Jesus realmente reviveu num corpo físico imortal, que alguns dos seus discípulos viram? O fato de mais de uma pessoa tê-lo visto é uma parte importante da narrativa, porque só assim podemos dizer com alguma segurança que houve uma visão de consenso, e que o corpo que foi visto podia ser de natureza física (grosseira).

A Índia é rica em histórias assim. Faço referência a uma, a respeito de um sábio de nome Babaji, mencionado no famoso livro de Paramahansa Yogananda, *Autobiografia de um Iogue.* Ao que tudo indica, Babaji também passa no teste de realidade consensual. Muitas pessoas (inclusive ocidentais) afirmam tê-lo visto, embora em tempos e lugares diferentes.

Podemos elaborar uma teoria que dê sentido a esses dados anedóticos que sugerem corpos físicos imortais? Para responder a essa pergunta, examinemos as idéias do filósofo místico Sri Aurobindo sobre o próximo estágio da nossa evolução (Aurobindo 1955, 1970, 1996).

Para Onde Vai a Evolução Humana?

Analisei anteriormente o significado da evolução biológica do ponto de vista da ciência dentro da consciência. Evolução biológica é evolução da estruturação da representação para o corpo vital (veja o capítulo 6). Com o desenvolvimento do cérebro, a mente pode ser representada, e o impulso da evolução muda para a evolução da estruturação da representação do mental. É aqui que nos encontramos atualmente. Vivemos numa era mental; avançamos fazendo representações cada vez mais sofisticadas da mente. Observe como usamos a mente até para fazer compras pelo computador, abandonando os prazeres físicos do toque, do sabor, do cheiro, etc.

Existe vida depois da vida mental que desfrutamos atualmente? Para ver com clareza o que está reservado para a evolução humana, vejamos esquematizada num diagrama a filosofia de Aurobindo sobre a involução e a evolução (figura 18). O que é involução?

A involução da consciência é a criação de limites, de modo a tornar a manifestação possível. Inicialmente, temos consciência e todas as suas possibilidades, que incluem as do passado, do presente e do futuro. Assim, não pode existir nenhuma direção de tempo e nenhuma manifestação. No pri-

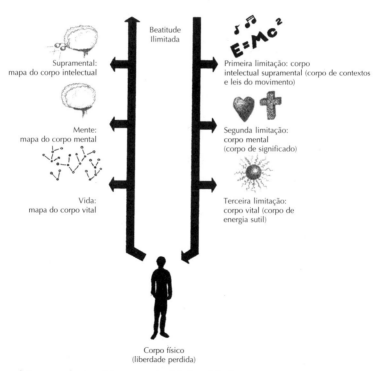

Fig. 18. Nosso futuro evolucionário segundo Sri Aurobindo.

279

meiro estágio da involução está a primeira limitação: jogar o jogo de acordo com um conjunto de regras e arquétipos. Esse é o supramental.

Em seguida, temos a limitação mental, quando jogamos apenas com as possibilidades que têm significado. Então limitamos as possibilidades um pouco mais e jogamos apenas com matrizes vitais específicas para fazer a forma biológica; temos assim o mundo vital. Por fim, entra em cena o físico, o *hardware* com que representamos as possibilidades mais sutis da consciência. Nesse ponto começa a evolução, da qual já completamos os dois primeiros estágios. Como observou Pierre Teilhard de Chardin, os dois primeiros estágios nos deram a biosfera e a noosfera. O que vem a seguir?

Temos o supramental, naturalmente, para representar a seguir em forma. Esta é a grande observação de Aurobindo: o próximo estágio da evolução humana é a evolução da capacidade de fazer representações físicas do supramental. Obtida essa capacidade, a evolução continuará com o desenvolvimento de representações cada vez mais sofisticadas do supramental.

Mas o que Significa Fazer Mapas do Supramental?

Para compreender o que significa fazer uma representação física ou mapa do supramental, vamos primeiro analisar como fazemos uma representação do supramental neste estágio mental da nossa evolução. Suponha que você tenha um *insight* do tipo "ah-ha" criativo sobre o amor; isto é, você dá um salto quântico até o supramental e encontra diretamente o arquétipo do amor. Mas não existe aparato físico no seu corpo para fazer uma memória direta do componente supramental dessa experiência de colapso.

Assim, a mente faz uma memória temporária do supramental, uma representação mental. Há certeza nessa experiência, e assim a sua perspectiva mental de ver o amor muda para sempre. Entretanto, a mente, devido à incerteza quântica, não é capaz de criar uma memória ou representação permanente. Então, você cria uma memória cerebral da representação mental, o significado que a sua mente atribui à sua experiência particular. Mas essa representação, sendo de natureza secundária, será sempre imperfeita.

Assim, os místicos nos recomendam viver as nossas representações cerebrais do transcrito mental da experiência supramental com a esperança de que, se vivermos a nossa experiência, com prática (a prática leva à perfeição!) aprendemos o arquétipo.

Mas o seu significado mental dificilmente será igual ao de outra pessoa que tenha uma experiência arquetípica. Assim, o que você ensina baseado no que você aprendeu será diferente do ensinamento de outras pessoas, o que cria muita confusão. É isso que dá origem às diferentes religiões.

Obviamente, esse tipo de aprendizado nunca é perfeito. É por isso que a maioria dos instrutores espirituais que conhecemos atualmente, mais cedo ou mais tarde acabam se envolvendo em escândalos. No momento derradeiro, eles são incapazes de viver o que descobriram.

De que modo pessoas como Jesus e Buda aprendem a amar à perfeição? Elas nunca "aprendem" a amar perfeitamente; ninguém consegue, sem o poder de fazer uma representação física direta. Mas um Buda ou um Cristo tem acesso permanente ao supramental (um estado de consciência chamado *turiya* em sânscrito), e assim eles podem sempre amar momento a momento invocando diretamente o supramental.

A capacidade de fazer uma representação física direta de arquétipos supramentais mudará a dificuldade de aprender os arquétipos: amor, beleza, justiça, verdade, o bem. Então seremos capazes de viver esses arquétipos com a mesma facilidade com que aprendemos a somar dois mais dois. Isto também alterará radicalmente o modo como ensinamos esses arquétipos.

Assim, Aurobindo chamava esse estágio da evolução de atração dos deuses (os arquétipos) para baixo, para o plano físico. Talvez isso vá exigir uma transformação da própria matéria.

É possível que você tenha lido os dois belos livros de Jean Shinoda Bolen, *Deusas em Cada Mulher* e *Deuses em Cada Homem*. Já não estão os deuses e as deusas representados em nós? Bolen está se referindo ao potencial de representar os arquétipos, deuses e deusas em nós, por meio do esforço mental. Infelizmente, porém, esse caminho também cria sombras; e, na verdade, nunca conseguimos dissipar as sombras, não completamente.

As idéias de Carl Jung também podem ressoar com as de Aurobindo. Assim como Aurobindo, Jung também via que a meta de evolução da humanidade é tornar o "inconsciente consciente". Mas o que Jung (1971) chamava de inconsciente coletivo é o que Aurobindo (e eu também) chama de supramental. Quanto ao modo de torná-lo consciente, de manifestar os arquétipos, o método preferido de Jung se expressava na metáfora da "alquimia". Alquimia é a idéia de transformar metal básico em ouro; em outras palavras, a transformação da matéria, a mesma idéia de Aurobindo.

Como Essa Idéia de Evolução se Relaciona com a Imortalidade?

A pergunta seguinte é: Como seria esse aparato de fazer representações? Um supercérebro, o neoneocórtex de que falam alguns neurofisiologistas?

Pense nisso. Falamos em representar arquétipos no nosso corpo e em vivê-los. Um deles é a Verdade. Que valor tem a Verdade se ela não é eterna, ou se não tem uma duração prolongada? Assim, está fora de questão fazer representações de arquétipos neste corpo físico dominado pela entropia.

Precisamos pensar numa matéria física que seja muito mais sutil do que a matéria grosseira comum, embora menos sutil do que os corpos sutis (vital, mental, supramental). Essa matéria "supramental" deve comportar uma divisão micro-macro, de modo que uma medição quântica de hierarquia entrelaçada possa ocorrer no mundo dessa matéria. A lei da entropia — a desordem substitui a ordem — fica restrita, de modo que a flecha entrópica do tempo mal opera. Como resultado, tudo parece eternamente novo, e o envelhecimento é muito lento.

Outra maneira de ver a questão é que, uma vez que agora o supramental está mapeado no físico, a orientação que ele passa ao mental, ao vital e ao físico está disponível imediatamente. E assim qualquer problema com esses corpos inferiores pode ser corrigido prontamente. Não há mais justificativa para doença num mundo assim.

Qual é a relação dessa matéria supramental com a nossa matéria ordinária? Para o mundo material ordinário, o mundo material supramental será invisível, naturalmente; não é possível nenhuma interação direta entre eles. Os mundos só serão mutuamente experienciáveis com a intermediação da consciência, como experienciamos os nossos corpos sutis.

Sem dúvida, os supramentalistas terão uma vantagem intrínseca sobre os mentalistas (nós), enquanto eles têm domínio sobre os três níveis — mental, vital e físico, incluindo o nosso mundo físico grosseiro. Assim, eles podem entrar e sair do nosso mundo à vontade, mas nós só conseguiremos vê-los se eles nos derem poder temporário para isso.

Essa Evolução Acontecerá em Breve?

Essa pergunta é fundamental. Creio que há indicações de que estamos prontos para essa grande mudança.

Primeiro, a era mental vem mostrando sinais de decadência há algum tempo. Certamente, ela já teve o seu apogeu. Hoje, a poesia está morta. O ganhador do Prêmio Nobel de literatura de 2002, V. S. Naipaul, disse algo no sentido de que os romances como literatura estão mortos, cedendo lugar ao lixo dos *best-sellers* que parecem romance, mas que são tão irreais quanto ficção científica. Do mesmo modo, a música clássica ocidental está sendo substituída cada vez mais por composições triviais e sem profundidade.

Essa é apenas parte da história. Você deve ter observado que os principais problemas de hoje são insolúveis por meio de malabarismos mentais. Esses problemas incluem:

- Problemas da poluição ambiental e aquecimento global
- Problemas da escassez de energia
- Problemas da guerra nuclear
- Problemas da manutenção da democracia diante do poder da mídia
- Problemas da economia do progresso
- Problemas da economia dos sistemas de saúde pública.

Não estará brincando de todo quem conjeturar que precisamos nos tornar imortais porque, de outro modo, será economicamente impossível cuidar da nossa saúde.

O terceiro tipo de evidência é mais controverso. Tem havido recentemente um aumento de visitantes "do espaço exterior". Estou me referindo ao fenômeno OVNI. Alguns desses visitantes são seres de nível inferior, que sofrem de negatividade e saúde precária como nós, e não são interessantes. Mas alguns são seres radiantes, com poderes sobrenaturais que vêm de uma civilização supramental. Por que pessoas assim viriam visitar-nos se já não estivéssemos prontos para dar o salto evolucionário até o nível deles?

No final dos anos de l980, o biólogo John Cairns e seus colaboradores (1988) fizeram a importante descoberta da mutação dirigida: as bactérias, quando famintas, promovem o aumento do seu próprio índice de mutação, podendo transformar-se numa espécie que encontra alimento em abundância no ambiente (ver também Goswami e Todd 1997). Se as bactérias podem evoluir para sobreviver, também nós podemos. E sobrevivência nesse caso significa apenas uma coisa: despertar no mundo supramental.

Bibliografia

Achterberg, J. (1985). *Imagery in Healing.* Boston: Shambhala.

Ader, R. (1981). *Psychoneuroimmunology.* Nova York: Academic Press.

Aspect, A., Dalibard, J., e Roger, G. (1982). "Experimental test of Bell inequalities using time-varying analyzers." *Physical Review Letters*, vol. 49, pp. 1804-806.

Astin, J. A. (2002). "An integral approach to medicine." *Alternative Therapies,* vol. 8, pp. 70-5.

Aurobindo, Sri. (1955). *The Synthesis of Yoga.* Pondicherry, India: Sri Aurobindo Ashram.

_____. (1970). *Savitri.* Pondicherry, India: Sri Aurobindo Ashram.

_____. (1996). *The Life Divine.* Pondicherry, India: Sri Aurobindo Ashram.

Ballentine, R. (1999). *Radical Healing.* Nova York: Harmony Books.

Banerji, R. B. (1994). "Beyond words." Pré-impressão. Filadélfia, PA: Saint Joseph's University.

Barasch, M. I. (1993). *The Healing Path.* Nova York: Tarcher/Putnam.

Bass, L. (1971). "The Mind of Wigner's Friend." Harmathena, no. cxii. Dublin, Irlanda: Dublin University Press.

Benson, H. (1996). *Timeless Healing.* Nova York: Scribner.

Blood, C. (1993). "On the relation of the mathematics of quantum mechanics to the perceived physical universe and free will." Pré-impressão. Camden, NJ: Rutgers University.

_____. (2001). *Science, Sense, and Soul.* Los Angeles, CA: Renaissance Books.

Bly, R. (1977). *The Kabir Book.* Boston: Beacon.

Bohm, D. (1951). *Quantum Theory.* Nova York: Prentice-Hall.

Brown, D. (1977). *In International Journal of Clinical and Experimental Hypnosis,* vol. 25, pp. 236-73.

Byrd, R. C. (1988). "Positive therapeutic effects of intercessor prayer in a coronary care unit population." *Southern Medical Journal,* vol. 81, pp. 826-29.

Cairns, J., Overbaugh, J., e Miller, J.H. (1988). "The Origin of Mutants." *Nature,* vol. 335, pp.141-45.

Chopra, D. (1989). *Quantum Healing.* Nova York: Bantam.

_____. (1993). *Ageless Body, Timeless Mind.* Nova York: Harmony Books.

_____. (2000). *Perfect Health.* Nova York: Three Rivers Press.

Cohen, S., Tyrrel, D. A. J., e Smith, A. P. (1991). "Psychological stress and susceptibility to common cold." *New England Journal of Medicine,* vol. 325, pp. 606-12.

Coulter, H. (1973). *Divided Legacy.* Washington, DC: Wehawken.

Cousins, N. (1989). *Head First: The Biology of Hope.* Nova York: Dutton.

Csikszentmihalyi, M. (1990). *Flow: the Psychology of Optimal Experience.* Nova York: Harper & Row.

Dantes, L. (1995). *Your Fantasies May Be Hazardous to Your Health.* Rockport, MA: Element.

Dossey, L. (1982). *Space, Time, and Medicine.* Boulder, CO: Shambhala. [*Espaço, Tempo e Medicina*, publicado pela Editora Cultrix, São Paulo, 1998.]

_____. (1989). *Recovering the Soul.* New York: Bantam.[*Reencontro com a Alma*, publicado pela Editora Cultrix, São Paulo, 1998.]

_____. (1991). *Meaning and Medicine.* Nova York: Bantam.

_____. (2001). *Healing Beyond the Body.* Boston: Shambhala.

Eddy, M.B. (1906). *Science and Health with Key to the Scriptures.* Boston: First Church of Christ, Scientist.

Einstein, A., Podolsky, B., e Rosen, N. (1935). "Can quantum mechanical description of physical reality be considered complete?" *Physical Review Letters,* vol. 47, pp. 777-80.

Eldredge, N., e Gould, S.J. (l972). "Punctuated equilibria: An Alternative to phyletic gradualism." *In Models in Paleontology,* org. T.J.M. Schopf. San Francisco, CA: Freeman.

Elsasser, W.M. (l981). "Principles of a new biological theory: A summary." *Journal of Theoretical Biology,* vol. 89, pp. 131-50.

_____. (1982). "The other side of molecular biology." *Journal of Theoretical Biology,* vol.96, pp.67-76.

Evans, A. (2003). "The art and science of health." *Oregon Quarterly,* Autumn, pp. 28-32.

Feynman, R.P. (1981). "Simulating physics with computers." *International Journal of Theoretical Physics,* vol. 21, pp. 467-88.

Frawley, D. (1989). *Ayurvedic Healing.* Salt Lake City, UT: Passage Press.

_____. (1996). *Ayurveda and the Mind.* Twin Lakes, WI: Lotus Press.

_____. (1999). *Yoga and Ayurveda.* Twin Lakes, WI: Lotus Press.

Freedman, H.S., e Booth-Kewley, S. (l987). "Disease-prone personality." *American Psychologist,* vol. 42, pp. 539-55.

Goleman, D. (l995). *Emotional Intelligence.* New York: Bantam.

Goleman, D., e Gurin, J. (org.) (1993). *Mind-Body Medicine.* Nova York: Consumer Reports Books.

Goswami, A. (1989). "The idealistic interpretation of quantum mechanics." *Physics Essays,* vol.2, pp. 385-400.

_____. (1990). "Consciousness in quantum mechanics and the mind-body problem." *Journal of Mind and Behavior,* vol. 11, pp. 75-92.

_____. (1993). *The Self-Aware Universe: How Consciousness Creates the Material World.* Nova York: Tarcher/Putnam.

_____. (1994). *Science within Consciousness.* Research Report. Sausalito, CA: Institute of Noetic Sciences.

_____. (1996). "Creativity and the quantum: A unified theory of creativity." *Creativity Research Journal,* vol.9, pp.47-61.

_____. (1997). "Consciousness and biological order: Toward a quantum theory of life and its evolution." *Integrative Physiological and Behavioral Science,* vol. 32, pp. 86-100.

_____. (1999). *Quantum Creativity.* Cresskill, NJ: Hampton Press.

_____. (2000). *The Visionary Window: A Quantum Physicist's Guide to Enlightenment.* Wheaton, IL: Quest Books.

_____. (2001). *Physics of the Soul.* Charlottesville, VA: Hampton Roads.

_____. (no prelo). "Quantum physics, consciousness, and a new science of healing." *Savijnanam: Journal of the Bhaktivedanta Institute.*

Goswami, A., e Todd, D. (1997). "Is there conscious choice in directed mutation, phenocopies and related phenomena? An answer based on quantum measurement theory." *Integrative Physiological and Behavioral Science,* vol.32, pp.132-42.

Goswami, U. (2003). *Yoga and Mental Health.* Manuscrito ainda não publicado.

Greenwell, B. (1995). *Energies of Transformation.* Saratoga, CA: Shakti River Press.

Grinberg-Zylberbaum, J., Delaflor, M., Attie, L., e Goswami, A. (1994). "Einstein-Podolsky-Rosen paradox in the human brain: The transferred potential." *Physics Essays,* vol.7, pp. 422-28.

Grof, S. (1992). *The Holotropic Mind.* San Francisco: HarperSan Francisco.

Grossinger, R. (2000). *Planet Medicine.* Berkeley, CA: North Atlantic Books.

Grossman, R. (1985). *The Other Medicines.* Garden City, NY: Doubleday.

Hayflick, L. (1965). "The relative in vitro lifetime of human diploid cell strains." *Experimental Cell Research,* vol. 37, pp. 614-36.

Helmuth, T., Zajone, A. G., e Walther, H. (1986). *In New Techniques and Ideas in Quantum Measurement Theory,* org. D. M. Greenberger. Nova York: New York Academy of Science.

Ho, M.W. (1993). *The Rainbow and the Worm.* Singapore/River Edge, NY: World Scientific.

Hofstadter, D. R. (1980). *Cödel, Escher, Bach: An Eternal Golden Braid.* Nova York: Vintage Books.

Holmes, E. (1938). *Science of Mind.* Nova York: Tarcher/Putnam.

Jahn, R. (1982). "The persistent paradox of psychic phenomena: An engineering perspective." *Proceedings of the IEEE,* vol. 70, pp. 135-70.

Joy, W.B. (1979). *Joy's Way.* Los Angeles, CA: Tarcher.

Jung, C. G. (1971). *The Portable Jung,* org. J. Campbell, Nova York: Viking.

Kason, Y. (1994). *Farther Shores.* Toronto: Harper Collins Canadá.

Kübler-Ross, E. (org.) (1975), *Death: The Final Stage of Growth.* Englewood Cliffs, NJ: Prentice-Hall.

Lad, V. (1984). *Ayurveda: The Science of Self-Healing.* Santa Fe, NM: Lotus Press.

Le Fanu, J. (2000). *The Rise and Fall of Modern Medicine.* Nova York: Carroll & Graf.

Leonard, G. (1990). *The Ultimate Athlete.* Berkeley, CA: North Atlantic Books.

Leviton, R. (2000). *Physician.* Charlottesville, VA: Hampton Roads.

Lewontin, R. (2000). *The Triple Helix.* Cambridge, MA: Harvard University Press.

Libet, B., Wright, E., Feinstein, B., e Pearl, D. (1979). "Subjective referral of the timing of a cognitive sensory experience." *Brain,* vol. 102, p.193.

Liu, Yen-Chih. (1988). *The Essential Book of Traditional Chinese Medicine.* Nova York: Columbia University Press.

Locke, S., e Colligan, D. (1986). *The Healer Within.* Nova York: Dutton.

Lovelock, J. (1982). *Gaia: A New Look at Life on Earth.* Nova York: Oxford University Press.

Merrell-Wolff, F. (1973). *The Philosophy of Consciousness without an Object.* Nova York: Julian Press.

_____. (1994). *Franklin Merrell-Wolff's Experience and Philosophy.* Albany, Nova York: SUNY Press.

Mindell, A. (1985). *Working with the Dreaming Body.* Nova York: Arkana.

Mitchell, M., e Goswami, A. (1992). "Quantum mechanics for observer systems." *Physics Essays,* vol. 5, pp. 525-29.

Moody, R. (1976). *Life After Life*. Nova York: Bantam.

Moss, R. (1981). *The I That Is We*. Berkeley, CA: Celestial Arts.

_____. (1984). *Radical Aliveness*. Berkeley, CA: Celestial Arts.

Motoyama, H. (1981). *Theories of the Chakras*. Wheaton, IL: Theosophical Publishing House.

Moyers, Bill (1993). *Healing and the Mind*. Nova York: Doubleday.

Nikhilananda, Swami (trad.) (1964). *The Upanishads*. New York: Harper & Row.

Nuland, S.B. (1994). *How We Die*. Nova York: Knopf.

O'Reagan, B. (1987). *Spontaneous Remission: Studies of Self-Healing*. Sausalito, CA: Institute of Noetic Sciences.

_____. (1997). "Healing, remission, and miracle cures." *In* Schlitz, M., e Lewis, N. (org.), *The Spontaneous Remission Resource Packet*. Sausalito, CA: Institute of Noetic Sciences.

O'Reagan, B., e Hirshberg, C. (1993). *Spontaneous Remission: An Annotated Bibliography*. Sausalito, CA: Institute of Noetic Sciences.

Ornish, D. (1992). *Dean Ornish's Program for Reversing Heart Disease*. Nova York: Ballantine.

Page, C. (1992). *Frontiers of Health*. Saffron Walden, UK: C. W. Daniel.

Pelletier, K. (1981). *Longevity: Fulfilling Our Biological Potential*. Nova York: Delacorte Press.

_____. (1992). *Mind as Healer, Mind as Slayer*. Nova York: Delta.

_____. (2000). *The Best Alternative Medicine*. Nova York: Simon & Schuster.

Penrose, R. (1989). *The Emperor's New Mind*. Nova York: Oxford University Press.

Pert, C. (1997). *Molecules of Emotion: Why You Feel the Way You Feel*. Nova York: Scribner.

Piaget, J. (1977). *The Development of Thought: Equilibration of Cognitive Structures*. Nova York: Viking.

Posner, M. I., e Raichle, M.E. (1994). *Images of Mind*. Nova York: Scientific American Library.

Rahe, R.H. (1975). "Epidemiological studies of life change and illness." *International Journal of Psychiatry in Medicine*, Vol. 6, pp. 133-46.

Robbins, J. (1996). *Reclaiming Our Health*. Tiburon, CA: H. J. Kramer.

Sabom, M. (1982). *Recollections of Death*. Nova York: Harper & Row.

Salovey, P., e Mayer, J. D. (1990). "Emotional intelligence." *Imagination, Cognition, and Personality*, vol. 9, pp. 185-211.

Sancier, K. M. (1991). "Medical applications of Qigong and Emitted Qi on humans, animals, cell cultures, and plants: Review of selected scientific research." *American Journal of Acupunture*, vol. 19, pp. 367-77.

Sarno, J. E. (1998). *The Mind-Body Prescription*. Nova York: Warner Books.

Schlitz, M., e Lewis, N. (1997). *The Spontaneous Remission Resource Packet*. Sausalito, CA: Institute of Noetic Sciences.

Schmidt, H. (1993). "Observation of a psychokinetic effect under highly controlled conditions," *Journal of Parapsychology*, vol. 57, pp. 351-72.

Searle, J. R. (1987). "Minds and brains without programs." *In Mind Waves*, d.C. Blackmore e S. Greenfield. Oxford, UK: Basil Blackwell.

_____. (1994). *The Rediscovery of the Mind*. Cambridge, MA: MIT Press.

Sheehan, M. P. e Atherton, D. J. (1992). "Efficacy of traditional Chinese herbal therapy in adult atopic dermatitis." *Lancet*, Vol. 340, pp. 13-17.

Sheldrake, R. (1981). *A New Science of Life*. Los Angeles: Tarcher.

Siegel, B. S. (1990). *Peace, Love and Healing.* Nova York: HarperPerennial.

Simonton, O. C., Mathew-Simonton, S., e Creighton, J. J. (1978). *Getting Well Again.* Los Angeles: Tarcher.

Sperry, R. (1983). *Science and Moral Priority.* Nova York: Columbia University Press.

Squires, E. J. (1987). "A viewer's interpretation of quantum Mechanics." *European Journal of Physics,* vol.8, pp.171-74.

Stapp, H. P. (1994). *A Report on the Gaudiya Vaishnave Vedanta.* San Francisco, CA: Bhaktivedanta Institute.

_____. (1995). "The hard problem: A quantum approach." *Journal of Consciousness Studies,* vol.3, pp.194-200.

Stevenson, I. (1987). *Children Who Remember Previous Lives: A Question of Reincarnation.* Charlottesville: University Press of Virginia.

Svoboda, R., e Lade, A. (1995). *Tao and Dharma: A Comparison of Ayurveda and Chinese Medicine.* Twin Lakes, WI: Lotus Press. [*Tao de Dharma,* publicado pela Editora Pensamento, São Paulo, 1998.]

Taimni, I. K. (1961). *The Science of Yoga.* Wheaton, IL: Theosophical Publishing House.

Teilhard de Chardin, P. (trad. Bernard Wall) (1959). *The Phenomenon of Man.* Nova York: Harper. [*O Fenômeno Humano,* publicado pela Editora Editora Cultrix, São Paulo, 1988.]

Tipler, F. (1994). *The Physics of Immortality: Modern Cosmology, God, and the Resurrection of the Dead.* Nova York: Doubleday.

Ullman, D. (1988). *Homeopathy: Medicine for the 21st Century.* Berkeley, CA: North Atlantic Books.

van Lomel, P., van Wees, R., Meyers, V., Elfferich, I. (2001). "Near-death experiences in survivors of cardiac arrest." *Lancet,* vol. 358, pp. 2039-045.

Vithoulkas, G. (1980). *The Science of Homeopathy.* Nova York: Grove Press.

von Neumann, J. (1955). *The Mathematical Foundations of Quantum Mechanics.* Princeton: Princeton University Press.

Waddington, C. (1957). *The Strategy of the Genes.* Londres: Allen & Unwin.

Wallas, G. (1926). *The Art of Thought.* Nova York: Harcourt, Brace & Co.

Weil, A. (1983). *Health and Healing.* Boston: Houghton Mifflin.

_____. (1995). *Spontaneous Healing.* Nova York: Knopf.

Wilber, K. (1993). "The great chain of being." *Journal of Humanistic Psychology,* vol. 33, pp. 52-5.

Williams, R. (1989). *The Trusting Heart: Great News about Type A Behavior.* Nova York: Times Books.

Wolf, F.A. (1986). *The Body Quantum.* Nova York: Macmillan.

_____. (1988). *Parallel Universes.* Nova York: Simon & Shuster.

_____. (1996). *The Spiritual Universe.* Nova York: Simon & Shuster.